Tumori? No grazie!
Chi li conosce li evita!

Maria Grazia Silvestri Antonio Cairo Maurizio Credali Giuseppe Sampietro nco Berrino
Claudia Agnoli Sara Grioni Delia Duccoli Chiara Poggio Monica Oliveri Giovanni Allegro
Roberto Boffi Valter Spiller Cosimo Ottomano Alberto Mantovani Vecchi A. Stefano Ciatto
Caterina Messina Alessandro Iaculli Gianluca Cotroneo, Giuseppe Nastasi
Giuseppe Imbalzano

Colui che non prevede le cose lontane si espone a infelicità ravvicinate
Confucio

1

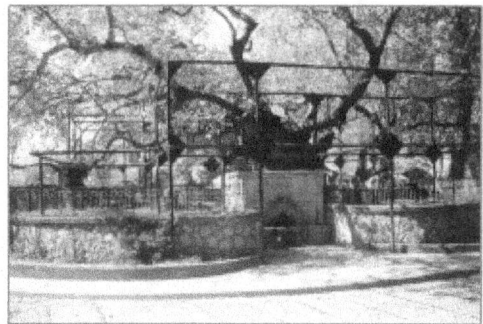

"Non basta insegnare la malattia,
e come si cura.
Occorre insegnare salute,
e come conservarla."

Ippocrate
460 - 377 a.C.

Questa seconda edizione include alcuni interventi, nel settore psicologico e comunicativo, che non erano stati inseriti nel primo libro

È uno stimolo ad approfondire tutti gli aspetti delle problematiche inerenti la prevenzione delle patologie neoplastiche
A questo libro faranno seguito altri testi specifici sulla prevenzione delle patologie non trasmissibili che possono avere beneficio da comportamenti corretti che spesso non sono noti.

INTRODUZIONE AL CORSO DEL PROGETTO TAKE CARE

Giuseppe Imbalzano

Il Corso che inizia oggi è un corso importante, per l'argomento trattato, per le persone che partecipano come docenti e per le persone che invece ascolteranno le conferenze. Un corso importante perché abbiamo come relatori fra i più importanti personaggi italiani nel settore. Abbiamo oggi con noi il Professor Berrino che poi presenterà, con informazioni corrette e approfondite e, come epidemiologo, statisticamente significative, tutto ciò che concerne l'alimentazione, sia come fattori di rischio che come fattori protettivi. Avremo, le prossime settimane, i migliori esperti e specialisti dell'argomento che tratteranno che sono anche personalità di valore internazionale. Ed è anche la prima volta che questi argomenti vengono trattati in un unico percorso culturale, didattico e formativo.

Perché abbiamo avviato questo corso nell'ambito del progetto Take Care?

Molti di voi lo sanno perché stiamo lavorando insieme da tempo, qualcuno invece inizia oggi questo percorso.

Abbiamo avviato questo corso per gli oncologi, per i medici in generale e per il personale sanitario perché crediamo che anche la prevenzione primaria e gli strumenti che ha acquisito nel corso di questi anni sia significativa per i pazienti già assistiti dagli oncologi, che certamente soffrono nel vedere i loro pazienti non sempre in buone condizioni, non sempre in condizioni di ottenere un adeguato recupero e per le indicazioni che possono essere date a coloro che, seppure a rischio, possono favorire un percorso di riduzione del rischio, di mitigazione del rischio. Inoltre le condizioni individuali sono importanti per la terapia a cui le persone devono sottostare, e il comportamento dei singoli può favorire il risultato terapeutico con comportamenti adeguati anche in costanza di malattia.

Soffriamo tutti nel vedere tante persone che purtroppo hanno patologie gravi che sono difficilmente risolvibili, anche perché spesso la diagnosi non sempre è facile e qualche volta ritardata.

Cerchiamo di capire perché questo è un corso che nasce da lontano, da iniziative di educazione alla salute che hanno radici nei primi anni ottanta, dal progetto prevenire fa bene ala salute di Lodi, da educarsi alla salute di Bergamo, attualmente dal progetto Take Care, con la Dottoressa Silvestri che ne è il responsabile scientifico del progetto finanziato dalla Regione Lombardia, uno dei pochi progetti di prevenzione primaria che sono stati approvati sulla patologia oncologica. Prevenzione primaria, non stiamo parlando di screening. Prevenzione primaria, quindi prima che la malattia si manifesti. Alimentazione, fumo di sigaretta, attività fisica, lesioni precancerose, infezioni e fenomeni infiammatori ma anche le modalità per "somministrare" indicazioni e metodi per favorire scelte opportune e "positive" per ridurre la frequenza e la gravità di queste patologie. Il counselling è certamente uno strumento utile per ridimensionare i fattori di rischio individuali ma deve essere utilizzato in modo adeguato e professionale, considerato che non possiamo dare solo "buoni consigli", che non sempre sono efficaci. Abbiamo esteso l'intervento formativo anche alla diagnosi precoce poiché riteniamo che sia un momento importante per i singoli nella valutazione del proprio stato di salute anche per evidenziare che la patologia indagata non abbia avuto modo di svilupparsi (lo screening è utile anche per proseguire o iniziare ad avere comportamenti "virtuosi" onde ridurre i fattori di rischio e il relativo rischio di ammalarsi) e alla diagnostica in modo da consentire una valutazione adeguata degli strumenti a disposizione. Le lesioni precancerose che devono essere considerate con la dovuta attenzione e sorvegliate con la attenzione e costanza necessarie. Il laboratorio da utilizzare per favorire una sorveglianza sui fattori che potrebbero attivare iniziative precoci, gli screening come strumento di sensibilizzazione al governo della propria salute. La struttura degli interventi e la coerenza rispetto agli interventi di prevenzione viene evidenziata dalla figura che segue. Dove, fino al punto C siamo nel settore della prevenzione primaria (prevention of occurrence) e il punto D rappresenta il primo limite della diagnosi senza sintomi evidenti.

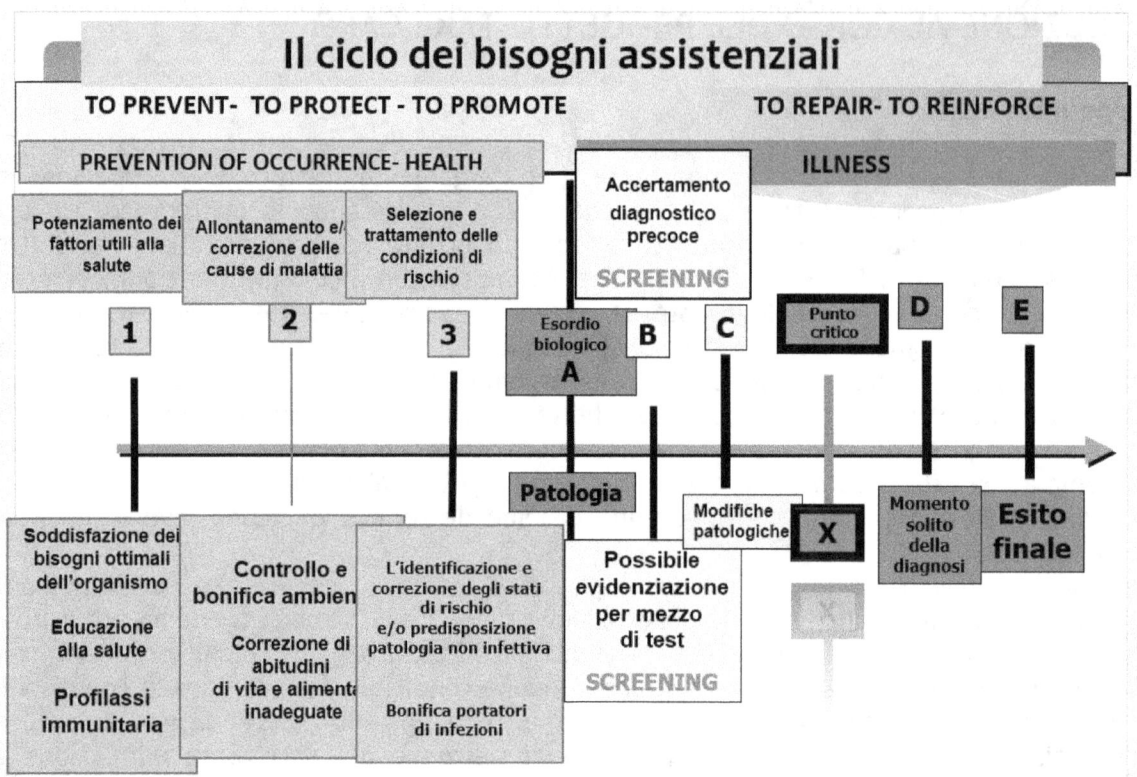

Il Dipartimento oncologico provinciale (DIPO)- di Bergamo- Direttore Professor Labianca - ha fatto suo il progetto. Per la prima volta, devo dire con grande sensibilità, ho trovato oncologi che hanno la sensazione dell'opportunità di non intervenire soltanto sul paziente ma anche molto prima, perché ritengono che ci siano buoni motivi per modificare i nostri comportamenti per ridurre rischio e danno. Il Dipo ha inserito in modo organico questo settore della prevenzione medica nella propria programmazione e nei convegni territoriali sulle problematiche oncologiche. Agire per evitare il danno è indispensabile per ridurre costi e sofferenze. Potremmo quasi immaginare che possa configurarsi un comportamento omissivo se non ci porremo l'obbiettivo di ridimensionare questo fenomeno patologico ormai così diffuso, in particolare nelle regioni continentali italiane, considerate le conoscenze e le conferme circa l'efficacia delle azioni individuate come utili per la riduzione del rischio. Abbiamo trattato estesamente questo argomento in un workshop effettuato il 16 dicembre dello scorso anno con il Dipartimento Oncologico, e abbiamo deciso di fare questo corso perché questo progetto è nato proprio sulla prevenzione e sulla prevenzione a livello Provinciale, non è un'azione singola con interventi su qualche argomento in modo isolato o momentaneo ma ha l'obiettivo di dare una risposta ad un problema di così grave significato sociale ed economico. La sfida lanciata da Lodi a Bergamo è questa: verificare se riusciremo a modificare la situazione evidenziata dai dati epidemiologici:

41% di morti per tumori nei maschi in questa provincia. E' un enorme problema, perché è una percentuale molto elevata.

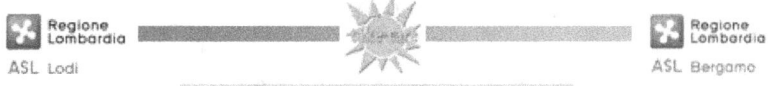
Mortalità per tutti i tumori

	Maschi		Femmine	
	provincia	Tasso stand.	provincia	Tasso stand.
1°	Lodi	473,8	Lodi	283,8
2°	Bergamo	424,7	Bergamo	276,7
3°	Cremona	416,3	Gorizia	273,2

Bergamo è la seconda provincia italiana per mortalità tumorale sia nei maschi che nelle femmine

In questa Provincia abbiamo un numero di morti per tumore più elevato dei morti per patologia cardiovascolare, e non soltanto in percentuale, ma in numeri assoluti.

Stanno emergendo nuovi farmaci, costosissimi, che hanno prospettive di modesti incrementi di speranza di vita in una modesta percentuale dei malati affetti da alcuni tumori, con una ricaduta non sempre coincidente con l'investimento effettuato per quella che è la prospettiva e la qualità di vita.

Forse sarebbe utile valutare come investire i fondi attualmente disponibili per ottenere il migliore risultato possibile.

La figura che segue può dare senso del modello che va perseguito per garantire efficacia e compatibilità dei costi sulla base delle risorse disponibili ma anche in termini di scelte corrette nel rapporto costo efficacia e costo benefici.

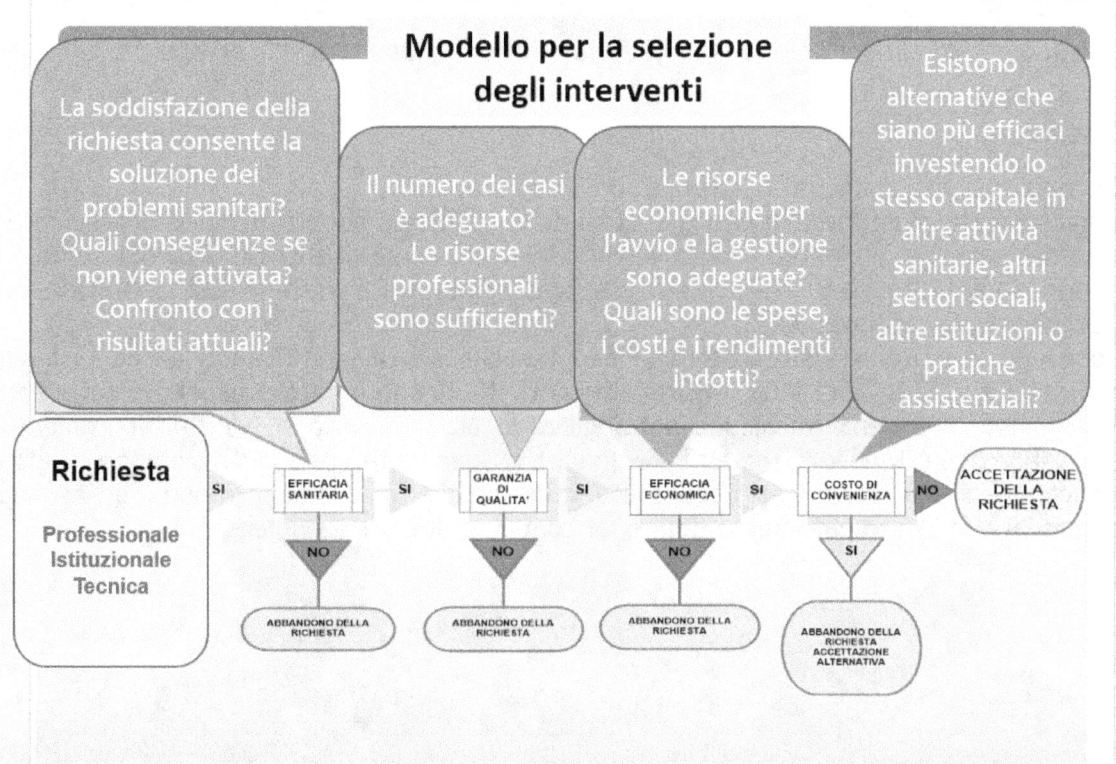

In provincia di Bergamo si spende il 15,3% dei fondi per il 3,3% dei pazienti cronici ed è in continuo incremento. E dobbiamo naturalmente valutare se tale investimento, aldilà delle problematiche etiche, sia corretto, ma non nella visione specifica attuale bensì come rapporto tra investimento e risultato, come abbiamo verificato in precedenza.

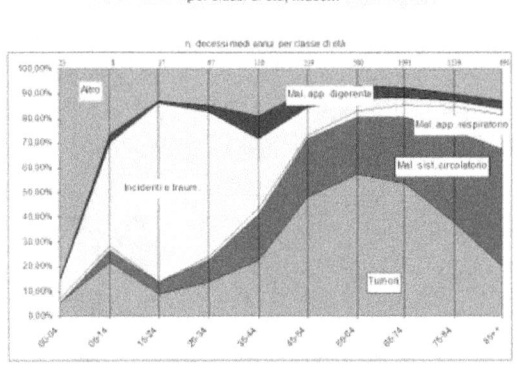

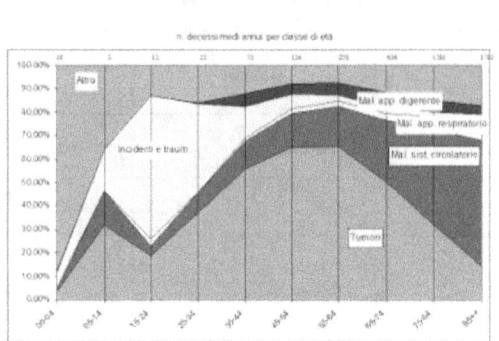

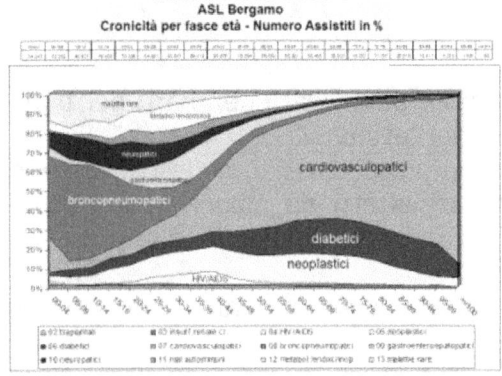

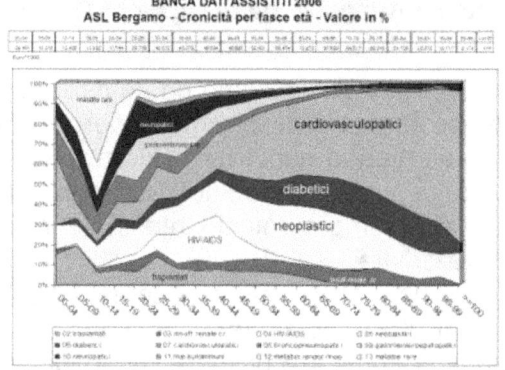

"E' un vero peccato che impariamo le lezioni dalla vita solo quando non ci servono più"
(Oscar Wilde)

Questa affermazione, molto amara, purtroppo spesso è vera.
La striscia azzurra, che si riferisce ai casi e ai costi delle patologie neoplastiche, che si evidenza come quarta dal basso, è presente in modo significativo nel corso di tutte le fasi della vita, in particolare nella maturità, per avere una riduzione negli ultimi anni in cui prevalgono le patologie degenerative cardiovascolari.
La variazione e la prevalenza delle patologie neoplastiche si sta modificando anche in modo significativo, anche sulla base di interventi qualificanti che hanno creato prospettive favorevoli nella riduzione della frequenza di alcune patologie. Per altri, purtroppo, vi è un incremento.
Anche nella valutazione di genere (maschi- femmine) vi sono differenze nello sviluppo legati a comportamenti che si sono modificati negli anni (ad esempio il tumore al polmone o all'esofago in calo nei maschi e in incremento per le donne, al contrario del K della colecisti).

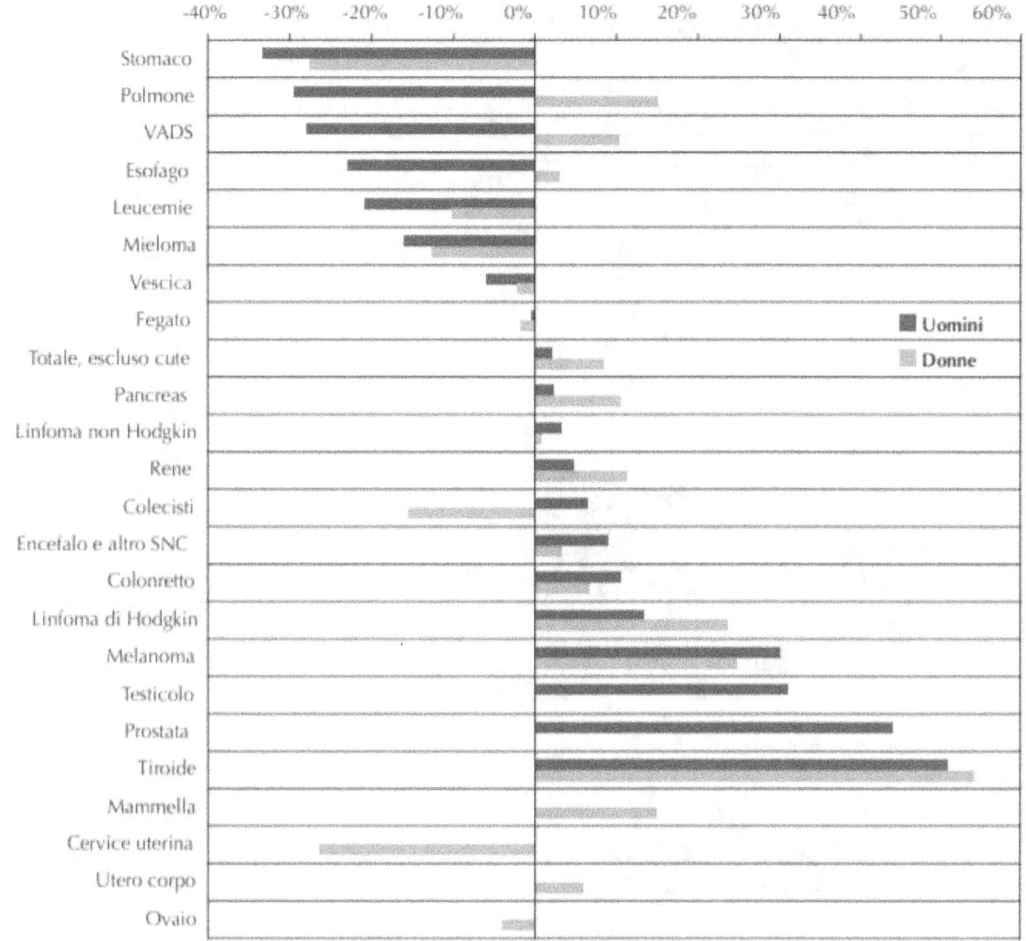

Cambiamento percentuale dell'incidenza dal 1993-1955 al 2003-2005 per sesso e sedi
Fonte: AIRTUM da E&P giugno 2009 "VADS = vie aerodigestive superiori"

I dati di mortalità delle figure successive mostrano un andamento significativo che pone la patologia neoplastica come fenomeno di grande significato sociale poiché colpisce una popolazione ancora attiva e che ha un forte ruolo nella gestione e nel mantenimento familiare.

Anni di vita persi prima dei 77 anni: valore assoluto – Maschi

Causa di morte nella popolazione bergamasca per grandi gruppi nosologici - maschi
Anni 1999-2006

Gruppo nosologico	%
Tumori	41
Malattie del sistema circolatorio	33
Malattie dell'apparato respiratorio	7
Traumatismi ed avvelenamenti	6
Altro	13
Totale	100

Causa di morte	Media annua	Totale sui 5 anni
Malattie del sistema circolatorio	6.748	33.741
Tumori	14.152	70.762
Polmone	3.791	18.955
Colon-retto	1.322	6.614
Stomaco	1.168	5.838
Fegato	1.635	8.177
Incidenti automobilistici	3.003	15.017

Mortalità per grandi cause per classi di età, **maschi**

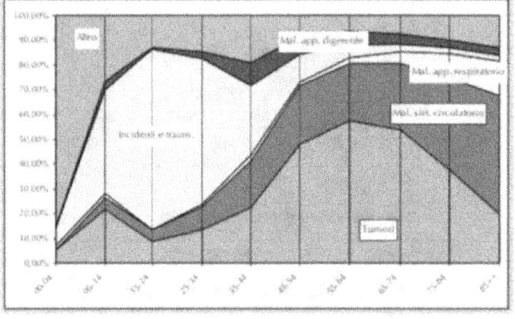

Anni di vita persi prima degli 83 anni: valore assoluto

femmine

Gruppo nosologico	Perc.
Malattie del sistema circolatorio	42%
Tumori	30%
Malattie dell'apparato respiratorio	6%
Malattie dell'apparato digerente	5%
Altro	17%
Totale	100%

Causa di morte	Media annua	Totale 5 anni
Malattie del sistema circolatorio	5.402	27.011
Tumori	14.200	70.999
Polmone	1.607	8.035
Colon-retto	1.393	6.966
Stomaco	1.016	5.081
Fegato	923	4.615
Mammella	2.979	14.893
Utero	303	1.514
Incidenti automobilistici	894	4.472

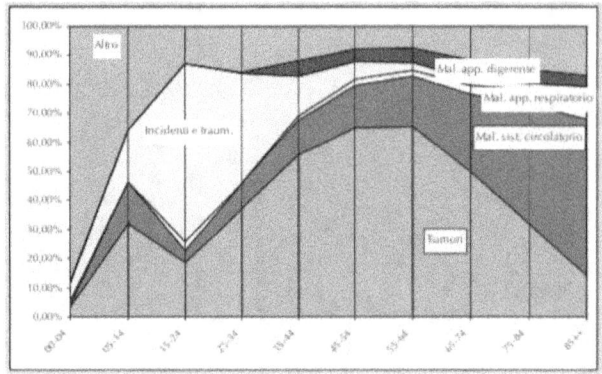

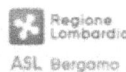

Regione Lombardia
ASL Bergamo

Le patologie oncologiche più frequenti in Provincia di Bergamo: percentuale di decessi nell'ambito dei decessi tumorali per classe di età, **maschi**

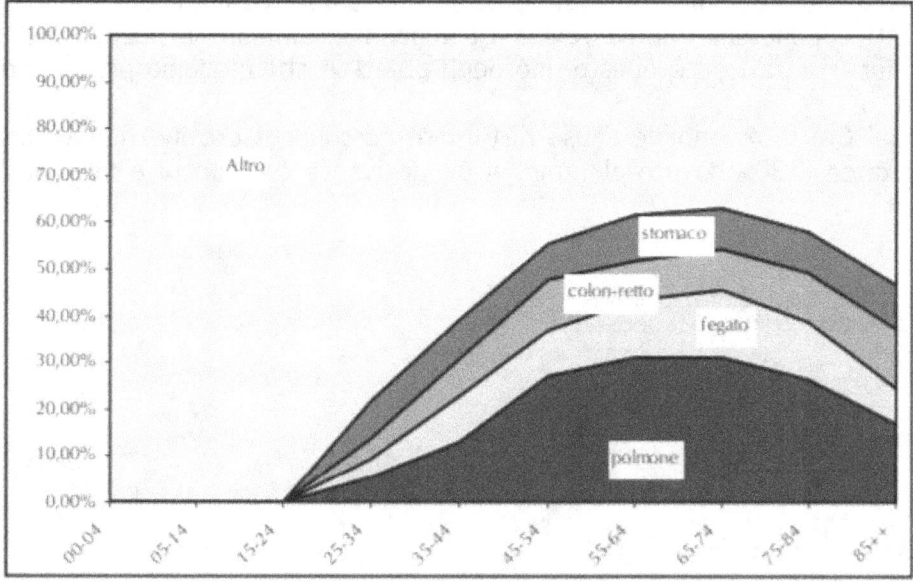

Regione Lombardia
ASL Bergamo

Le patologie oncologiche più frequenti in Provincia di Bergamo: percentuale di decessi nell'ambito dei decessi tumorali per classe di età, **femmine**

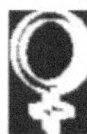

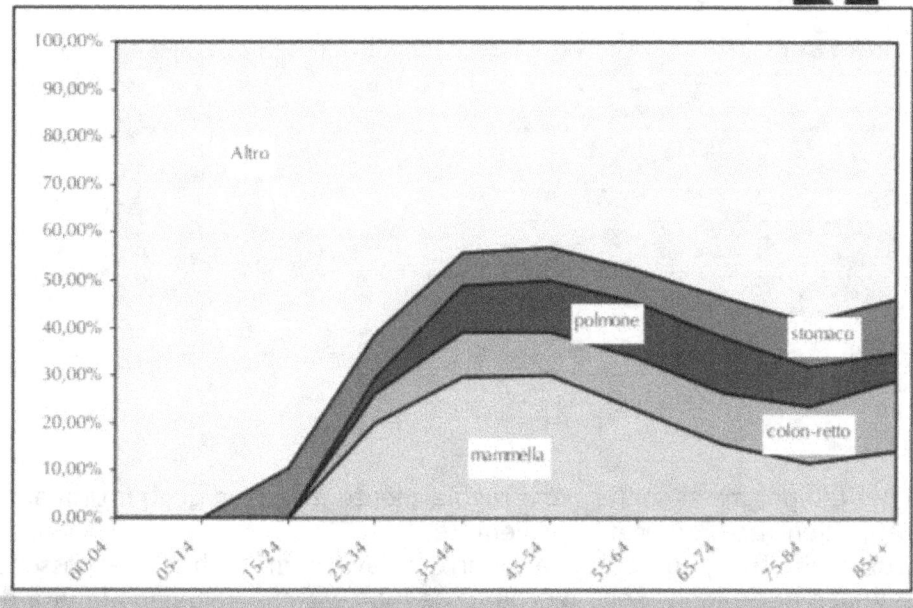

Prevenzione, diagnosi precoce, terapia in diversi tipi di tumori. Un lavoro fatto dal Centro di Riferimento Oncologico (Cro) di Aviano sui tumori ha mostrato quali interventi possano essere realizzati sui differenti tipi di patologia neoplastica. Non possiamo pensare di fare diagnosi precoce su qualsiasi patologia oncologica. Solo in alcuni casi, come per esempio il Pap test, che certamente garantisce un risultato nel rapporto costi-benefici, e lo screening della mammella, mentre non si può dire altrettanto per il PSA. Anzi, questo ha costi enormi. In provincia di Bergamo l'esecuzione di questo esame e dei test successivi ha un costo di oltre 3 milioni di euro

11

pur non consentendo l'individuazione dei casi presenti.

Tumori dell'intestino, della bocca, tumori cutanei o delle mucose, di aree facilmente raggiungibili o per le quali la sorveglianza potrebbe ridurre significativamente il danno che queste patologie procurano alle persone. Ad esempio, per i tumori cutanei, se noi medici fossimo un po' più attenti e ponessimo come regola l'azione di esaminare il paziente, forse potremmo ottenere migliori risultati ed è questo uno degli obiettivi che ci siamo prefissi con i corsi che stiamo facendo.

Altri dati presi sempre dal Cro di Aviano: le cause di tumore possono essere individuate come causa determinante per circa il 30% dovuto al fumo, il 3% derivante dall'alcool e circa il 35% riferito alla alimentazione.

 QUOTA DEI MORTI PER TUMORE ATTRIBUITA AI DIVERSI FATTORI SULLA BASE DELLE ATTUALI CONOSCENZE

Fattori di rischio	% di tutti i morti per tumore	
	Stima più verosimile	Intervallo accettabile
Tabacco	30	25 – 40
Alcool	3	2 – 4
Dieta	35	10 – 70
Additivi Alimentari	< 1	-5 – 2*
Fattori riproduttivi e sessuali	7	1 – 13
Occupazione	4	2 – 8
Inquinamento	2	< 1 – 5
Prodotti industriali	< 1	< 1 – 2
Farmaci e trattamenti medici	1	< 1 – 3
Fattori geofisici (radiazioni)	3	2 – 4
Infezioni	10?	1 – ?
Fattori ignoti	?	?

*Tenendo conto del potenziale effetto protettivo degli antiossidanti e dei conservanti

 STIME DELLE PERCENTUALI DI MORTE PER TUMORE EVITABILI SULLA BASE DEI DATI ITALIANI DI MORTALITÀ NELLA METÀ DEGLI ANNI OTTANTA

Intervento	% di morti per tumore evitabile
Abolizione del tabacco	25-30
Abolizione dell'alcool	5-8
Dieta equilibrata	30-35
Abolizione dell'esposizione occupazionale a carcinogeni noti e riduzione dell'inquinamento ambientale	2-8
Riduzione dell'esposizione violenta ai raggi solari	0,5-1
Razionalizzazione dello screening cervicale (pap-test)	1
Altre procedure di screening e diagnosi precoce	1
Razionalizzazione degli interventi terapeutici	1

E comunque i dati variano nel tempo, ma si confermano regolarmente nel corso degli ultimi anni ed hanno un robusto supporto scientifico, ed oggi sperimentale.

Cominciamo a ripensare tutto ciò che può servire a ridurre i fattori di rischio che possono facilitare e consentire lo sviluppo dei tumori. Sono piccole cose ma cose che cambiano la vita di una persona. Investiamo tantissimo sulle terapie e dobbiamo investire di più sugli screening però dobbiamo pensare anche al resto, a una corretta informazione sui temi della salute. I primi risultati di una attività parallela svolta dalla Asl presso il proprio personale portano a risultati confortanti circa la qualità e l'utilità della informazione diffusa e non settoriale come strumento di cambiamento delle abitudini e dei comportamenti. Il progetto WHP (Workplace Health Promotion) ha indotto significative attenzioni da parte del personale con risultati che riteniamo incoraggianti.

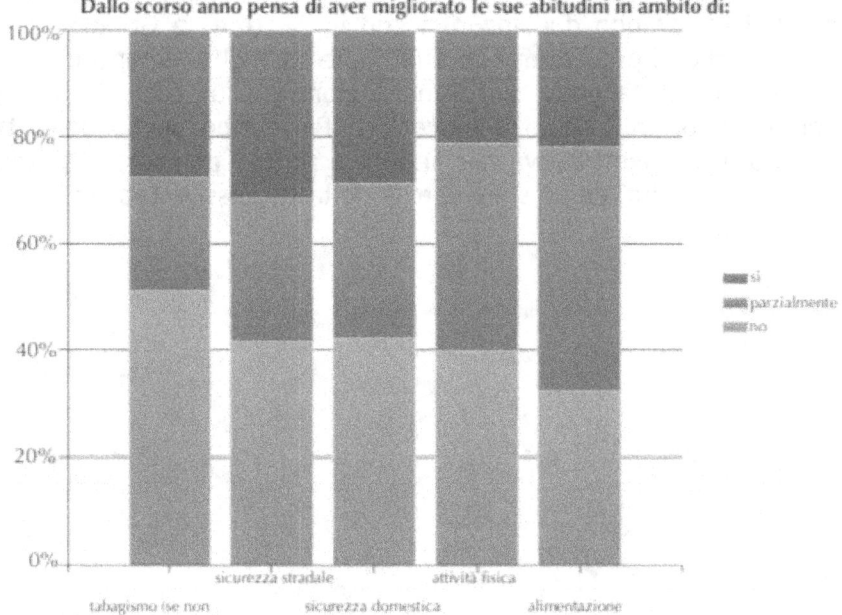

Cosa abbiamo fatto per il progetto Take Care? Non lo declineremo per intero poiché molto complesso ed organico, ma vogliamo sottolineare che abbiamo coinvolto e preparato dei corsi con i medici di medicina generale che sono andati nei vari comuni, hanno presentato questi argomenti - argomenti che sono tutti quanti legati anche alle patologie oncologiche – per i quali abbiamo avuto poco meno di quattrocento incontri sul territorio che servivano proprio per cominciare a dare le informazioni di base a tutti, sempre sotto il "marchio" "Take Care".

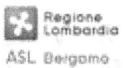 Regione
Lombardia
ASL Bergamo

Interventi di educazione alla salute e prevenzione

condivisi con i Medici di Assistenza Primaria

• DIABETE: prevenzione e cura
• SOVRAPPESO E OBESITA'
• ALIMENTAZIONE EQUILIBRATA
• CONSERVANTI E CONSERVAZIONE DEI CIBI
• IL FUMO DI SIGARETTA ATTIVO E PASSIVO
• L'IPERTENSIONE
• LE CARDIOPATIE CRONICHE
• IL RISCHIO CARDIOVASCOLARE
• LA PREVENZIONE DELLE PATOLOGIE ONCOLOGICHE
• DOLORI E RIMEDI (riferito alle auto terapie e alla selezione delle terapie)
• IL BUON USO DEI FARMACI
• MOVIMENTO, SPORT E SALUTE
• LE URGENZE: riconoscerle e intervenire
• INCIDENTI DOMESTICI ED INCIDENTI STRADALI: come evitarli

Il corso di formazione che ha inizio oggi prevede due cicli di incontri destinati a medici, oncologi, caposala: primo incontro oggi 6 maggio, con il Professor Berrino che dà l'inquadramento generale. Poi ci saranno due incontri con la dottoressa Duccoli, sulla "comunicazione efficace", perché la comunicazione può favorire la compliance del paziente. Se non cominciamo ad avere una modalità efficace della nostra comunicazione il 70% del valore di quello che facciamo si perde. Poi ci saranno due incontri con le Dottoresse Grioni e Agnoli, collaboratrici del Professor Berrino, che ci presenteranno quelli che sono gli elementi che danno valore scientifico al lavoro che stiamo facendo sull'alimentazione e sui tumori, quindi la correlazione con alcuni tumori e fattori di rischio o protettivi. Parleremo anche dell'attività fisica che si sta dimostrando sempre più significativa nell'andare a ridurre non solo le patologie cardiovascolari ma anche quelle oncologiche, come si evidenzia nella successiva tabella.

Tabella 1 - Rischi relativi corretti (e relativi IC 95%) per gli eventi in esame (diabete, infarto, ictus, cancro) in base al numero di fattori protettivi

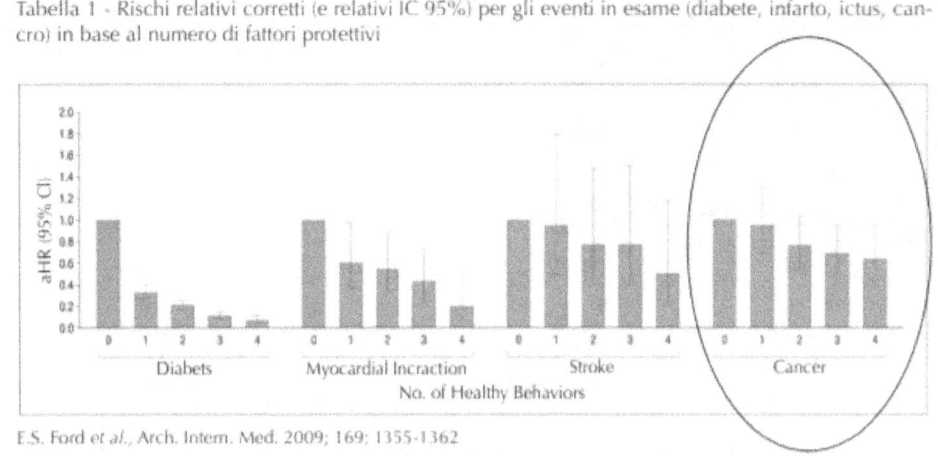

E.S. Ford et al., Arch. Intern. Med. 2009; 169; 1355-1362

Rischi relativi corretti (e relativi IC 95%) per gli eventi in esame (diabete, infarto, ictus, cancro) in base al numero di fattori protettivi

Ford, E. S. et al. Arch Intern Med 2009; 169:1355-1362.

Ci sarà anche un incontro con il cuoco Giovanni Allegro, in occasione di una cena dove verrà sperimentato quello che viene descritto e dichiarato riguardo l'alimentazione efficace e protettiva. E' indispensabile da un lato sapere dall'altro lato sperimentare che cosa mangiare in modo da poterlo poi consigliare ai pazienti: si tratta di un'alimentazione peraltro normale e facilmente realizzabile, e di quelli che sono i componenti e gli alimenti che facevano parte della nostra cultura pregressa (la cosiddetta dieta mediterranea), anche se oggi è in gran parte cambiata. Siamo qui non per costringere qualcuno, ma con un valore aggiunto che è la "mitigazione del rischio". Per ridurre questo rischio ognuno di noi deve fare una propria valutazione di quelli che sono i rischi personali, individuali, e fare il conto, le scelte, di cosa fare per ridurre il proprio rischio personale. E, naturalmente, stimolare i cittadini in genere a fare altrettanto. Stiamo inoltre preparando un portale in cui inseriremo tutte le informazioni che verranno "dispensate" e tante altre che non saranno presentate, per carenza di tempo, naturalmente, con strumenti che serviranno per valutare il proprio rischio e quali azioni intraprendere per modificarlo. Non significa ovviamente che scompare la malattia, il rischio zero non esiste, c'è la propria identità genetica e ci sono altre cose che purtroppo sono determinanti su cui non possiamo incidere, però possiamo ridurre altri fattori come il fumo di sigaretta, che porta alla riduzione della vita media di quasi 10 anni nello studio di Doll e Peto sui medici.

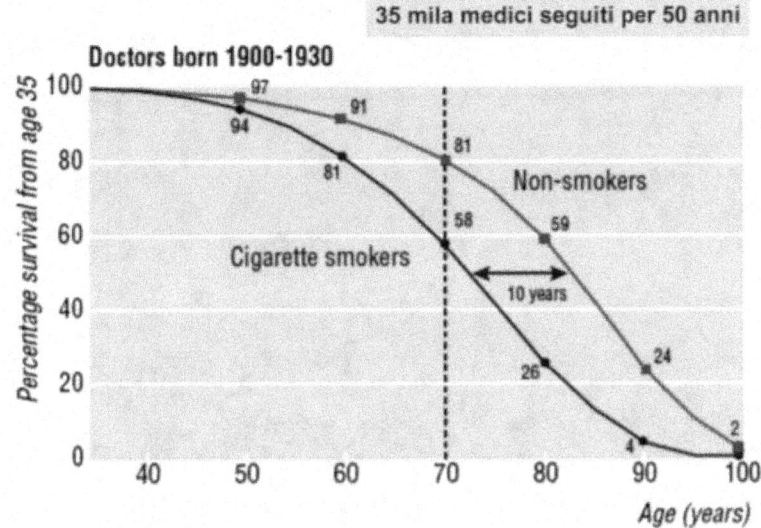

Doll R., Int. J. Tuberc. Lung. Dis., 1999

A settembre ci sarà la seconda parte del ciclo di conferenze, in cui parleremo di argomenti quali fumo di sigaretta, counselling, laboratorio, infiammazione e tumori, infezioni e tumori, monitoraggio delle lesioni precancerose, perché se noi non monitoriamo con costanza le lesioni precancerose continueremo a non avere risultati adeguati per la riduzione del danno della patologia neoplastica.

Questi interventi che si vogliono fare sulla persona sana hanno altrettanto valore, come abbiamo già accennato, anche sulla persona già affetta da patologia, perché portano a significativi benefici anche sul malato, come vedremo nel corso dei relativi incontri sui diversi fattori di rischio.

Un altro concetto importante: mitigazione del rischio non significa costringere qualcuno a rinunciare al proprio comportamento, come smettere di fumare soltanto (che è, naturalmente l'azione preferibile) ma significa anche aggiungere altri interventi. Si può cominciare a ridurre il rischio andando ad acquistare le sigarette a 1 km di distanza, mangiando un po' più di frutta verdura, mantenendosi entro corretti e regolari limiti di peso ed altre azioni ancora, che sono più facilmente accettabili dal fumatore che concorrono a stimolare corretti stili di vita. Il rischio in questo modo comunque diminuisce di circa il 20- 30%, che appare già un importante risultato, sia sul singolo che nella visione di rischio comunitario. I corsi di sensibilizzazione per il personale sanitario sono già stati avviati nelle diverse strutture di assistenza e ricovero pubbliche e private della bergamasca.

In estrema sintesi questo è componente essenziale del progetto Take Care, che ci porta ad andare a ripensare completamente le azioni, il modo con cui interagire con i nostri clienti - non più pazienti – cittadini, persone. Vogliamo che non siano malati, e da lì vorremmo avere un unico modo, unitario, nella parte clinica e nella prevenzione sociale, per poter intervenire nei confronti di quelle che sono patologie non solo gravi, ma che determinano un danno sociale enorme alla nostra comunità.

TAKE CARE: PIU' SANI, PIU' LIBERI, PIU' BELLI
UN PROGETTO INNOVATIVO PER LA PREVENZIONE PRIMARIA DELLE PATOLOGIE NEOPLASTICHE

Maria Grazia Silvestri**, Antonio Cairo**, Maurizio Credali**, Giuseppe Sampietro***, Giuseppe Imbalzano*
*Direttore Sanitario ASL della Provincia di Bergamo
** Dipartimento di Prevenzione Medica ASL di Lodi
*** Osservatorio Epidemiologico ASL della Provincia di Bergamo

IL PROGETTO "TAKE CARE": OBIETTIVI E PRIMI RISULTATI

SALUTE E SFIDE DEI SISTEMI SANITARI

Il costo delle attività sanitarie è sempre più significativo, sia per singolo intervento che per la complessità e l'offerta di servizi, di soluzioni e prodotti disponibili, per l'eccesso di offerta, spesso confusa, non sempre adeguata e qualche volta contraddittoria.

E, naturalmente, per la maggiore attenzione, sia del Cliente che da parte di chi eroga i servizi, a tutti i parametri riguardanti la salute individuale e la personalizzazione della risposta.

L'elevazione dell'età media e della speranza di vita anche per chi è affetto da patologie croniche aggiungono ulteriori costi alla spesa sanitaria che appare sempre meno sufficiente per garantire le esigenze di assistenza per tutti i cittadini.

L'atteggiamento organizzativo generale del sistema sanitario è quello di attendere e soddisfare i comportamenti e i bisogni dei singoli e individua il sistema stesso come mera sommatoria dei bisogni individuali.

Infatti, il modello prevalente è quello di intervenire dopo l'evidenza di manifestazioni patologiche e non ricerca, se non raramente con azioni strutturate, di anticipare o evitare il manifestarsi e lo sviluppo di esigenze sanitarie.

L'imponenza delle risorse investite nel settore della diagnosi e cura (non solo ospedaliera), ma, e più, la difficoltà ad individuare nuove e significative disponibilità economiche negli anni a venire, inducono a dover determinare nuovi modelli di intervento che garantiscano la soddisfazione delle esigenze di Salute dei Cittadini, una invarianza o addirittura una riduzione relativa della spesa pubblica e privata e, naturalmente, un miglioramento delle condizioni generali della comunità oggetto di assistenza.

Oggi abbiamo la grande sfida della "epidemia" delle patologie cronico degenerative che esitano spesso in condizioni patologiche che vanno, attualmente, oltre qualsiasi opportunità di soluzione definitiva con i relativi costi che sono sempre meno controllabili.

Il sistema viene "letto" sempre più attentamente per i risultati economici e meno frequentemente per le effettive esigenze, con le relative modifiche alla struttura operativa, che non sempre ha un obiettivo di attenzione ai risultati in termini di Salute (prevale una valutazione di output ad una di outcome).

L'impianto generale è più orientato a offrire prestazioni, singole o complesse, che risposte ai bisogni dei Cittadini, malati o sani, poiché è proprio a tutti i Cittadini che si rivolge il sistema della sanità e non soltanto ai malati.

Manca ancora una netta visione "sistemica" (e non solo "sistematica") sulla Salute, e vi è una estrema attenzione alla centralità del sistema sanitario quale produttore di prestazioni ed iniziative di cura.

Un secondo elemento, lo sviluppo di "una moderna coscienza sanitaria", che si coniuga con il primo in modo assolutamente inequivoco, è lo sviluppo della capacità di ogni cittadino di rispondere in piena autonomia alle situazioni di pericolo o di rischio che deve affrontare quotidianamente e nel corso della propria vita, per sé e per chi gli sta vicino, non certamente come soggetto acritico di richieste infinite, ma come abile selezionatore delle effettive esigenze, mediche o meno, che ritiene di avere.

E quindi, come giungere al risultato, dove le tre parti del sistema, Istituzioni (Stato e Regioni), Operatori e Cittadini, possano confrontarsi con pari dignità per offrire una qualità di servizio e di risultato ad un costo assolutamente accettabile e con risultati di alto livello?

Certamente permettendo al cittadino di "crescere" nella sua indipendenza e nel suo modello di Vita e di Salute, identificando modelli coordinati di supporto al cambiamento culturale verso un rafforzamento della propria capacità di difesa e di azione positiva e cosciente verso comportamenti che garantiscano una reale autonomia di scelta per garantire il proprio benessere.

Certamente organizzando le attività in modo maggiormente coordinato con obiettivi di sistema più precisi e coerenti e non come sistema orientato al mero beneficio individuale.

La "moderna coscienza sanitaria" non può, infatti, essere la mera conoscenza dei fenomeni della malattia, e della loro prevenzione, ma deve consentire di intervenire nel sistema sociale ed ottenere i migliori risultati personali creando, ove possibile, un valore aggiunto per la comunità, un rafforzamento sociale e generale della capacità di risposta e di adattamento alle diverse condizioni di rischio esistenti per un miglioramento delle condizioni personali, fisiche, psicologiche e sociali, e che diano beneficio anche alla Comunità.

Il bene "Salute" si confonde qui con il bene "Persona" come costituente positivo per il singolo e la comunità, così come espresso nella nostra Costituzione.

Ogni Persona viene quindi identificata come nodo di una rete che sostiene lo sviluppo, rafforza e consolida la propria Comunità e la salute della propria comunità.

Un problema importante si pone nei modelli espressi nel settore educativo della prevenzione, dove, al contrario dei modelli sviluppati nel settore della diagnostica e della clinica, medica e chirurgica, questi non hanno avuto ne particolari evoluzioni ne il consolidamento su modalità condivise e diffuse anche nella popolazione.

Anche se vi è la forte richiesta ed esigenza di interventi per il "rafforzamento dell'organismo" e non lo sviluppo unico sulla "sostituzione" o sulla "riparazione" attualmente in essere nella nostra quotidiana azione medica.

Il concetto, in sintesi, è se preferire una terapia con le statine o evitare che la persona ne abbia bisogno.

Forse varrebbe la pena di promuovere iniziative che difendano un modello meno orientato al consumo e che stimolino più fortemente comportamenti che favoriscano la Prevenzione e la Sicurezza della Persona, con un risparmio significativo in sofferenze e inutili spese, mediche e non.

Questa scelta, tra "l'interventismo" medico e il "comportamentismo consapevole" individuale e sociale, oggi si pone con estrema difficoltà anche per l'atteggiamento del medico "reale" che ha poca abitudine nel vedere un modello meno interventista e più "naturalista", di ascoltare più che proporre, come invece oggi richiedono i pazienti, ad essere consigliere per lo sviluppo di comportamenti corretti ed adeguati ai bisogni di ogni singolo Cittadino.

Forse è indispensabile modificare il modello prevalente da attesa, spettatori passivi, allo sviluppo di interventi mirati. E va valutata la scelta se promuovere azioni specifiche o attivare meccanismi di più ampio coinvolgimento sociale.

FATTORI DI RISCHIO E COSTI DELLA MALATTIA PER LA SOCIETÀ

La mortalità prematura è un indicatore rilevante dell'impatto di una patologia sulla popolazione poiché identifica l'insieme dei decessi che si possono prevenire e che hanno un maggiore costo sociale. La mortalità da sola, comunque, non è sufficiente a rappresentare l'andamento di una malattia nella popolazione, soprattutto per quelle patologie a bassa letalità o che presentano un aumento del tasso di sopravvivenza. I Paesi industrializzati, negli ultimi decenni, sono stati caratterizzati dal diffondersi di patologie cronico- degenerative e si stima che nell'anno 2000 queste malattie siano state responsabili del 60% della mortalità generale e che contribuiscano per il 43% al carico globale di malattie croniche nel mondo. In queste patologie l'alimentazione ha sicuramente un ruolo importante sia come fattore di rischio sia come fattore protettivo, l'attività fisica svolge un ruolo protettivo e il fumo di tabacco è un dimostrato fattore di rischio.

Alimentazione e attività fisica

Si stima che i fattori dietetici siano responsabili di circa il 30% dei tumori nei paesi occidentali, facendo sì che la dieta sia seconda solo al fumo di tabacco come causa prevenibile di cancro. Negli anni '70 è stato notato che nei Paesi sviluppati, dove la dieta è caratterizzata da una alta assunzione di prodotti di origine animale, grassi e zuccheri vi erano alti tassi di incidenza dei tumori del colon-retto, della mammella e della prostata. Altri studi hanno dimostrato che l'incidenza di cancro spesso si modifica nelle popolazioni che migrano da un Paese ad un altro. Le variazioni a livello internazionale nella dieta e nei tassi di tumore continuano a suggerire che la dieta è un importante fattore di rischio per molte forme di tumore comuni, e perciò che il cancro è in parte prevenibile con modificazioni delle abitudini alimentari. Sovrappeso e obesità sono correlate in maniera convincente con il rischio di contrarre i tumori dell'esofago, del colon-retto, della mammella (in post-menopausa), dell'endometrio e del rene. Perciò una limitazione dell'intake energetico e l'adozione di comportamenti che portino ad una adeguata attività fisica quotidiana va promossa. Un altro aspetto correlato chiaramente con la dieta è il consumo di bevande alcoliche, che in maniera convincente aumenta il rischio dei tumori della cavità orale, della faringe, della laringe, dell'esofago, del fegato e della mammella (e probabilmente del colon-retto). Ulteriori fattori di rischio sono l'aflatossina, che causa il tumore del fegato e il consumo di pesce conservato sotto sale, secondo le modalità cinesi, causa del cancro nasofaringeo. Invece, un consumo di abbondanti quantità di frutta e vegetali probabilmente riduce il rischio dei tumori della cavità orale, dell'esofago, dello stomaco e del colon-retto. Infine molti studi hanno sostenuto che un elevato consumo di carni rosse o conservate aumentano il rischio di tumore del colon-retto e quello degli alimenti con elevata presenza di sale quello dello stomaco. (2)

L'evidenza di un effetto cancro-preventivo dell'attività fisica è stato valutato dal gruppo di lavoro dell'Agenzia Internazionale per la Ricerca sul Cancro (IARC), il quale ha concluso che "vi è sufficiente evidenza tra gli uomini di un effetto cancro-preventivo dell'attività fisica" per i tumori del colon e della mammella, e l'effetto preventivo accresce con l'aumentare dell'attività fisica in termini di durata e intensità. Questo effetto protettivo è indipendente dall'effetto indotto dal peso corporeo. Al contrario l'inattività fisica è un fattore di rischio per il cancro. Secondo i dati dell'Organizzazione Mondiale della Sanità, l'inattività fisica è un fattore di rischio indipendente per le patologie croniche e complessivamente si stima che causi 1.9 milioni di morti all'anno nel mondo. Un'attività fisica regolare, tipo passeggiare, andare in bicicletta o ballare ha effetti benefici significativi sulla salute. Per esempio, può ridurre il rischio di patologie cardiovascolari, diabete e osteoporosi, permette una riduzione del peso corporeo e migliora il benessere psicologico.

Il fumo di sigaretta

Abitudine che si è andata consolidando dopo la seconda guerra mondiale, il fumo di sigaretta rappresenta oggi, nel nostro Paese, uno dei più gravi motivi di malattia. Lo sviluppo del benessere, la disponibilità economica, i modelli sociali prevalenti, gli stimoli e la pubblicità, il valore di compensazione che lo stesso rappresenta, hanno associato il fumo ad un modello di vita evoluto e indipendente. Dettato da motivi di apparenza ma spinto e associato a problemi relazionali ed emotivi profondi, appare come uno dei comportamenti e modelli più a rischio per la nostra salute, insieme a scorrette abitudini dietetiche, all'uso di alcool, di sostanze stupefacenti e a comportamenti a rischio per incidenti stradali. Il fumo di tabacco è il primo fattore di rischio per la salute in termini di perdita di anni di vita in buone condizioni di salute, e rimane la prima causa evitabile di morte (World Health Organization -WHO, 2002).

Mortalità e morbosità attribuibili al fumo

Ogni anno muoiono nel mondo quasi cinque milioni di persone per il fumo, circa il 12% di tutti i deceduti dopo i 30 anni di età. Nei paesi industrializzati il 19% della mortalità globale in età adulta è attribuibile al fumo, il 28% e il 9% della mortalità maschile e femminile, rispettivamente; metà dei decessi per fumo si verificano tra i 30 e i 69 anni. Ogni fumatore perde approssimativamente 13-15 anni della speranza di vita e ha un rischio di morte, tra i 35 e i 69 anni, triplicato rispetto a un non fumatore; circa la metà dei fumatori abituali di sigarette decede a causa di questa abitudine (Peto et al., 1994). In Italia il numero stimato di morti attribuibili al fumo è pari a 85.000/ 90.000 all'anno, di cui 51.000 per tumori (30.000 polmonare e 21.000 tra carcinomi di vescica, cavo orale, faringe, laringe), 25.000 per bronchite cronica ed enfisema polmonare e 14.000 per patologia cardiovascolare e cerebrale.

Da uno studio di Doll e Peto (Doll R, Int J Tuberc Lung Dis, 1999) eseguito su un campione di 35.000 medici, seguiti per 50 anni e diviso in due gruppi (fumatori e non fumatori) si evince il vantaggio in termini di sopravvivenza dei non fumatori: l'età in cui si è avuta una sopravvivenza del 50% del campione è superiore di circa 10 anni tra i non fumatori rispetto ai fumatori.

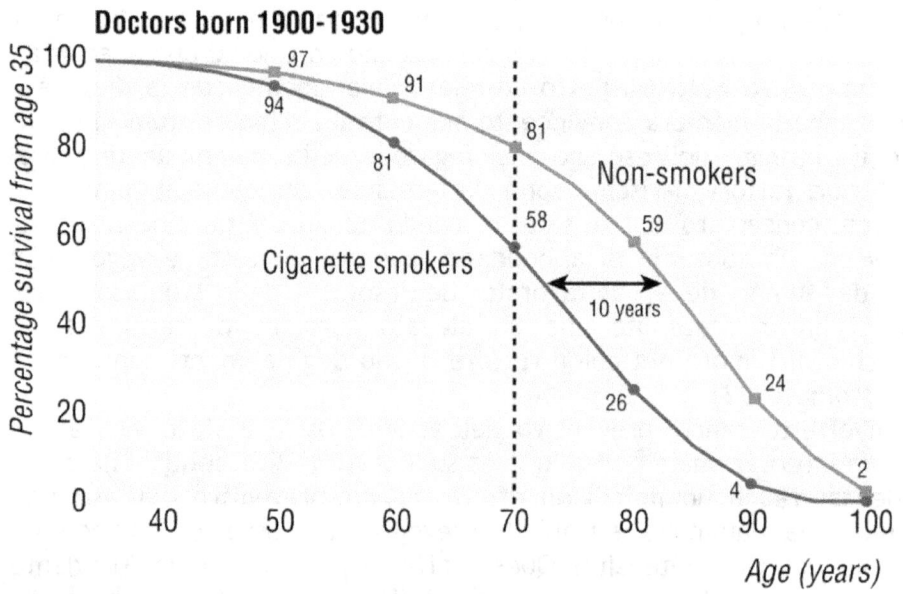

I TUMORI NELLE ASL DI BERGAMO E LODI

Le patologie neoplastiche nel periodo 1999-2007 risultano essere la prima causa di morte tra i soggetti maschi di entrambe le Asl (il 39% nell'Asl di Lodi e il 41% nell'Asl di Bergamo) e al secondo posto tra la popolazione femminile (il 27% nell'Asl di Lodi e il 30% nell'Asl di Bergamo). Tali dati, comparati a quelli italiani del periodo 1999-2002, consentono di affermare che la mortalità per tumori rappresenta in queste realtà un problema grave considerato che le due asl si pongono ai primi 2 posti del ranking per mortalità a livello nazionale.

Percentuale di decesso nella popolazione lodigiana per causa di morte per grandi gruppi nosologici Anni 1999-2007			
Gruppo nosologico	%	Gruppo nosologico	%
Tumori	39%	Malattie del sistema circolatorio	43%
Malattie del sistema circolatorio	33%	Tumori	27%
Malattie dell'apparato respiratorio	8%	Malattie dell'apparato respiratorio	8%
Malattie dell'apparato digerente	5%	Sintomi e segni morbosi mal definiti	5%
Altro	14%	Altro	17%
Totale	100%	Totale	100%
Maschi		Femmine	

Percentuale di decesso nella popolazione bergamasca per causa di morte per grandi gruppi nosologici Anni 1999-2007			
Gruppo nosologico	%	Gruppo nosologico	%
Tumori	41%	Malattie del sistema circolatorio	42%
Malattie del sistema circolatorio	33%	Tumori	30%
Malattie dell'apparato respiratorio	7%	Malattie dell'apparato respiratorio	6%
Traumatismi ed avvelenamenti	6%	Malattie dell'apparato digerente	5%
Altro	13%	Altro	17%
Totale	100%	Totale	100%
Maschi		Femmine	

Percentuale di decesso nella popolazione italiana per causa di morte Per grandi gruppi nosologici Anni 1999-2002			
Gruppo nosologico	%	Gruppo nosologico	%
Malattie del sistema circolatorio	38%	Malattie del sistema circolatorio	47%
Tumori	33%	Tumori	25%
Malattie dell'apparato respiratorio	8%	Malattie dell'apparato respiratorio	6%
Traumatismi ed avvelenamenti	5%	Malattie dell'apparato digerente	4%
Altro	16%	Altro	18%
Totale	100%	Totale	100%
Maschi		Femmine	

Per quanto riguarda le sedi più frequentemente interessate dalla patologia tumorale, si nota che il polmone, tra gli uomini, è al primo posto sia a Lodi che a Bergamo, con una percentuale di decessi rispetto alle morti per tutti i tumori particolarmente alta a Lodi (29.2%). Sempre tra i maschi si è verificata una percentuale particolarmente alta di morti per tumore al fegato nell'Asl di Bergamo; la percentuale di morti per tumore dello stomaco è superiore rispetto al dato nazionale nelle due Asl, mentre il tumore del colon-retto presenta una percentuale ridotta rispetto a quello di altri territori nelle due realtà.

Tra le donne, il tumore della mammella si esprime con tutta la sua gravità nelle due Asl lombarde, in linea con i dati nazionali, la mortalità per tumore del polmone è preoccupante, in particolare a Lodi, mentre quello del colon-retto si presenta in percentuale leggermente inferiore rispetto al dato nazionale.

Mortalità per grandi cause per classi di età, maschi (Asl di Bergamo)

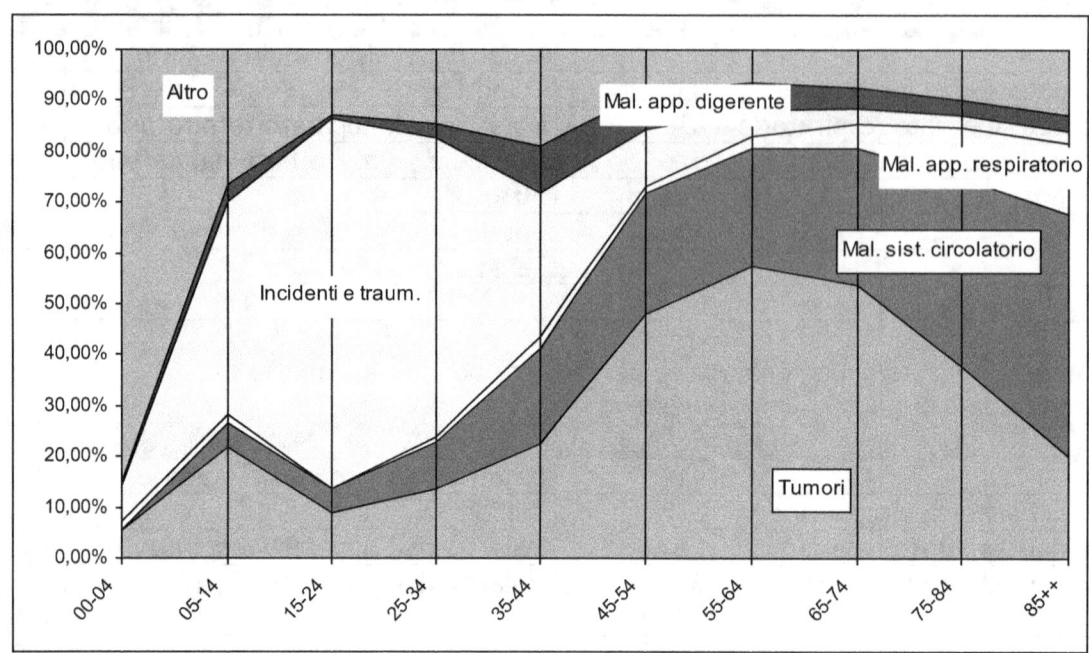

Mortalità per grandi cause per classi di età, femmine (Asl di Bergamo)

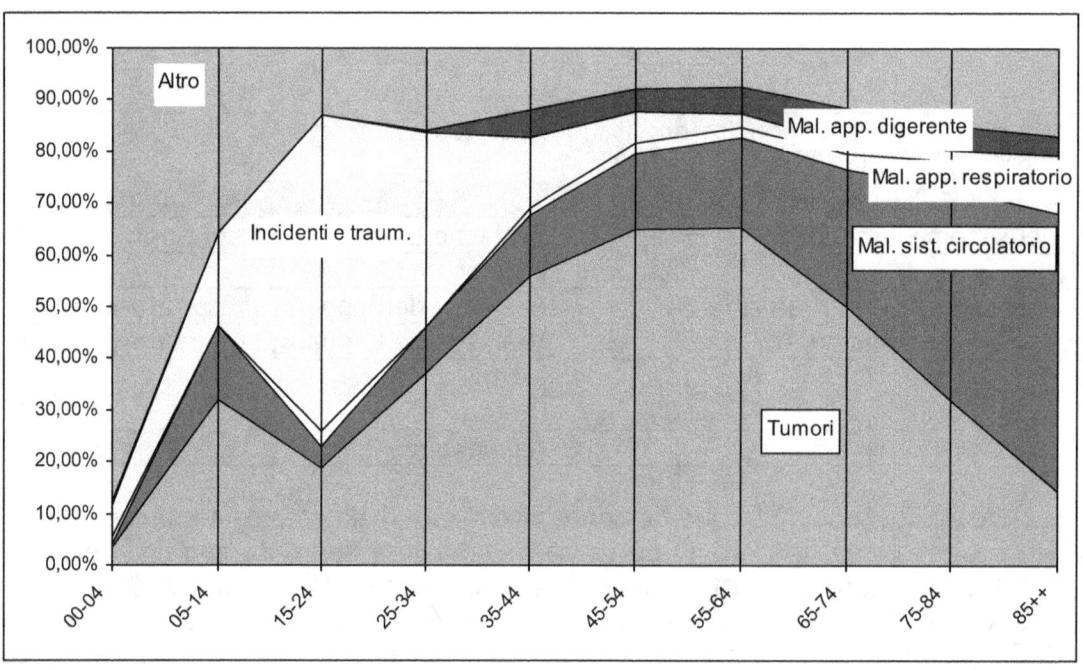

Epidemiologia e spesa sanitaria

Nella Asl della provincia di Bergamo nel 2007 il consumo di risorse sanitarie per patologie neoplastiche, al fine di assistere 34.446 malati di tumore è risultata pari a più di 142 milioni di euro, spesa che rappresenta il 15,3% del totale complessivo speso a fini sanitari, con un consumo medio per assistito di 4126 euro. (Tabella 5) (6)

Tabella 5 Consumo di risorse per patologia nell'Asl di Bergamo (dati 2007)

Patologia	Nr. assistiti	Consumo	Consumo medio assistito
Deceduti	8.559	58.610.034	6.848
Trapiantati	824	18.314.621	22.226
Insufficienti renali cronici	2.759	32.825.618	11.898
HIV positivo ed AIDS conclamato	2.893	22.754.814	7.865
Neoplastici	34.446	142.107.427	4.126
Diabetici	37.762	82.973.467	2.197
Cardiovasculopatici	122.609	220.610.002	1.799
Broncopneumopatici	12.366	17.102.696	1.383
Gastroenteropatici	10.258	16.491.356	1.608
Neuropatici	6.159	16.962.336	2.754
Malattie autoimmuni	4.231	3.885.244	918
Malattie endocrine e metaboliche	13.246	12.803.977	967
Partorienti	9.816	24.982.814	2.545
Altro-non utente	185.828	0	0
Altro (più malattie rare)	596045	258.719.076	434
Totale	1.047.801	929.143.484	887

Nella Asl della provincia di Lodi nel 2008 i costi socio-sanitari dovuti alle cure dei 7.286 pazienti neoplastici presi in carico sono stati stimati pari a circa 37 milioni di euro, dei quali circa 20 milioni rappresentati dalle spese per ricovero ospedaliero, circa 10 milioni per il consumo di farmaci e più di 6 milioni per visite ambulatoriali: tale cifra rappresenta il 13,7% del totale complessivo speso a fini sanitari e corrisponde ad una spesa pro capite per paziente oncologico pari a 5.123 euro. (Tabella 6) (7)

Tabella 6 Consumo di risorse per patologia nell'Asl di Lodi (dati 2008)

Patologia	Nr. assistiti	Consumo	Consumo medio assistito
Deceduti	2.159	22.854.315	10.586
Trapiantati	131	2.694.575	20.569
Insufficienti renali cronici	1.270	14.752.257	11.616
HIV positivo ed AIDS conclamato	676	6.201.353	9.174
Neoplastici	7.286	37.329.769	5.123
Diabetici	8.654	23.296.017	2.692
Cardiovasculopatici	37.598	69.466.469	1.848
Broncopneumopatici	2.716	3.808.152	1.402
Gastroenteropatici	3.391	4.495.674	1.326
Neuropatici	1.931	10.347.014	5.358
Malattie autoimmuni	979	832.433	850
Malattie endocrine e metaboliche	3.113	3.044.494	978
Partorienti	1.953	5.570.742	2.852
Altro-non utente	41.700	0	0
Altro (più malattie rare)	121.126	68.375.503	564
Totale	234.683	273.068.767	1.164

IL PROGETTO "TAKE CARE": OBIETTIVI E PRIMI RISULTATI

Il progetto "Take Care - Più sani, più liberi, più belli" è stato presentato dalla ASL della Provincia di Lodi, in collaborazione con l'ASL della Provincia di Bergamo, alla Regione Lombardia, nell'ambito della DGR VIII/5743 del 31 ottobre 2007. Il progetto si inserisce nella tematica - "Progetti innovativi nell'ambito dell'educazione alla salute e della prevenzione primaria dei tumori".

I dati presentati in precedenza confermano l'importanza di agire impostando una strategia di intervento fortemente orientata alla prevenzione primaria, che ha impatto, oltre che sulla patologia tumorale, anche sulla gran parte delle cause di morte e di anni persi in buono stato di salute per altre patologie croniche.

Il progetto "Take Care" segue le raccomandazioni della medicina basata sulle evidenze (potremmo dire della prevenzione basata sulle evidenze), la quale sostiene interventi di promozione della salute che siano integrati e a largo spettro, allo scopo di raggiungere tutti i membri della società, utilizzando strumenti adatti a raggiungere la persona in ogni fase della propria vita.

Il programma che scaturisce in seno al progetto mira ad integrare obiettivi, metodologia e risorse per la conduzione di iniziative coordinate ed interdisciplinari su tutti gli ambiti sociali del territorio, dalla scuola ai luoghi di lavoro, luoghi di produzione, di consumo, di commercio, ed estese a tutta la comunità. Caratteristica primaria del progetto è quella di dar vita ad un sistema coordinato di iniziative, che raggiungano tutti gli ambienti e gli ambiti di vita, supportando quelle agenzie che sono presenti sul territorio (es. Camera di Commercio, Associazioni di categoria, ecc.) ed implementando il loro ruolo di responsabilità nei confronti della salute del cittadino.

La premessa che ha portato alla progettazione di "Take Care" è che il risultato di un intervento coordinato delle forze in gioco che possa dare risultati più significativi rispetto a quelli di una mera giustapposizione di azioni di promozione della salute. Per questo si è avviata la creazione di una fitta e robusta rete di azioni in grado di attrarre ogni elemento dell'intera comunità, rendendola oggetto ma anche protagonista di un cambiamento indirizzato al miglioramento della salute individuale, che possa avere una ripercussione sull'empowerment della società nel suo insieme. A tale scopo è fondamentale l'organicità dell'intervento e una sua trasversalità, cioè l'utilizzo di metodi che attraversino tutte le componenti della comunità e raggiungano con un approccio, che in situazioni particolari può essere anche individualizzato, ogni elemento da cui è composta. Nasce l'esigenza di presidiare i punti nevralgici della comunità, senza rinunciare a garantire la propria presenza in tutti quei momenti della crescita della persona che ne determineranno i comportamenti e le scelte future. È in questa ottica che è prevista una interazione con tutte le componenti della comunità e non un raggiungimento di soli target limitati e prescelti.

Scopo del progetto è quello di sviluppare al massimo le potenzialità individuali facilitando le scelte del singolo e creando a livello personale una crescita, una consapevolezza ed una responsabilizzazione nei confronti della propria salute. E', nei fatti, un percorso educativo che vede anche nel counselling motivazionale uno strumento avanzato di intervento.

L'adozione di un modello come questo è finalizzato anche all'ampliamento della rete territoriale del sistema di prevenzione che veda la riduzione dei fattori di rischio come obbiettivo prioritario.

Accanto all'intervento sul singolo si è iniziato a creare un rapporto costante con gli stakeholders presenti sul territorio, al fine di sviluppare politiche intersettoriali che facilitino le scelte del cittadino, in un'ottica di sostenibilità per raggiungere e coinvolgere coloro che, avendo un ruolo significativo nella realtà locale nei diversi settori, industriale, agricolo, commerciale, educativo, relazionale, sociale e politico possano sostenere e rendere attuabili le iniziative nate nel contesto del progetto "Take Care".

Gli obiettivi

Obiettivo principale del progetto "Take Care" è quello di sviluppare politiche intersettoriali per la salute al fine di promuovere comportamenti corretti volti a prevenire la diffusione della patologia oncologica, sviluppare contenuti, strumenti informativo-educativi e prodotti informatici per la comunicazione efficace sui rischi. Nel corso della progettazione sono stati individuati sette sotto obbiettivi, nei quali può essere suddiviso l'obbiettivo principale, che sono in fase di realizzazione, e i cui primi risultati sono di seguito descritti. (Tabella 8)

I sette sotto obbiettivi sono:
1.	Attivazione di una rete istituzionale delle forze sociali
2.	Implementazione di nuove sinergie tra Servizi di prevenzione, cure primarie e DIPO
3.	Realizzazione di interventi di promozione della salute nelle scuole
4.	Promozione di sinergie con le imprese
5.	Comunicazione alla popolazione
6.	Sviluppo di contenuti su determinanti per patologia oncologica
7.	Predisposizione di strumenti software per la comunicazione e gestione delle informazioni

Che, a loro volta, hanno sviluppato azioni specifiche per il raggiungimento del risultato prescelto.

Il progetto è stato sviluppato contemporaneamente dalle due realtà territoriali in modo integrato ma non identico.

Tabella 8 Obiettivo principale e sottobiettivi del progetto "Take care"

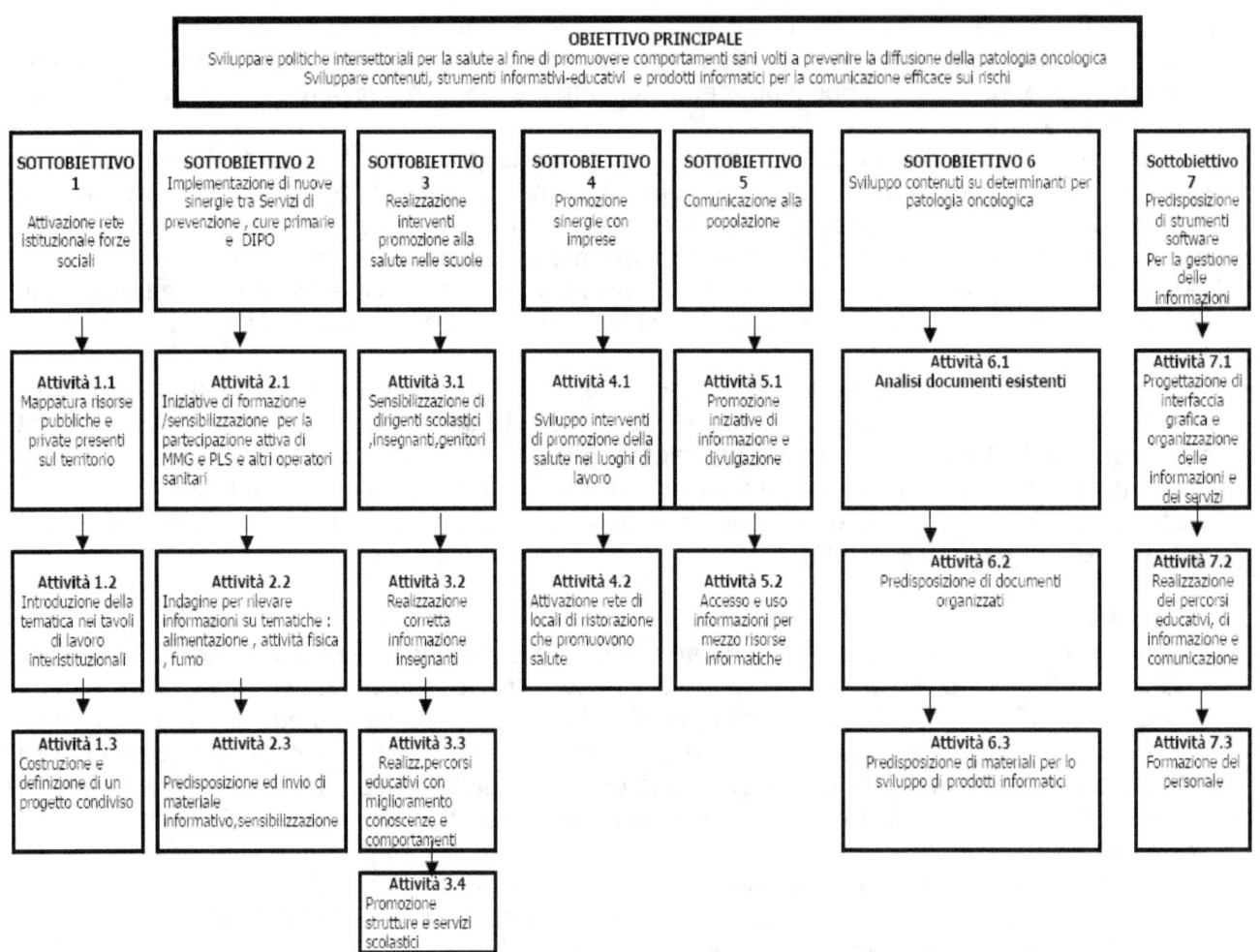

Sotto-obbiettivo 1
Attivazione di una rete istituzionale delle forze sociali

È stata realizzata una mappatura delle risorse pubbliche e private presenti sul territorio con periodici incontri con gli stakeholders finalizzati alla presentazione del progetto e alla condivisione di strategie predisposte a realizzarlo.

Nel territorio della Provincia di Lodi è stato istituito il "Comitato Guida Multidisciplinare per la Programmazione Integrata delle Attività di Promozione della Salute". Istituito nel 2010 composto, oltre che da rappresentanti della ASL e della AO, dal Prefetto, dal Presidente della Provincia, dal Presidente della Conferenza dei Sindaci, dal Responsabile dell'Ufficio di Piano, dal Dirigente dell'Ufficio Scolastico Provinciale, dal Presidente dell'Ordine dei Medici, dal Vicario Generale della Curia, al fine di sostenere il lavoro in rete.

Il Comitato si riunisce periodicamente per discutere i progressi con l'autovalutazione, facendo emergere le idee tra le varie discipline e istituzioni promuovendo un maggior senso di appartenenza alla programmazione integrata. Nel corso dell'attività del Comitato si è deciso l'avvio di un Sottogruppo Operativo, che si riunisce con maggiore frequenza rispetto al Comitato, con specifiche iniziative operative.

A partire dal primo trimestre 2009 è stata avviata una attività di reporting sulle azioni progettuali condivise nelle due ASL con, in progress, la valutazione di conformità agli standard predefiniti dal progetto esecutivo.

In questo contesto sono stati inoltre inviati questionari che indagano aspetti relativi ai corretti stili di vita, che hanno raggiunto gli stakeholders istituzionali e non del territorio (Ospedali, RSA, Amministrazioni comunali, Provincia, Sedi Territoriali della Regione, Ufficio Scolastico Provinciale, Istituzioni scolastiche, Ordine dei Medici e Ordine dei Farmacisti, Associazioni di Volontariato e Associazioni di Categoria).

Il questionario è articolato in 18 domande sul tema della Promozione della salute e indaga principalmente le tre aree fondamentali (Alimentazione, Attività fisica e Fumo). Scopo del questionario è quello di valorizzare il ruolo degli Enti che, per la loro veste a livello istituzionale, svolgono un compito fondamentale di supporto nella diffusione dell'adozione di stili di vita corretti. Ai corrispondenti si chiede in particolare di citare le eventuali iniziative in corso e le eventuali collaborazioni con altri Enti/ Organizzazioni nel campo della Promozione della salute. Da notare che nella maggior parte dei casi (32 su 37 rispondenti) la mission di questi Enti già prevede la Promozione della salute, dato che conferma la consapevolezza da parte delle Istituzioni, anche quelle che non si occupano in prima linea di salute, della funzione svolta nel migliorare la salute dei propri dipendenti e dell'utenza. A conferma di ciò la quasi totalità dei compilatori (34 su 37 rispondenti) è consapevole del fatto che la Promozione della salute non è di esclusiva competenza delle organizzazioni sanitarie ma che anche altri Enti, quali ad esempio gli Istituti Scolastici, le Amministrazioni Comunali, le Associazioni di Categoria.

Tabella 9 Ruolo attribuito dagli stakeholders ai fattori di rischio/protettivi per la salute

		Media (scala da 1 a 10)	Moda (scala da 1 a 10)
Impegno dell'ente nella promozione della salute		6.93	8
ALIMENTAZIONE	Interesse dell'ente per la tematica	8.02	8
	Ruolo protettivo per le patologie cardiocerebrovascolari	8.62	8
	Ruolo protettivo per la patologie oncologiche	8.02	8
ATTIVITA' FISICA	Interesse dell'ente per la tematica	8.02	10
	Ruolo protettivo per le patologie cardiocerebrovascolari	8.70	8
	Ruolo protettivo per la patologie oncologiche	7.27	8
FUMO	Interesse dell'ente per la tematica	8.15	10
	Ruolo come fattore dannoso per la salute	9.05	10

Dall'analisi delle risposte fornite per mezzo dei questionari risulta che in 28 delle 42 organizzazioni (66.6%) presenti sul territorio nell'anno di riferimento siano in atto specifiche iniziative di Promozione della salute rivolte a cittadini in generale, studenti, famiglie, lavoratori, dipendenti, associati, popolazione, ecc. con un grado di impegno (risorse economiche ed umane destinate ad interventi di promozione della salute) da parte degli Enti stimato mediamente su un valore di 6.93 (in una scala da 1 a 10) con una moda pari a 8.0.

L'interesse verso le tre aree tematiche indagate (alimentazione, attività fisica, fumo) è significativo e sovrapponibile, con una forte percezione della azione protettiva di scelte alimentari corrette e di una adeguata attività fisica (anche se correlata maggiormente alla prevenzione delle patologie cardiovascolari rispetto a quelle oncologiche) e degli effetti dannosi del fumo di sigaretta.

Di particolare significato l'importanza attribuita dagli intervistati alla necessità di privilegiare interventi sistemici con ampio coinvolgimento di stakeholder chiave ed istituzionali e il riconoscimento della necessità di avviare forme stabili di collaborazione con la ASL nel campo della prevenzione primaria

Una criticità rilevata tra gli stakeholder del territorio è la difficoltà in alcuni casi a comprendere il significato di "Promozione della salute", a volte confusa con quelle che sono le strategie di prevenzione secondaria, quali gli screening per le patologie tumorali o, comunque, sempre di evidenza diagnostica. Ai fini di un maggior coinvolgimento di coloro che per il loro ruolo istituzionale, operativo o chiave hanno molta responsabilità da questo punto di vista viene indicato il bisogno di un approfondimento su questo specifico argomento, al fine anche di promuovere una maggiore partecipazione alle iniziative. Vige, in questo senso, una visione clinica e curativa del sistema, e non vi è ancora una coscienza delle opportunità poste da comportamenti ed azioni di prevenzione primaria, di cui non vi è chiarezza circa le opportunità emergenti.

Nello sviluppo del progetto, una indagine analoga ha riguardato le Aziende Ospedaliere presenti nel territorio dell'ASL di Bergamo, strutture caratterizzate da una complessa articolazione, nell'ambito delle iniziative messe in atto nel contesto del progetto HPH (Health Promoting Hospitals). Attualmente gli ospedali aderenti alle Reti Regionali HPH, stanno sviluppando numerose iniziative di promozione della salute, soprattutto nei tradizionali campi dell'educazione al paziente cronico, della continuità delle cure, degli stili di vita, della sicurezza sul posto di lavoro e dell'integrazione socio-culturale. L'ASL di Bergamo, con la collaborazione dei partecipanti al Tavolo Tecnico Provinciale dei Direttori Sanitari, a cui partecipano le direzioni sanitarie di tutte le strutture pubbliche e private accreditate del territorio, ha attivato un'indagine nelle aziende ospedaliere della provincia. Tale iniziativa ha ricevuto l'adesione di tutte le 13 aziende ospedaliere pubbliche e private accreditate coinvolte.

Gli obiettivi dell'indagine sono stati i seguenti:
• Ottenere un quadro aggiornato delle attività di promozione della salute e prevenzione oncologica, anche mediante la costruzione di specifici indicatori
• Proporre agli ospedali uno strumento per l'autovalutazione e uno stimolo al miglioramento
• Sviluppare il loro ruolo nel campo della promozione della salute e della prevenzione oncologica
• Incentivare l'adozione di azioni comuni in tema di miglioramento dello stato di salute e prevenzione della malattia.

In estrema sintesi, nelle Aziende di ricovero della Provincia di Bergamo la Promozione della Salute è inclusa nella mission aziendale nel 76,9% delle strutture.

Gli ospedali sono impegnati nel promuovere una corretta alimentazione (nel 53% di essi sono state avviate specifiche iniziative). Il 38,5% hanno realizzato degli interventi sul problema del tabagismo ma solo in un caso si sono interessati a promuovere l'attività fisica come strumento per migliorare la salute. Anche le iniziative rivolte ai dipendenti delle Aziende Ospedaliere riguardano soprattutto il fumo (5 strutture), in due strutture sono state attivate iniziative concernenti l'alimentazione e in un caso l'attività fisica. Fumo ed abitudini alimentari sono oggetto della valutazione anamnestica del paziente nell'85,3% e nel 72.1% delle Unità Operative delle Aziende ospedaliere che hanno riposto al questionario.

Sottobiettivo 2
Implementazione di nuove sinergie tra Servizi di prevenzione, cure primarie e Dipartimento Oncologico Provinciale (DipO)

Quest'area presenta una continuità con gli interventi attuati nell'ambito del progetto HPH e ha previsto una collaborazione con i relativi dipartimenti di oncologia, responsabili in particolare della gestione del paziente oncologico ma anche di attività di prevenzione secondaria e primaria della patologia neoplastica.

Una caratteristica del modello progettuale è l'assenza di soluzioni di continuo tra tutte le fasi dell'offerta sanitaria alla persona, dalla prevenzione primaria al contenimento del rischio sino alla riabilitazione, così come previsto ed indicato dalle direttrici del Piano Sanitario Nazionale della Prevenzione 2010-2012.

E' da rilevare che le evidenze scientifiche depongono per una sostanziale sovrapponibilità delle raccomandazioni sugli stili di vita nella prevenzione universale della popolazione cosiddetta sana e nella prevenzione della progressione della patologia oncologica nel paziente già trattato. In tal senso sono paradigmatiche le raccomandazioni del WCRF sulla corretta alimentazione. (8)

E' stato inoltre sviluppato un contatto continuo con Medici di Medicina Generale (MMG) e Pediatri di Libera Scelta (PLS), gli attori principali del sistema di cure primarie, il cui ruolo va ben al di là della diagnosi e della terapia, essendo tra i protagonisti principali della promozione della salute, in quanto autorevoli promotori di stili di vita corretti. Gli strumenti realizzati per raggiungere questa categoria di professionisti sono stati di nuovo il materiale informativo e corsi di aggiornamento ad essi destinati, tra i quali l'attività di formazione sul Counselling Sanitario Motivazionale. Oltre ai corsi per MMG e PLS sono stati realizzati corsi di formazione per operatori ASL e AO. La predisposizione di materiale informativo per MMG e PLS ha portato alla distribuzione di materiale informativo di supporto al counselling breve per la disassuefazione al fumo e alla promozione di corretti stili di vita con la collaborazione dei MMG. L'iniziativa denominata "Il mio medico parla di prevenzione" nell'ASL di Bergamo ha realizzato entro il 2010 oltre 350 incontri tenuti dai Medici alla popolazione su 14 tematiche ritenute prioritarie per la prevenzione (alimentazione e prevenzione dell'obesità, attività fisica, prevenzione oncologica, fumo, prevenzione del diabete, prevenzione cardiovascolare, incidenti domestici e stradali etc). Tale iniziativa è stata recepita in un Accordo Aziendale siglato con le OO.SS. dei Medici di Assistenza Primaria: vi hanno aderito 236 medici. I risultati attesi dell'iniziativa sono il miglioramento di conoscenze, sensibilità e coinvolgimento dei Medici aderenti in tema di prevenzione/ promozione della salute con ricadute positive nella pratica quotidiana e il miglioramento della qualità di vita dei cittadini determinata dalla adozione di comportamenti volti alla mitigazione del rischio individuale.

Tra i MMG e i PLS è stata effettuata una indagine conoscitiva con la compilazione di un questionario ad hoc realizzato su gli stili di vita corretti, i cui risultati sono stati analizzati e per i quali sono stati predisposti i relativi report, condividendo risultanze e riflessioni con i professionisti.

Anche per i dipendenti delle due ASL e delle Aziende Ospedaliere presenti nei due ambiti territoriali sono stati predisposti questionari mirati e con le stesse modalità si sono elaborati e condivisi specifici report sulle percezioni del rischio e sulle motivazioni al cambiamento per obiettivi di prevenzione oncologica. Sono inoltre stati svolti, in collaborazione con i Dipartimenti Oncologici Provinciali (DIPO), corsi di formazione per il personale ospedaliero sulla prevenzione primaria oncologica.

I questionari somministrati confermano l'interesse dei dipendenti di strutture sanitarie nei confronti delle tre tematiche (fumo, alimentazione ed attività fisica) analizzate in questo lavoro, il cui ruolo e i cui effetti sulla salute sono considerati, dal campione indagato, come prioritari. Tuttavia essere dipendente di un'organizzazione sanitaria non incentiva in maniera soddisfacente ad adottare stili di vita corretti. Tra i dipendenti delle due ASL circa il 60%

attribuisce, su scala da 1 a 10 un voto al proprio impegno uguale o inferiore a 6. Altro dato evidente riguarda l'importanza attribuita al proprio ruolo nella prevenzione primaria e nella promozione della salute, che tra i dipendenti dell'ASL di Lodi viene considerato maggiore o uguale a 8 (su scala da 1 a 10) solo dal 52,68% di questi. Questo dato mette in risalto la necessità di coinvolgere con campagne di sensibilizzazione tali figure nelle attività di promozione della salute affinché diventino gli "Animatori della prevenzione" del futuro.

Altro obiettivo su cui si sta lavorando è quello di motivare i medici che si occupano di cure primarie ad essere artefici dell'educazione sanitaria. La percentuale elevata (anche superiore al 70%) di dipendenti delle ASL e delle Aziende Ospedaliere che affermano di non ricevere dal proprio medico di famiglia consigli sulla corretta alimentazione e sull'attività fisica insieme ad un 60% circa di fumatori che non avrebbe ricevuto consigli da parte del proprio medico in merito alla cessazione dal fumo, pur con i limiti dovuti alle piccole dimensioni del campione, che non è del tutto rappresentativo dell'universo degli assistiti, mette in evidenza la necessità di sostenere i medici di medicina generale nel ruolo di promotori di stili di vita corretti, ruolo complementare a quello più propriamente clinico.

Si tratta di problematiche che meritano di essere indagate, essendo queste informazioni non in linea con ciò che invece viene affermato dai medici di medicina generale raggiunti con il questionario ad essi dedicato, nei quali si dichiarano in grandissima parte impegnati nella lotta al tabagismo e nella promozione di corretti stili di vita. Al di là delle differenze di percezione tra assistito e quella del medico sul proprio ruolo nella promozione della salute, si è voluto, con la somministrazione dei questionari, evidenziare problematiche e dinamiche nel rapporto medico-paziente, allo scopo di individuare aree di miglioramento su cui poter lavorare.

Sottobiettivo 3
Realizzazione di interventi di promozione della salute nelle scuole

Le proposte già esistenti per le strutture scolastiche del territorio sono state aggiornate alla luce del progetto "Take care" e, al contempo, con il modello e le logiche HPS (Scuola che Promuove Salute). La scuola che promuove salute può essere descritta come una scuola che costantemente si impegna a rappresentare un modello salutare di luogo in cui vivere, imparare e lavorare. L'iniziativa è progettata per migliorare la salute degli studenti, del personale scolastico, delle famiglie e di altri della comunità. Il progetto in questo caso va oltre i contenuti della prevenzione oncologica, in quanto prevede, secondo il modello "Take Care... più", un intervento che riguarda anche altre aree della prevenzione e ha una valenza pedagogica di particolare importanza. La proposta per le scuole "Take Care... più" prevede pertanto che gli insegnanti afferenti alla Istituzioni Scolastiche interessate siano coinvolti con una formazione trasversale sulle tre macroaree individuate e che possano successivamente sviluppare autonomamente percorsi specifici sulla base di percorsi e strumenti disponibili.

Nell'ASL di Lodi si è inoltre integrato tale programma con il percorso di valutazione e certificazione volontaria "Take Care Stars", che mira a sostenere la scuola verso un cambiamento che trasformi la stessa da un contenitore di progetti di promozione della salute ad un ambiente in cui si promuove la salute in modo proattivo.

Le scuole che aderiscono all'iniziativa verranno valutate in base all'adesione a requisiti predefiniti, in base ai quali verrà attribuito, dopo l'effettuazione di un audit da parte del personale della ASL, un numero di "stelle" crescente da 1 a 5. Non si tratta di una semplice premiazione ma di un percorso di miglioramento nel quale le scuole coinvolte saranno supportate dal personale della ASL.

Anche ai dirigenti scolastici e agli insegnanti sono stati somministrati questionari, non solo strumenti di indagine e sensibilizzazione, per lo studio delle conoscenze, opinioni, atteggiamenti in relazione agli stili di vita, ma anche strumenti atti a fotografare la realtà e a favorire l'autovalutazione e contribuire in termini di segnalazioni e suggerimenti per le iniziative di prevenzione. Dalle risposte si evince che anche in questo campione il ruolo del fumo di tabacco quale minaccia per la salute è ben chiaro (punteggio maggiore o uguale a 8, su scala da 1 a 10 indicato dal 96,93% dei docenti come forza di correlazione tra fumo attivo e salute). L'indagine dimostra anche una notevole sensibilità nei confronti del tema della "corretta alimentazione" (punteggio maggiore o uguale a 8 attribuito dal 96,68% degli insegnanti come forza di correlazione tra alimentazione e salute) e del tema "attività fisica" (punteggio maggiore o uguale a 8 attribuito dal 91,89% degli insegnanti come forza di correlazione tra attività fisica e salute). Si tratta di soggetti in gran parte di genere femminile (90,36%) e particolarmente virtuosi: ben il 71% sono normopeso verso il 52,0% del dato nazionale e solo il 13,21% fumatori rispetto al 25,4% del dato nazionale. Non tutti però affermano di essere incentivati ad adottare stili di vita corretti motivati dall'essere dipendenti di un'organizzazione educativa: solo il 48,32% attribuiscono a questo aspetto un punteggio maggiore o uguale a 8. Elevata è la percezione del proprio ruolo nella prevenzione primaria e nella promozione della salute (considerato importante e quindi valutato con punteggio maggiore o uguale a 8 dal 78,02 del campione).

Sono stati attivati tavoli di concertazione con Provincia e USP (Ufficio Scolastico Provinciale) e organizzati incontri per la presentazione del progetto "Take Care" a USP e ai dirigenti scolastici. Per gli insegnanti sono stati realizzati incontri formativi e di follow up. Gli studenti sono stati raggiunti con la realizzazione di percorsi educativi inseriti nei curricula scolastici.

Si sono inoltre sviluppate iniziative abilitanti e rinforzanti sui determinanti intermedi di salute, anche attraverso la formulazione di linee guida atte a supportare con modelli organizzativi e gestionali le scelte per la salute: un esempio è rappresentato dalle indicazioni per la gestione della ristorazione collettiva. Tali indicazioni sono state recentemente avvalorate dalle Linee di Indirizzo Nazionali per la ristorazione scolastica (provvedimento del 29 aprile 2010), alla cui elaborazione la Asl di Lodi ha fattivamente partecipato.

Periodicamente sono organizzati incontri con i dirigenti scolastici, per esempio a Bergamo si sono previsti, nell'ambito dei progetti "L'ASL incontra i dirigenti scolastici" delle occasioni di incontro al fine di presentare la proposta delle iniziative della ASL e valutare i bisogni di promozione della salute delle scuole. Tali incontri hanno avuto come oggetto l'introduzione ai problemi di salute della popolazione e relativi metodi per affrontarli in maniera efficace, il ruolo ed i bisogni della scuola nell'ambito della promozione alla salute e sono occasione per le proposte di interventi in ambito scolastico.

Nella ASL di Bergamo è stato realizzato il progetto "Istituti Alberghieri", destinato a formare il personale del settore ristorativo e alberghiero. L'alleanza con chi si occupa della formazione dei professionisti dell'alimentazione e alberghieri è infatti indispensabile per dare impulso a quel cambiamento culturale che può rendere possibile il miglioramento delle scelte, dei comportamenti, della domanda e dell'offerta in campo nutrizionale. Nell'ambito del progetto "Istituti Alberghieri" sono coinvolti Docenti e Dirigenti scolastici, i quali partecipano alla definizione, realizzazione e valutazione degli interventi. Gli studenti partecipano al progetto, collaborano alla valutazione in termini di gradimento e sono oggetto di una valutazione finale (conoscenze e comportamenti). È previsto un coinvolgimento dei genitori e della comunità nei corsi di "cucina preventiva" e nella valutazione del progetto stesso.

Sottobiettivo 4
Promozione di sinergie con le imprese

Vi è stata una sensibilizzazione delle imprese sulla tematica, in particolare il progetto è stato presentato ad Associazioni di Categoria e alla Camera di Commercio con il coinvolgimento delle imprese del territorio, sia in quanto luoghi di aggregazione di lavoratori, sia nell'ambito delle imprese del settore alimentare.

Nelle due ASL si sono offerti incontri nel contesto aziendale rivolti ai lavoratori al fine di fornire indicazioni e incentivare l'adozione di comportamenti corretti, potenziando l'autonomia sulle scelte di salute, in particolare sulla promozione di una sana alimentazione e di una regolare attività fisica.

Tali iniziative sono parte integrante del programma WHP (Workplace Health Promotion), coordinato con i piani di prevenzione e controllo nei luoghi di lavoro. Una attenzione particolare è dedicata al controllo sulla esposizione del cittadino-lavoratore al fumo e al relativo rispetto della normativa.

Nella ASL di Lodi sono stati inoltre effettuati controlli sulle industrie alimentari (299 controlli nel 2009) relativi al rispetto della legge 3/2003 sul divieto del fumo di tabacco in luoghi pubblici. (9) di Bergamo, oltre ad aver coinvolto la direzione generale di Confindustria della Provincia coinvolgendo anche le organizzazioni sindacali, ha attivato iniziative con diverse aziende territoriali. Questi piani di lavoro hanno diversi obiettivi tra cui quello di organizzare all'interno di tali strutture interventi di educazione alla salute, servizi per la promozione della salute, programmi di nutrizione e sicurezza alimentare, prevenzione dei danni da tabagismo, opportunità di attività fisica e attività ricreative oltre a programmi di sostegno finalizzati alla salute e alla sicurezza dei dipendenti queste aziende si impegnano a divenire un luogo salutare in cui vivere, imparare e lavorare. Per migliorare la salute non solo dei lavoratori, ma anche dei clienti, familiari e altri della comunità.

All'avvio del progetto sono stati somministrati questionari ai dipendenti di due aziende, rispettivamente con 170 e 230 dipendenti. Il senso dell'analisi degli stessi è quello di effettuare uno studio dei bisogni e una fotografia dei comportamenti all'inizio del progetto, per poter identificare gli interventi prioritari e per avere un riferimento per la valutazione dei risultati nel follow-up e al termine dell'intervento (a 1 e 3 anni).

Tra gli interventi effettuati, in accordo con le indicazioni dell'INRAN (Istituto Nazionale per la Ricerca sugli Alimenti e la Nutrizione), i menù proposti alla mensa aziendale sono stati rivisitati in modo da migliorare l'offerta dal punto di vista nutrizionale. Le aziende si sono impegnate a rivedere i capitolati delle mense con l'obiettivo di inserire la frutta e verdura nell'offerta base adeguando frequenza e tipologia di tutti i diversi alimenti. Per favorire il corretto abbinamento degli alimenti e per avere un pasto nutrizionalmente equilibrato è stato implementato un sistema con codici colore per abbinare i piatti. È stata proposta una formazione specifica per i lavoratori sul sistema a codice colore e sulle dimensioni delle porzioni. Gli operatori della mensa sono stati formati per distribuire porzioni corrette dei diversi piatti offerti. Una delle aziende coinvolte ha disegnato apposite tovagliette per i vassoi della mensa con messaggi promuoventi comportamenti corretti (attività fisica, alimentazione, guida sicura...). Le due aziende hanno stipulato convenzioni con palestre, con una partecipazione aziendale alla quota di iscrizione. Sono state studiate forme di incentivazione per l'uso della bicicletta. Per quanto attiene il fumo di sigaretta e l'aiuto alla cessazione, sono stati realizzati sia un concorso per fumatori "Smetti e Vinci aziendale" (con premiazione di tutti i partecipanti astinenti), che un corso per smettere di fumare, con metodologia di gruppo. Il risultato è stato validato mediante misurazione del CO nell'aria espirata. Sono stati programmati follow-up a 3 mesi, 6 mesi e un anno per confrontare l'efficacia dell'intervento con i dati di letteratura. I medici competenti delle aziende sono stati coinvolti nella iniziativa e sono stati formati, tra le altre iniziative, per svolgere nel contesto delle visite mediche preventive e periodiche il "minimal advice" nei confronti dei lavoratori fumatori, in modo da facilitare la progressione motivazionale verso la cessazione e per fornire a ciascun lavoratore una stima del contributo dei vari fattori di rischio individuali, voluttuari e occupazionali alla propria salute.

Tra gli interventi destinati al mondo delle imprese, è stata avviata dalle Asl di Lodi e di Bergamo l'iniziativa "Take care: un'alleanza per la salute del consumatore", con il fine di coinvolgere nelle campagne di promozione della salute le catene della grande distribuzione. Gli obiettivi più importanti dell'iniziativa sono: l'offerta di alimenti "protettivi" attraverso campagne di promozione e di facilitazione anche economica dell'acquisto di questi da parte del consumatore; la sensibilizzazione e l'informazione dell'utente-consumatore in tema di stili di vita, con particolare riferimento ad aspetti connessi ad una corretta alimentazione; un'analisi di contesto e l'effettuazione di interventi di promozione della salute rivolti al personale delle aziende aderenti. Nel contesto di quest'iniziativa è stato somministrato un questionario sugli stili di vita pensato sia per i dipendenti che per i clienti delle aziende, con lo scopo di sensibilizzare sulla tematica e di ottenere informazioni sui comportamenti, le conoscenze e le abitudini dei compilatori. Il questionario è stato predisposto, tra l'altro, per rilevare le frequenze di assunzione di alimenti che svolgono un ruolo protettivo per la salute e di quegli alimenti che, al contrario, possono costituire un fattore di rischio per l'insorgenza di patologie cronico-degenerative. Sono stati raccolti tra i dipendenti delle aziende che hanno aderito all'iniziativa circa 1800 questionari, da un campione caratterizzato da una netta prevalenza di soggetti di genere femminile (65%).

I risultati dell'analisi degli stessi mettono in evidenza un buon controllo del peso corporeo, con una percentuale di rispondenti normopeso pari al 65,1%, superiore rispetto alle medie nazionali, che indicano una percentuale di normopeso pari al 45,1% tra gli uomini e al 58,5% tra le donne (dati ISTAT -2006).

A questo dato si contrappone però una insufficiente conoscenza del significato del valore di dati antropometrici quali l'Indice di Massa Corporea e la circonferenza addominale (solo il 47% dei rispondenti conosce il significato del proprio IMC e solo il 39,9% afferma di conoscere il valore della circonferenza addominale).

Il questionario evidenzia la notevole sensibilità dei dipendenti delle aziende alle tematiche relative agli stili di vita correlati con l'insorgenza delle patologie cronico-degenerative: il 94% attribuisce al fumo un valore, su scala da 1 a 10, superiore o uguale a 8 come fattore dannoso per la salute e l'88% attribuisce un valore uguale o superiore a 8 come fattore dannoso per la salute anche al fumo passivo; il 90% ritiene il ruolo che l'attività fisica gioca nei confronti della salute così importante da attribuirle un valore superiore o uguale a 8, sempre su scala da 1 a 10, e il 94% attribuisce un valore superiore o uguale a 8 al ruolo che l'alimentazione gioca nei confronti della salute.

Per quanto riguarda gli stili di vita individuali, si deve sottolineare la presenza di un notevole numero di fumatori, pari al 29% del campione, superiore al dato medio totale nazionale pari al 25,4% (dati ISTAT – 1 gennaio 2008).

Sempre per quanto riguarda gli stili di vita, il 25% pratica attività fisica/sportiva regolarmente, il 41% saltuariamente e il 34% non pratica alcuna attività fisica/sportiva.

Tra i dati rilevati, quelli sulle abitudini alimentari sono quelli che fanno riflettere più di tutti, in quanto fanno intravedere dei margini importanti di intervento per migliorare questo aspetto dei comportamenti dei rispondenti. I risultati infatti mettono in evidenza un consumo di alimenti protettivi per la salute non in linea con quelli raccomandati. Per esempio, il 41,5% degli intervistati non consuma più di una porzione di frutta fresca al giorno, il 39,8% non consuma più di una porzione di verdura al giorno, il 57,9% non consuma più di una volta alla settimana piatti a base di pesce e il 56,6% non consuma più di una volta alla settimana legumi.

Sottobiettivo 5
Comunicazione alla popolazione

Il progetto prevede l'invio periodico di materiali e strumenti dedicati agli utenti, invio periodico di aggiornamenti scientifici per operatori sanitari, corsi per animatori della prevenzione e iniziative di informazione alla popolazione, anche con una sistematizzazione delle comunicazioni con l'uso di tecnologie informatiche (utilizzando i siti delle rispettive Asl e il portale specifico di "Take care") per veicolare informazioni modulari destinate ai diversi target.

In particolare a Bergamo è stata realizzata per l'aggiornamento scientifico degli operatori sanitari la rivista "SALUTE" e il corso di formazione "Animatori della Prevenzione", che ha coinvolto le Associazioni di volontariato in ambito oncologico.

Il progetto è stato itinerante nelle varie sedi dell'ASL di Bergamo con l'obiettivo di un approccio integrato alla persona e con il coinvolgimento attivo della comunità per divulgare l'acquisizione di comportamenti corretti, potenziando nel cittadino l'autonomia sulle scelte di salute.

Da mettere in risalto, a Bergamo, i corsi di formazione "Educarsi alla salute", nell'ambito del progetto di Prevenzione, Protezione e Promozione della salute. Il progetto vuole contribuire a ridurre i rischi, sviluppando nella comunità e nei cittadini la consapevolezza delle proprie scelte, con un'azione a tutto campo che coinvolge tutta la provincia di Bergamo. La formazione è il comune denominatore, per creare gli "Animatori della Prevenzione", figure non professionali in grado di attivare iniziative in sede locale. Il fine è coinvolgere tutti nel creare una "rete sociale" che accompagni i cittadini nelle loro molteplici attività: lavorative, ludiche, domestiche, di vita. L'ASL fornisce tutto il supporto con corsi mirati e specifici, destinati a formare i formatori. Il progetto vuole formare persone che siano in grado di contribuire a ridurre i rischi e rafforzare la salute, sviluppando nella comunità e nei cittadini la consapevolezza delle proprie scelte, con un'azione a tutto campo.

Prevenzione, Protezione e Promozione sono le tre "P" sulle quali si basa l'azione dell'ASL nel progetto "Educarsi alla salute". Quello che è stato proposto è un cambiamento culturale allo scopo di far capire che la vita è nelle mani dell'individuo.

Sottobiettivo 6
Sviluppo di contenuti sui determinanti per le patologie oncologiche

Nel corso del progetto, partendo da una ricerca bibliografica e dalla consultazione di siti web, è stata effettuata un'analisi della letteratura sulla patologia oncologica, che ha portato alla revisione e ad una sistematizzazione di numerosi documenti, sia in formato cartaceo che elettronico. Tra i documenti di riferimento si citano il "World Cancer Report" dell'OMS (2008) ed il report sul cancro del WCRF (2007), i cui contenuti sono stati trasferiti in documenti e strumenti, quali manifesti e brochure, con un'attenzione particolare per le tre aree principali della promozione della salute che hanno un impatto determinante sull'insorgenza della patologia oncologica: corretta alimentazione, stile di vita fisicamente attivo e lotta al tabagismo. Dall'analisi della letteratura si è passati alla creazione di documenti versatili in formato elettronico denominati "Spiccioli di salute", messaggi spot pensati per una comunicazione di immediato e agile impatto su specifici tasselli tematici della promozione della salute, punto di partenza di ulteriori link di approfondimento per l'aggiornamento degli operatori sanitari e l'informazione della comunità.
Le frasi "Attiva la vita", "Liberi dal fumo" e "Alimenta la salute" danno il titolo ai manifesti distribuiti, a cui si aggiungono poster pensati per la lotta al tabagismo ("Dagli un taglio" e "Smettendo di fumare cosa ci guadagno?").
Nell'ambito dell'iniziativa "Take care: un'alleanza per la salute del consumatore", che ha avviato un rapporto di collaborazione con il settore dell'impresa e in particolare con la grande distribuzione, sul tema della promozione della salute è stata realizzata una serie di manifesti di informazione/sensibilizzazione per il consumatore per promuovere il consumo di alimenti protettivi.
L'aggiornamento dei Medici di Assistenza Primaria viene realizzato anche per mezzo del sito dell'Asl di Lodi, nel quale è previsto un canale preferenziale per gli stessi denominato rappresentato dalla rivista "Filo diretto", attraverso cui si effettua una riflessione a cadenza mensile su argomenti selezionati relativi alla promozione della salute. Nella rubrica è stato dato ampio risalto alle raccomandazioni del WCRF (2007) per la prevenzione dei tumori, sottolineando l'importanza del ruolo protettivo giocato dall'attività fisica e da una alimentazione salutare sull'insorgenza della patologia neoplastica. L'appuntamento mensile, alla cui stesura si collabora ormai regolarmente, è diventata inoltre un'occasione per la trattazione di tematiche specifiche di possibile interesse per i medici di assistenza primaria, che si aggiunge all'approfondimento di aspetti legati alla promozione di sani stili di vita.
La rubrica "filo diretto" è anche uno strumento per pubblicizzare le iniziative dell'Asl nel campo della promozione della salute, e alcuni spunti operativi per scelte gestionali e operative a livello delle organizzazioni territoriali : ad esempio gli interventi tesi ad incentivare l'uso delle scale (OGNI SCALINO CONTA) , la distribuzione per il consumo di snack salutari attraverso distributori automatici di alimenti presso le strutture del Sistema Sanitario e presso le scuole secondarie di 2° grado, i gruppi di cammino, ecc.
Tutto il materiale, di tipo informativo e didattico è stato sistematizzato per essere messo a disposizione sul web nel portale "Take care" e per essere sviluppato in modo dinamico.

Sottobiettivo 7
Predisposizione di strumenti software per la gestione delle informazioni

È in fase di avanzata realizzazione uno strumento informatico interattivo, la cui progettazione e costruzione si avvale delle esperienze capitalizzate dal personale delle due Asl nel campo della prevenzione e della promozione della salute e del quale è previsto un aggiornamento continuo, che consenta la pubblicizzazione delle iniziative relative alla prevenzione oncologica messe in atto a Lodi e Bergamo e l'inserimento dei contenuti consolidati della letteratura sull'argomento. I destinatari del portale sono tutti i cittadini interessati alla conservazione e al miglioramento delle proprie condizioni di salute ma anche i medici e gli operatori sanitari che vogliano tenersi informati ed acquisire strumenti da utilizzare nella propria attività professionale nel corso del rapporto con i propri utenti. Si prevede che ciascun utente, sia esso considerato come un'entità collettiva (gruppi omogenei per età e interessi, classi scolastiche, cittadini...), sia come entità singola (bambino, giovane, genitore, cittadino...) possa estrarre informazioni secondo i propri interessi ed i propri obiettivi, rispettando uno stile personale di ricerca e di apprendimento, mediante attività interattive e ludiche, che contribuiscono ad un approccio motivante ed esplorativo.

Le attività educative e formative possono tendere a stimolare le capacità critiche e riflessive attraverso l'offerta di strumenti che facilitino il dibattito tra ambienti formativi scolastici ed extrascolastici, reali e virtuali. L'interfaccia grafica del portale "Take care" è stata strutturata per rendere più facilmente accessibili e diretti i diversi contenuti all'utente con spazi specifici di comunicazione e visibilità (eventi, formazione, ecc). Sono state inoltre individuate aree di accesso per i diversi setting: sistema sanitario, comunità, scuola, luoghi di lavoro. Il portale si presta per pubblicizzare eventi formativi organizzati dalle Asl sulle tematiche di pertinenza e per pubblicare i contenuti di corsi, convegni e seminari già realizzati. Lo spazio dedicato in particolare alla prevenzione oncologica è stato suddiviso privilegiando le tre aree che pesano in maniera determinante sull'insorgenza dei tumori: fumo, alimentazione ed attività fisica.

Nell'ottica della prevenzione primaria, che costituisce l'obiettivo principale del progetto "Take care", si è dato risalto agli stili di vita, mettendo in evidenza quei comportamenti della vita quotidiana che maggiormente hanno un legame causale sull'insorgenza delle patologie cronico degenerative e quelle che invece svolgono un ruolo protettivo sulla salute. All'interno delle singole tematiche viene affrontato il problema in termini di fattori di rischio e fattori protettivi, con una presentazione di iniziative ed azioni che è possibile attivare a livello locale.".

Sono inoltre fruibili dei messaggi spot, denominati "spiccioli" di salute, pensati per una comunicazione di immediato e agile impatto su specifici tasselli tematici della promozione della salute, punto di partenza di ulteriori link di approfondimento. Gli "Spiccioli" rappresentano una metafora del quotidiano e concreto investimento sulla salute che l'individuo acquisisce per un personale e consapevole sviluppo, lungi da visioni paternalistiche o medicalizzate (a guisa di pillole) che deleghino la responsabilità della salute a terzi.

È stato destinato anche uno spazio alla promozione della salute per quei temi che non rientrano nell'ambito della prevenzione oncologica, ma che necessariamente devono essere letti ed agiti in modo coordinato nell'ambito del piano integrato di promozione della salute per il territorio.

Il portale vuole supportare l'applicativo Web, inteso come luogo di accesso per il reperimento di informazioni, sfruttando le caratteristiche fondamentali degli ambienti virtuali connotati dall'essere:

• 	A base ipermediale, cioè tecnologie che mettono al centro della comunicazione e dell'elaborazione l'immagine, il testo e il suono;

• 	Interattive, cioè il permettere all'utente di agire, scegliere, strutturare in modo attivo una varietà di percorsi;

• 	Connesse, ossia permettono la definizione di situazioni di interscambio con altri utenti in tempo reale (social network), possono originare classifiche di merito (punteggio ottenuto tramite abilità o cognizioni acquisite) e determinare meccanismi premianti e ricorrenti (concorsi a premio, incentivi, agevolazioni, operazioni i co-marketing).

Il portale è' stato costruito secondo quanto previsto dalle vigenti normative attinenti l'accessibilità delle informazioni per utenti disabili, garantendo il rispetto di tutti di tutti i requisiti di accessibilità e usabilità previsti dalla normativa vigente e la conformità agli standard del World Wide Web Consortium (W3C)

Utilizzando una grafica semplice e intuitiva è possibile raggiungere quattro aree principali:

• 	Area Informazione, contenente le schede informative su patologie ricorrenti e consigli su come vivere meglio. Le schede informative possono essere completate con gallerie fotografiche, video o allegati;

• 	Area formazione, gestita attraverso la piattaforma Moodle, prevede l'inserimento di corsi, iscrizioni, test di autovalutazione, informazioni su programmi e docenti;

• 	Area interazione, contenente EduGame, test di autovalutazione, strumenti di autodiagnosi. Essa è dedicata a 3 target principali: giovani (8-12 anni), ragazzi (13-18 anni) e adulti (da 19 anni in su). L'area interazione costituisce una delle principali innovazioni del portale, attraverso una apertura di dialogo e relazione con canali e codici specifici per ogni target;

• Area 2.0, tramite cui dialogare con esperti ma anche scambiarsi informazioni tra utenti, favorendo relazioni e connessioni di esperienze e suggerimenti utili.

Le attività educative e formative, mediante computer, possono tendere a stimolare le capacità critiche e riflessive, attraverso l'offerta sempre più completa di strumenti che facilitino il dibattito tra ambienti formativi scolastici ed extrascolastici, reali e virtuali

BIBLIOGRAFIA

1.   INRAN. Manuale di sorveglianza – 2003.
2.   Timothy J Key, Arthur Schatzin, Walter C Willet, Naomi E Allen, Elizabeth A Spenser and Ruth C Travis. Diet, nutrition and the prevention of cancer Public Health Nutrition 7(1A), 187-200.
3.   World Cancer Report "2008". World Health Organization.
        http://www.iarc.fr/en/publications/pdfs-online/wcr/
4.   WHO (Francesco Branca, Haik Nikogosian, Tim Lobstein) The challenge of obesity in the WHO European Region and the strategies for response.
5.   Silvestri MG, Toselli A, Credali M, Imbalzano G. Politiche aziendali di promozione della salute: Lodi senza fumo.
6.   Regione Lombardia – Asl di Bergamo. Piano dei controlli 2010.
7.   Regione Lombardia – Asl di Lodi. Programmazione e coordinamento dei servizi sanitari e sociosanitari 2010.
8.   Food, Nutrition, Physical activity and the prevention of cancer: a global perspective. World Cancer Research Fund & American Institute for Cancer Research, 2007.
        http://www.dietandcancerreport.org/
9.   Intesa, ai sensi dell'articolo 8, comma 6, della legge 5 giugno 2003, n.131, sulle linee di indirizzo nazionale per la ristorazione scolastica. (Rep n.2/C.U.).

La prevenzione alimentare dei tumori

Franco Berrino,
Dipartimento di Medicina Preventiva e Predittiva,
Istituto Nazionale Tumori, Milano

L'alimentazione può influenzare l'insorgenza dei tumori attraverso numerosi meccanismi, fra i quali:

- La presenza di sostanze cancerogene nei cibi (ad esempio micotossine che si formano nella conservazione dei cereali ed altri alimenti conservati in ambienti caldo-umidi; nitrosamine che si formano nella conservazione di cibi proteici in presenza di nitriti; residui di pesticidi)
- La formazione di sostanze cancerogene nella cottura, specie ad alte temperature (ad esempio ammine eterocicliche nella cottura delle carni; acrilamide nella cottura ad alta temperatura degli amidi, in particolare nella frittura delle patatine)
- Sostanze pro-ossidanti (ad esempio il ferro-eme delle carni), che favoriscono la formazione di n-nitroso composti nel lume intestinale e in generale la produzione di radicali liberi
- Sostanze antiossidanti (le vitamine c ed e, i carotenoidi e vari polifenoli dei cibi vegetali) che proteggono il dna dai radicali liberi e prevengono l'attivazione metabolica di vari cancerogeni
- Attivatori di enzimi di fase ii (glutatione-s-transferasi, acetiltransferasi, udp-glucoroniltranferasi, sufotransferasi) che favoriscono l'eliminazione delle sostanze tossiche coniugandole ad una molecola di acido glucuronico, acetico o solforico (ad esempio i glucosinolati delle crocifere)
- Inibitori di enzimi di fase i (p450) implicati nell'attivazione di sostanze cancerogene (ad esempio indoli e isotiocianati – derivanti da glucosinolati – e la quercetina presente in numerosi frutti e verdure, in particolare mele e cipolle)
- Sostanze che stabilizzano il dna inibendo l'enzima istonedeacetilasi (il diallilsolfato dell'aglio, il solforafano delle crocifere, il butirrato prodotto nella fermentazione intestinale delle fibre vegetali)
- Agenti metilanti (ad esempio l'acido folico – presente in particolare nelle foglie verdi e nei legumi- e inoltre metionina, colina, betaina) capaci di silenziare -attraverso la metilazione delle isole gpg dei promotori - certi geni. Il dna dei tumori è generalmente reso instabile da una generale ipometilazione; la dieta iperproteica ed ipercalorica occidentale favorisce tale ipometilazione.
- Sostanze che intervengono nella riparazione del dna (ad esempio i folati)
- Promotori della differenziazione cellulare (ad esempio le vitamine d ed a, e gli acidi grassi poli-insaturi omega-3 del pesce e di varie erbe selvatiche)
- Promotori della comunicazione intercellulare, che consente il controllo della crescita dei tessuti (ad esempio retinoidi, carotenoidi, acido caffeico, resveratrolo del vino rosso, polifenoli del the verde)
- Promotori della proliferazione cellulare (ad esempio le poliamine – putrescina, spermina e spermidina – contenute nella frutta, nelle verdure a frutto e in alimenti fermentati)
- Inibitori dell'ornitina-decarbossilasi, che catalizza la sintesi di putrescina (ad es nelle gingiberacee, quali la curcuma e lo zenzero)
- Inibitori dell'angiogenesi (ad esempio i polifenoli del tè verde – in particolare l'epigallocatechinagallato (egcg)- gli isoflavoni della soia, la curcumina, la quercetina, il resveratrolo, estratti d'aglio, nonchè la restrizione calorica)
- Promotori dell'apoptosi (ad esempio il solforafano e l'indolo-3carbinolo delle crocifere, gli omega-3, e inoltre curcumina, capsicaina, vanillina, egcg, resveratrolo, licopene)
- Precursori di prostaglandine proinfiammatorie (acido arachidonico presente prevalentemente nelle carni) o antinfiammatorie e antiproliferative (acido eicosapentaenoico del pesce, acido gamma-linolenico di alcuni oli vegetali)

- Inibitori dell'espressione di cox-2, sovraespressa in molti tipi di tumori, e quindi della sintesi di prostaglandine infiammatorie (ad esempio l'acido ellagico dei frutti di bosco e vari composti delle gingiberacee)
- Modulatori della persistenza delle infezioni da hpv e da helicobacter pilori (verosimilmente l'acido folico e varie sostanze antiossidanti vegetali)
- Potenziatori delle difese immunitarie (quali zinco, un elevato rapporto fra acidi grassi omega-3 e omega-6, e il centinano contenuto in alcuni funghi, quali lo shiitake (lentinus edodes), il maitake, e il pleurotus ostreatus)
- Modulatori della regolazione del ciclo cellulare (ad esempio l'idrossitirosolo dell'olio di oliva, la vitamina a e altri ligandi del recettore dei retinoidi, e fattori che inibiscono le chinasi ciclinadipendenti, quali l'egcg del tè verde, la genisteina della soia, nonché la restrizione calorica)
- Fitoestrogeni, competitori degli estrogeni endogeni per i recettori ormonali (ad esempio gli isoflavoni della soia e i lignani dei semi di lino e di sesamo)
- Modulatori dell'espressione di geni oncosoppressori (il di-indolilmetano delle crocifere e i fitoestrogeni e stimolano in vitro l'espressione dei geni brca, il cui difetto di funzionamento aumenta il rischio di cancro della mammella e dell'ovaio), o di oncogeni (la via pi3k/akt/mtor, che promuove la sintesi di fattori di crescita, è inibita da morina, apigenina, delfinidina, luteolina, quercetina, antocianidine e omega -3, mentre una dieta ricca di grassi la attiva) e
- Inibitori delle metallo-proteasi che governano la penetrazione delle cellule tumorali nei tessuti e nei vasi (inibite in vitro da egcg, curcumina, quercetina, resveratrolo, genisteina, vitamina c, vitamina e)
- Modulazione della sintesi di fattori di crescita e citochine infiammatorie (la restrizione calorica riduce la sintesi di igf-i (fattore di crescita insulinosimile di tipo 1), pdgf (il fattore di crescita derivato dalle piastrine), vegf (il fattore di crescita vascolare endoteliale), il-6 (interleuchina 6), prc (proteina reattiva c); le proteine, in particolare animali, soprattutto quelle del latte, promuovono la sintesi di igf-i)
- Modulazione dell'ambiente ormonale, mediata dalla produzione di insulina (favorita dallo stile alimentare occidentale ricco di carboidrati raffinati e di grassi saturi) che somma azioni gonadotropiche (aumentata sintesi di androgeni nell'ovaio), metaboliche epatiche (ridotta sintesi di shbg (la globulina che lega gli ormoni sessuali) e di igfbp1 e 2, due delle proteine che legano l'igf, riducendone la biodisponibilità), e sistemiche (aumentata espressione di recettori per l'ormone della crescita)

La dieta influenza l'iniziazione e la promozione dei tumori con differenti meccanismi

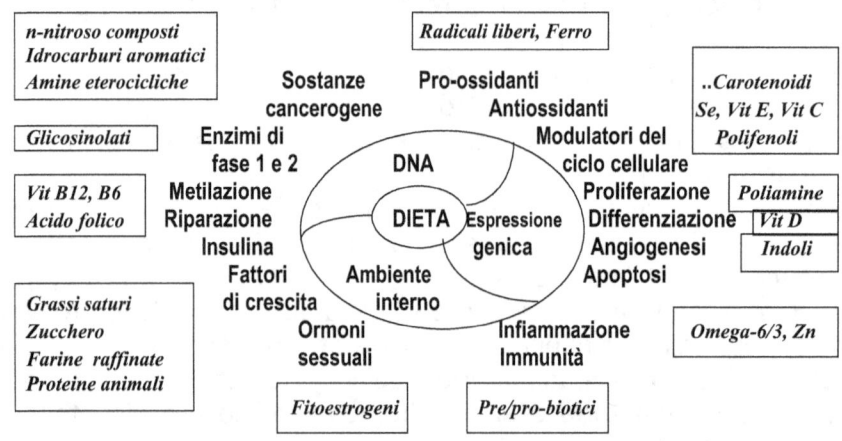

La complessa interazione di questi meccanismi, unita all'estrema varietà delle combinazioni alimentari nelle varie popolazioni e alla diversa costituzione genetica degli individui rende arduo riconoscere l'eventuale responsabilità eziologica di uno specifico fattore alimentare, e spiega anche il fallimento di molti studi di chemio-prevenzione, che si illudono di poter intervenire efficacemente in meccanismi biologici complessi e ridondanti con una o poche sostanze alimentari ad alte dosi.

Gli studi di correlazione geografica fra il consumo pro capite di vari alimenti e nutrienti e la mortalità per tumore (i cosiddetti studi ecologici, iniziati negli anni sessanta) hanno sistematicamente evidenziato una forte relazione dei principali tumori del mondo occidentale (mammella, colon, prostata, rene, ovaio) con il consumo di carni e di grassi animali, ma non erano in grado di discriminare fra il ruolo di questi alimenti ed altri potenziali fattori eziologici legati alla ricchezza delle popolazioni. Alcune di queste associazioni sono state successivamente messe in dubbio dagli studi di epidemiologia analitica basati su questionari alimentari individuali, che hanno invece dimostrato inequivocabilmente, fin dagli anni '80, il ruolo delle bevande alcoliche nell'eziologia dei tumori delle prime vie aereo-digestive, dell'esofago, e del fegato, la protezione da frutta e verdure per questi stessi tumori e per i tumori del polmone e dello stomaco, e la relazione fra consumo di carni rosse, in particolare carni conservate (salumi, wurstel, hamburger ecc), e l'incidenza di cancro dell'intestino e dello stomaco. Il progetto EPIC (European Prospective Investigation into Cancer and nutrition, il piu' grande studio prospettico finora intrapreso, che segue oltre 500.000 persone reclutate in 10 paesi europei con abitudini alimentari molto diverse) ha recentemente confermato un chiaro effetto preventivo del consumo di alimenti ricchi di fibre vegetali, sia cereali sia verdura e frutta sui tumori del colon. Il ruolo del latte e dei formaggi nella cancerogenesi è invece molto controverso. A fronte di un'associazione protettiva del consumo di calcio nei confronti dei tumori dell'intestino c'è un sospetto che il latte sia associato ai tumori dell'ovaio e che una dieta molto ricca di calcio favorisca i tumori della prostata (forse perché riduce la sintesi endogena di vitamina D). Il consumo di latte è associato a più alte concentrazioni, nel sangue, di fattori di crescita.

I risultati dell'epidemiologia osservazionale hanno stimolato la partenza di numerosi studi sperimentali controllati di intervento con integratori alimentari (in genere cocktail di vitamine antiossidanti e sali minerali), spesso rigorosamente condotti in doppio cieco. I risultati di questi studi sono stati generalmente deludenti, e talvolta drammatici: la supplementazione con beta-carotene ha causato un aumento significativo dell'incidenza del cancro del polmone nei fumatori; alte dosi di vitamina E hanno fatto aumentare la mortalità generale; la supplementazione con crusca di cereali o con fibre solubili non ha ridotto e in certi casi ha fatto aumentare l'incidenza di polipi intestinali; ma in generale i risultati sono stati nulli. Le ragioni di questo fallimento non sono note con precisione. Le ipotesi principali sono che certe sostanze antiossidanti diventino proossidanti ad alte dosi o in condizione di elevata pressione parziale di ossigeno, oppure che dosi troppo alte di antiossidanti possano impedire meccanismi apoptotici che sfruttano vie ossidative. Rimane quindi valida la raccomandazione di consumare un'ampia varietà di cibi semplici e naturali di provenienza vegetale ma non di ricorrere ad integratori alimentari ad alte dosi.

Gli studi epidemiologici su dieta e tumori della mammella hanno dato risultati spesso incoerenti. La ragione di queste difficoltà potrebbe dipendere dalla scarsa accuratezza dei questionari alimentari, ma anche dal fatto che lo stile alimentare complessivo delle popolazioni ad alto rischio è più importante che non l'esposizione a singoli fattori, un aspetto che le tecniche epidemiologiche comunemente usate fino a poco tempo fa non erano in grado di valutare compiutamente. Studi recenti condotti in varie popolazioni evidenziano una protezione da stili alimentari compatibili con la dieta mediterranea tradizionale. Gli studi epidemiologici che seguono prospetticamente ampie popolazioni di cui si dispone di campioni di sangue hanno inoltre dimostrato al di là di ogni ragionevole dubbio che alti livelli sierici di androgeni e, dopo la menopausa, di estrogeni e di insulina, favoriscono il successivo sviluppo di carcinomi mammari. Il rischio è più alto in presenza di bassi livelli di SHBG, e quindi di più alti livelli di ormoni sessuali liberi. Molti studi hanno anche evidenziato un rischio di tumori mammari e di altri tumori da alti livelli sierici di IGF-I, che è l'effettore dell'ormone della crescita ed uno dei principali fattori che stimolano la proliferazione cellulare e prevengono l'apoptosi.

La sindrome metabolica, detta anche sindrome da resistenza insulinica, caratterizzata da adiposità addominale, ipertensione, iperglicemia e dislipidemie è una condizione molto frequente nelle popolazioni occidentali, dell'ordine del 20-30% della popolazione adulta, ed è associata ad un maggior rischio delle patologie croniche tipiche delle popolazioni ipernutrite, dal diabete alle malattie di cuore, alla calcolosi colecistica, alla gotta, alla steatosi epatica non alcolica, alla demenza di Alzheimer. Recentemente gli studi prospettici stanno dimostrando che le persone con sindrome metabolica hanno anche un maggior rischio di cancro, in particolare di tumori della mammella, del colon, dell'endometrio, del fegato. La sindrome metabolica dipende dalla nostra alimentazione troppo ricca di grassi saturi, di grassi idrogenati, di alimenti ad alto indice glicemico, di proteine, di sale, mentre la dieta mediterranea tradizionale è protettiva, e consente anzi di far regredire la sindrome metabolica. La prevenzione (e la regressione) della sindrome metabolica dovrebbe essere oggi il principale obiettivo di salute pubblica.

Malattie associate alla SM

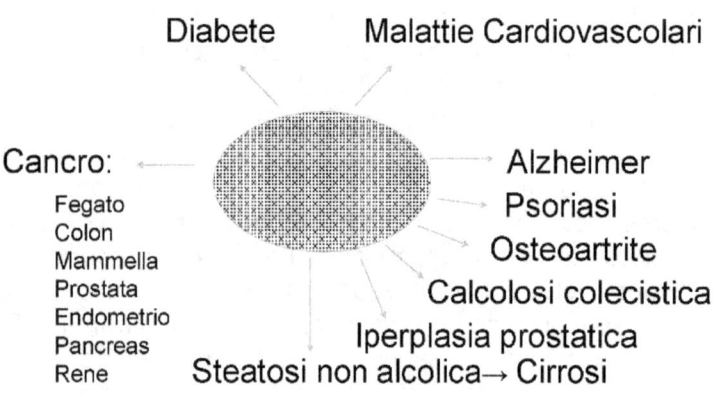

Nella coorte ORDET (10.000 donne della provincia di Varese seguite ormai da 20 anni) le donne che avevano 3 o più fattori della sindrome metabolica al reclutamento hanno sviluppato un carcinoma della mammella con una frequenza 2,6 volte superiore rispetto alle donne che non avevano alcun fattore che definisce la sindrome, ma anche la presenza di solo un paio di fattori si è dimostrato associato ad un aumento di rischio significativo. Nella coorte EPIC (500.000 persone reclutate in 10 paesi europei nella prima metà degli anni '90) il rischio di cancro del colon è risultato proporzionale al numero di fattori della sindrome metabolica presenti al reclutamento.

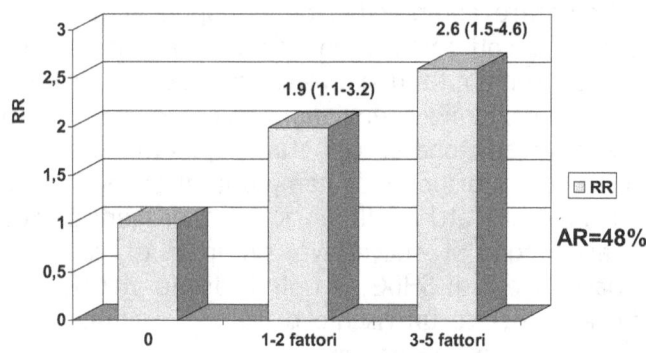

Coorte ORDET (postmenopausa):
Rischio di cancro mammario in funzione del numero di componenti della sindrome metabolica

Fonte: Agnoli, Berrino et al. 2009

40

Queste alterazioni endocrino-metaboliche riconoscono cause sia genetiche sia nutrizionali. La ricerca sui geni che controllano la sintesi e il metabolismo di ormoni e fattori di crescita non ha però fino ad ora identificato polimorfismi capaci di spiegare se non marginalmente la variabilità interindividuale dei livelli sierici di questi fattori. E' stato dimostrato, invece, che i livelli di ormoni sessuali sono influenzati dalla massa di tessuto adiposo (dove sono sintetizzati sia androgeni sia estrogeni), dall'attività fisica (che migliora la sensibilità insulinica) e dalla dieta. Gli studi DIANA (Dieta e Androgeni) condotti all'Istituto Nazionale dei tumori di Milano hanno dimostrato che un cambiamento complessivo della dieta, volto a ridurre il consumo di zuccheri raffinati e di grassi saturi, che caratterizza l'alimentazione contemporanea dei paesi ricchi, e a promuovere una dieta basata prevalentemente su cibi tradizionali di provenienza vegetale, con un'ampia varietà di cereali integrali, legumi, verdure e frutta di stagione, e' in grado di ridurre il livello sierico di insulina e, di conseguenza, la biodisponibilità di ormoni sessuali e di fattori di crescita. Trattandosi di una dieta molto saziante e a bassa densità calorica consente inoltre di ridurre il peso corporeo, in particolare l'adiposità addominale, uno dei principali fattori di rischio delle patologie cronico-degenerative occidentali.

Fin dall'inizio del secolo scorso studi sperimentali hanno ripetutamente riscontrato una ridotta incidenza di tumori e una maggiore durata della vita negli animali allevati in condizione di restrizione calorica. Recentemente la ridotta incidenza di tumori, di infarti miocardici e di diabete è stata confermata anche nelle scimmie. Il fenomeno e' verosimilmente mediato da una ridotta produzione di fattori di crescita e di citochine infiammatorie. Studi recenti, infatti, hanno dimostrato che il beneficio della restrizione calorica può essere rimosso dalla somministrazione di IGF-I. Sovrappeso e circonferenza vita ampia , espressione di una dieta ipercalorica, sono associati a una maggiore incidenza di tumori della mammella (dopo la menopausa), dell'endometrio, dell'intestino, del rene, della colecisti, mentre l'attività fisica e' protettiva sia per i tumori dell'intestino sia per quelli della mammella (sono sufficienti 30-40 minuti al giorno di un'attività pari ad una camminata a passo veloce per ridurre significativamente l'incidenza). E' probabile che una maggiore disponibilità di energia favorisca anche la progressione di tumori già manifestatisi clinicamente. L'obesità, infatti, e' associata a una prognosi peggiore, e studi recenti hanno dimostrato una netta riduzione delle recidive dei tumori dell'intestino e della mammella nei pazienti che praticano regolarmente una moderata attività fisica.

La strategia dei progetti DIANA in corso all'Istituto dei Tumori di Milano (http://www.istitutotumori.mi.it/istituto/cittadino/cascinaRosa.asp) è di ridurre il consumo calorico senza richiedere restrizioni della quantità di cibo, bensì modificando la composizione del cibo, evitando i cibi industriali ad alta densità calorica, moderando il consumo di proteine, e garantendo la più ampia varietà di cibi vegetali, in modo da consentire un'azione sistemica sui complessi meccanismi biologici che governano la proliferazione cellulare, fornendo quindi dosi naturali di tutte le sostanze alimentari potenzialmente preventive, senza ricorrere all'uso di supplementi. Queste raccomandazioni coincidono sostanzialmente con quelle formulate dal fondo mondiale per la ricerca sul cancro (www.dietandcancerreport.org) dopo una ciclopica revisione sistematica degli studi scientifici su alimentazione e tumori, pubblicata nel 2007.

RACCOMANDAZIONI WCRF 2007

1)   Mantenersi snelli per tutta la vita. Per conoscere se il proprio peso è in un intervallo accettabile è utile calcolare l'Indice di massa corporea (BMI = peso in Kg diviso per l'altezza in metri elevata al quadrato: ad esempio una persona che pesa 70 kg ed è alta 1,74 ha un BMI = 70 / (1,74 x 1,74) = 23,1.), che dovrebbe rimanere verso il basso dell'intervallo considerato normale (fra 18,5 e 24,9 secondo l'Organizzazione Mondiale della Sanità).

2)   Mantenersi fisicamente attivi tutti i giorni. In pratica è sufficiente un impegno fisico pari a una camminata veloce per almeno mezz'ora al giorno; man mano che ci si sentirà più in forma, però, sarà utile prolungare l'esercizio fisico fino ad un'ora o praticare uno sport o un lavoro più impegnativo. L'uso dell'auto per gli spostamenti e il tempo passato a guardare la televisione sono i principali fattori che favoriscono la sedentarietà nelle popolazioni urbane.

3)   Limitare il consumo di alimenti ad alta densità calorica ed evitare il consumo di bevande zuccherate. Sono generalmente ad alta densità calorica i cibi industrialmente raffinati, precotti e preconfezionati, che contengono elevate quantità di zucchero e grassi, quali i cibi comunemente serviti nei fast food. Si noti la differenza fra "limitare" ed "evitare". Se occasionalmente si può mangiare un cibo molto grasso o zuccherato, ma mai quotidianamente, l'uso di bevande gassate e zuccherate è invece da evitare, anche perché forniscono abbondanti calorie senza aumentare il senso di sazietà.

4)   Basare la propria alimentazione prevalentemente su cibi di provenienza vegetale, con cereali non industrialmente raffinati e legumi in ogni pasto e un'ampia varietà di verdure non amidacee e di frutta. Sommando verdure e frutta sono raccomandate almeno cinque porzioni al giorno (per circa 600g); si noti fra le verdure non devono essere contate le patate.

5)   Limitare il consumo di carni rosse ed evitare il consumo di carni conservate. Le carni rosse comprendono le carni ovine, suine e bovine, compreso il vitello. Non sono raccomandate, ma per chi è abituato a mangiarne si raccomanda di non superare i 500 grammi alla settimana. Si noti la differenza fra il termine di "limitare" (per le carni rosse) e di "evitare" (per le carni conservate, comprendenti ogni forma di carni in scatola, salumi, prosciutti, wurstel), per le quali non si può dire che vi sia un limite al di sotto del quale probabilmente non vi sia rischio.

6)   Limitare il consumo di bevande alcoliche. Non sono raccomandate, ma per chi ne consuma si raccomanda di limitarsi ad una quantità pari ad un bicchiere di vino (da 120 ml) al giorno per le donne e due per gli uomini, solamente durante i pasti. La quantità di alcol contenuta in un bicchiere di vino è circa pari a quella contenuta in una lattina di birra e in un bicchierino di un distillato o di un liquore.

7)   Limitare il consumo di sale (non più di 5 g al giorno) e di cibi conservati sotto sale. Evitare cibi contaminati da muffe (in particolare cereali e legumi). Assicurarsi quindi del buon stato di conservazione dei cereali e dei legumi che si acquistano, ed evitare di conservarli in ambienti caldi ed umidi.

8)   Assicurarsi un apporto sufficiente di tutti i nutrienti essenziali attraverso il cibo. Di qui l'importanza della varietà. L'assunzione di supplementi alimentari (vitamine o minerali) per la prevenzione del cancro è invece sconsigliata.

9)   Allattare i bambini al seno per almeno sei mesi.

10)   Nei limiti dei pochi studi disponibili sulla prevenzione delle recidive, le raccomandazioni per la prevenzione alimentare del cancro valgono anche per chi si è già ammalato.

COMUNQUE NON FARE USO DI TABACCO

Riferimenti bibliografici:
WCRF / AICR. Food, Nutrition, Physical Activity and the Prevention of Cancer: a Global Perspective, AICR, Washinghton DC 2007 (www.dietandcancerreport.org)
USDA. Dietary Guidelines for Americans, 2005
(www.Health.gov/dietaryguidelines/dga2005/report)
Campbell TC and Campbell TM. The China Study, Benbella Books, Dallas Texas 2005
IARC. Weight Control and Physical Activity. IARC Handbooks of Cancer Prevention. IARC press, Lyon, 2002
Villarini A e Allegro G. Prevenire il cancro mangiando con gusto. Sperling e Kupfer, 2009

Dr.ssa Claudia Agnoli e Sara Grioni, Istituto tumori di Milano, Epidemiologia nutrizionale.
Ruolo dell'Alimentazione nell'insorgenza di tumori nell'apparato digerente e respiratorio. Evidenze epidemiologiche -

Dr.ssa Claudia Agnoli

Oggi parleremo del ruolo dell'alimentazione nell'insorgenza dei tumori, facendo riferimento in particolare ai risultati del Report del WCRF (World Cancer Research Found) pubblicato nel 2007, alla cui stesura ha partecipato anche il nostro Centro.

Innanzitutto vi sarà una prima parte metodologica, in cui vi darò alcuni cenni su come è stata fatta la revisione della letteratura, poi l'analisi dei risultati, ossia la relazione fra alimentazione, attività fisica, antropometria e rischio di tumore. Oggi vedremo i risultati relativi all'apparato digerente e respiratorio, invece nel corso della prossima lezione quelli sull'apparato riproduttivo e urinario. Infine ci sarà una descrizione dei gruppi alimentari, in particolare delle loro proprietà in relazione al rischio di tumore, e la parte finale sulle raccomandazioni scaturite dalla Revisione del WCRF. Vediamo la copertina del libro del volume Report del 2007 (titolo Food Nutrition and Prevention of Cancer a Global Perspective), diventato la fonte più autorevole su alimenti, nutrizione e prevenzione dei tumori. E' una guida per la ricerca scientifica futura, per i politici per attuare le politiche di sanità pubblica, per i professionisti della salute e anche per la popolazione generale. Lo scopo con cui è stato fatto questo report è quello di attuare una revisione scientifica di tutta la letteratura prodotta fino al 2005 in modo da stilare delle raccomandazioni complete su alimentazione, nutrizione, attività fisica, con lo scopo di ridurre il rischio di tumore, raccomandazioni che devono essere utilizzabili da tutte le popolazioni. La revisione della letteratura oggetto del report ha grosso modo tre principali componenti: innanzitutto lo sviluppo di una metodologia comune per condurre la revisione, una metodologia che è stata incorporata in un manuale; c'è poi la revisione della letteratura stessa e infine l'interpretazione dei risultati di questa revisione che deve portare alla formulazione di giudizi e raccomandazioni. Perché è importante stendere un manuale metodologico sulla revisione? E' fondamentale per permettere un consistente approccio all'evidenza scientifica, per garantire che la revisione sia completa, che l'approccio sia comune tra i vari centri che si occupano della revisione, che i risultati siano presentati in un modo comune e che si utilizzi la stessa terminologia. Questa è la struttura con i vari protagonisti che hanno portato allo sviluppo e alla pubblicazione del nuovo report: innanzitutto la parte metodologica di cui si è occupata una task force che ha steso un manuale con tutte le regole da seguire per fare la revisione; ci sono poi i centri per la revisione sistematica della letteratura, cioè quelli che hanno fatto la revisione, hanno raccolto tutti gli articoli riguardanti l'associazione tra alimenti, nutrizione, attività fisica e tumori e hanno steso dei riassunti in cui hanno incorporato i loro risultati. E' importante notare che i centri erano in continua interazione con i revisori, che si occupavano di rivedere i protocolli e il lavoro finale dei centri, ed era a loro disposizione il gruppo consultivo, un gruppo di consulenza per la revisione. Infine i risultati della revisione eseguita dai centri sono stati sottoposti a un panel di esperti che ha valutato questi risultati e ha sviluppato delle raccomandazioni.

Una volta che il lavoro è stato sottoposto al panel, il quale ha poi valutato i risultati della revisione, è stato stilato il report vero e proprio. Il report si divide in tre parti principali: c'è una prima parte di background in cui sono presenti indicazioni su trend, incidenza, sopravvivenza per i tumori, una parte sul processo di carcinogenesi e una in cui viene spiegata brevemente la metodologia con cui è stato realizzato il report; la seconda parte è invece la parte relativa ai risultati, quindi le evidenze e le conclusioni; questa parte è divisa a sua volta in due parti, nella prima abbiamo per ogni alimento ed esposizione che effetto ha sul rischio dei vari tipi di tumore, mentre nella seconda per ogni tumore quali sono gli alimenti e le esposizioni che influiscono sul rischio; infine c'è la parte finale con le raccomandazioni. L'evidenza giudicata dal panel è un'evidenza completa, ossia si dice che l'evidenza migliore e completa sulla relazione tra alimentazione, nutrizione, attività fisica e caratteristiche antropometriche e rischio di tumore proviene dalla combinazione dei diversi tipi di studi epidemiologici e sperimentali e deve avere sottostante un meccanismo biologico plausibile. L'evidenza è stata raccolta in 20 revisioni sistematiche della letteratura che sono state svolte da nove centri indipendenti su 20 siti tumorali e anche sui determinanti dell'obesità, considerata un fattore di rischio per i tumori.

I principi a cui si deve attenere la revisione sistematica della letteratura sono i seguenti: deve seguire un protocollo comune altamente standardizzato e specificato a priori, il metodo deve essere aperto all'opinione pubblica, deve essere soggetto a revisione da pari, inoltre la revisione deve essere completa. Le caratteristiche che distinguono la revisione di questo secondo report rispetto ad altri report precedentemente pubblicati, tra cui quello stesso del WCRF del '97, sono innanzitutto un metodo più formale rispetto alle precedenti revisioni, un metodo che si caratterizza anche per un'analisi statistica molto precisa, la separazione fra il processo di raccolta dell'evidenza - quello svolto dai centri di revisione - e quello del giudizio dell'evidenza - ossia il lavoro del panel. Le revisioni sono svolte da centri indipendenti e sono basate su evidenze che provengono da diversi tipi di studi supportati da conoscenze biologiche. Le fasi attraverso cui si è articolato il lavoro sono le seguenti: innanzitutto una ricerca completa della letteratura scientifica, poi una selezione tra gli articoli ritrovati pubblicati fino al 2005, l'estrazione dei dati, l'analisi statistica che ove possibile viene sintetizzata nella metanalisi, e un update degli articoli pubblicati dopo il 2005 fino a 2006. La ricerca degli articoli è stata fatta con termini chiave utilizzando diverse banche dati (medline, embase, cochraine library...). Una volta ricercati gli articoli è stato fatto un lavoro di selezione cioè scegliere quali articoli dovevano entrare nella revisione. Questo lavoro è stato fatto in doppio: gli articoli sono stati prima codificati dopodiché due persone in modo indipendente hanno espresso un giudizio sull'entrata o meno in revisione dell'articolo. Una volta selezionati gli articoli si procede all'estrazione dei dati.

La metanalisi è una parte dell'analisi statistica che viene fatta nei casi in cui è possibile sintetizzare i dati in questo modo: per metanalisi si intende un'analisi statistica dei risultati provenienti da diversi studi su una relazione tra rischio di un determinato tipo di tumore e presenza di determinata esposizione e ha lo scopo di produrre una stima globale dell'effetto. I risultati della meta analisi sono pubblicati in un grafico chiamato forest plot. Qui vediamo un esempio: in ordinata abbiamo i nomi degli studi che entrano in metanalisi mentre in ascissa abbiamo una misura del rischio; in questo grafico in centro troviamo un rischio di 1: ciò sta a significare che l'esposizione considerata - in questo caso il consumo di agrumi - non ha nessun effetto sul rischio dell'outcome considerato – nel nostro caso il tumore di bocca, faringe e laringe. Rischi inferiori a 1 stanno a significare che c'è una relazione protettiva, ossia il consumo di agrumi protegge dal rischio di questo tipo di tumore, mentre al contrario rischi maggiori di uno stanno a significare che c'è un aumento di rischio sul tipo di tumore considerato dato dal consumo di agrumi. Il risultato della metanalisi è sintetizzato da questo diamante che vediamo in fondo al grafico: al centro del diamante si trova rischio, qui vediamo che è in corrispondenza di 0,76: questo significa che abbiamo una protezione del 24% per un consumo di agrumi, in questo caso per un aumento nel consumo di 50 grammi giornalieri. Le estremità del diamante indicano i limiti di confidenza di questo rischio: quando i limiti di confidenza intersecano l'uno significa che il rischio trovato non è significativo, in questo caso vediamo che non vanno a toccare l'uno, per cui si trova una protezione significativa. I vari quadrati indicano invece i risultati dei singoli studi: al centro troviamo la stima del rischio mentre la dimensione del quadrato è proporzionale alla dimensione, alla precisione dello studio: più il quadrato è grande più lo studio è stato fatto su numero elevato di soggetti. I limiti di confidenza dello studio sono dati dalla linea orizzontale che attraversa il quadrato.

Non sempre è possibile sintetizzare i risultati dell'analisi statistica della revisione con una metanalisi. Quando è possibile fare una metanalisi? Uno studio per entrare in metanalisi deve presentare delle informazioni in modo completo, cioè deve indicare il numero di soggetti arruolati, deve dare una caratterizzazione precisa della misura dell'esposizione e altre informazioni come gli intervalli di confidenza. Inoltre per fare una metanalisi su diversi studi le unità di misura dell'esposizione devono essere aggregabili, e questo può essere un problema in epidemiologia nutrizionale: pensiamo per esempio all'attività fisica, è difficile mettere insieme misure come l'intensità e la frequenza di un'attività fisica. Inoltre gli studi devono presentare scarsa eterogeneità per poter entrare in una metanalisi. Per eterogeneità si intende una reale differenza nella stima dell'effetto tra i diversi studi, cioè gli studi presentano risultati eterogenei se la differenza dei loro risultati non può essere imputata puramente al caso, ma stanno realmente misurando un effetto diverso. Quindi prima di fare una metanalisi bisogna chiedersi se i risultati degli studi sono eterogenei. Le cause di eterogeneità tra studi possono essere diverse. Innanzitutto una caratterizzazione dell'esposizione: pensando alla dieta per esempio bisogna vedere se è stata misurata in modi diversi (questionario, diario alimentare, ecc.), oppure se sono stati considerati dei confondenti diversi, cioè dei fattori che potrebbero confondere la relazione, la durata del follow-up, se gli studi sono stati fatti in regioni diverse, come sono stati disegnati, il tipo di outcome, eccetera. Per valutare l'eterogeneità esistono dei metodi qualitativi, per esempio una semplice tabulazione delle caratteristiche dello studio, oppure dei metodi quantitativi, dei veri e propri test statistici. Un altro modo in cui può essere sintetizzato il risultato della revisione sistematica della letteratura è il grafico dose-risposta: questo ci indica come cambia il rischio all'aumentare di una dose di esposizione, dove per dose, ad esempio, in epidemiologia nutrizionalesi intende una determinata quantità di alimento. Questo grafico può avere un andamento diverso (lineare, con effetto soglia, a "U",). Si tratta di un grafico importante perché se si rileva un gradiente biologico nella relazione tra alimentazione e rischio di tumore questo dà una maggiore evidenza di relazione causale tra esposizione e malattia. Inoltre può essere importante anche per formulare raccomandazioni, pensiamo ad esempio a quelle sull'alcol, in cui si dà un'indicazione molto precisa di quanto l'alcol può far bene o male, con riferimento a una determinata dose.

Qui abbiamo un esempio. Abbiamo dei grafici dose-risposta sugli studi di corte che hanno studiato la relazione tra consumo di caffè e tumore al pancreas. Vediamo il primo studio in cui c'era una tipica forma a U rovesciata, cioè il rischio aumenta fino a una dose che corrisponde grosso modo a una tazzina al giorno, dopo di che inizia a diminuire. Invece abbiamo lo studio sotto in cui vediamo un andamento diverso, c'è una diminuzione seguita poi da un aumento, mentre in quest'altro studio vediamo che è presente un effetto soglia, cioè fino a quasi sei tazzine al giorno non c'è nessuna modificazione del rischio dopodiché inizia diminuire.

I vantaggi che presenta una metanalisi e una quantificazione esatta dell'effetto sono innanzitutto il fatto di presentare le informazioni in modo standardizzato, perché abbiamo quale rischio corrisponde a un determinato cambiamento dell'esposizione, e quindi una quantificazione precisa dell'associazione tra esposizione e malattia, nonché un aumento della potenza dell'analisi, perché vengono inclusi diversi studi e quindi un grande numero di soggetti nei risultati. Essa presenta però anche degli aspetti problematici: abbiamo visto infatti che gli studi per entrare in metanalisi devono presentare diverse informazioni, questo implica che alcuni studi verranno esclusi dalla metanalisi per cui non avremo l'informazione relativa a questi studi nel nostro risultato complessivo. Inoltre gli studi devono presentare informazioni in modo aggregabile, abbiamo visto questo può essere un problema per esposizioni come dieta e attività fisica che sono complesse, e quindi potenzialmente difficili da standardizzare. Questo può far sì che per alcune esposizioni non sia possibile fare la metanalisi non perché non ci sono studi su questo argomento ma semplicemente perché gli studi non sono aggregabili. Nel caso in cui non sia possibile fare una metanalisi con una stima quantitativa precisa si può fare una metanalisi di un altro tipo chiamata "high versus low". Qui vediamo che non c'è un risultato complessivo, semplicemente vengono confrontati i vari studi per vedere che effetto ha un alto livello di esposizione, rispetto a un basso livello di esposizione, senza quantificare quanto è l'alto livello e il basso livello, ma semplicemente nei vari studi si vede l'effetto alto verso basso; quindi abbiamo un'indicazione dell'andamento ma non una stima precisa.

Terminata la revisione il panel deve classificare le evidenze trovate. Per fare questo sono stati utilizzati cinque tipi di giudizio sull'evidenza: la prima è più forte, la convincente, seguita dalla probabile, da una limitata o suggerita, da una evidenza talmente limitata da non permettere conclusioni (evidenza limitata non conclusiva), infine una evidenza di mancanza di effetto.

Vediamo come sono stati definiti questi cinque tipi di evidenza. I criteri per classificare l'evidenza sono stati specificati a priori per garantire un approccio condiviso trasparente, e includono il tipo, il numero, la dimensione degli studi, la natura dell'intervento, come sono stati definiti i casi e i non casi, come è stato selezionato gruppo di controllo, come è stata misurata l'esposizione, la completezza e la durata del follow-up e i metodi per l'accertamento dei casi.

Il primo tipo di evidenza che abbiamo visto è l'evidenza convincente: si definisce evidenza convincente una evidenza abbastanza forte da essere giudicata con convinzione tale da giustificare la formulazione di raccomandazioni mirate alla riduzione del tumore. L'evidenza per essere giudicata convincente deve innanzitutto provenire da diversi tipi di studio, deve provenire da almeno due studi di corte, ci deve essere poca eterogeneità tra i risultati degli studi, gli studi devono essere di buona qualità e inoltre deve essere supportata da un plausibile gradiente biologico, cioè una relazione dose risposta, e vi devono anche essere delle evidenze sperimentali forti e plausibili sottostanti.

L'evidenza probabile invece è un'evidenza abbastanza forte da essere giudicata probabilmente causale, e anch'essa è tale da giustificare la formulazione di raccomandazioni. Un'evidenza per essere probabile deve provenire da almeno due studi di corte oppure cinque studi caso controllo, ci deve essere poca eterogeneità tra studi, una buona qualità degli studi, e anche questa deve essere supportata da plausibilità biologica.

Un'evidenza limitata o suggerita si definisce tale quando è troppo limitata per essere considerata causale, però ci dà un'indicazione della "direzione" dell'effetto: cioè se c'è un rischio oppure una protezione. Questo tipo di evidenza non giustifica la formulazione di raccomandazioni, deve provenire da almeno due studi di coorte o da cinque studi caso controllo, la direzione dell'effetto deve essere consistente tra i vari studi e ci deve essere evidenza di plausibilità biologica. L'evidenza limitata non conclusiva è un'evidenza talmente limitata che non è possibile trarre alcuna conclusione sulla relazione. I motivi possono essere diversi, per esempio un limitato numero di studi, l'inconsistenza nella direzione dell'effetto o una scarsa qualità degli studi.

Bisogna fare attenzione perché dire "evidenza limitata" è diverso da dire "evidenza di assenza di relazione", che è invece l'ultimo tipo di evidenza: in realtà quest'ultima (evidenza di mancanza di effetto) è un'evidenza forte, forte quanto l'evidenza convincente, ma è diverso il significato.

Cioè è un'evidenza abbastanza forte per poter dire che vi è una assenza di relazione causale tra esposizione e effetto. I requisiti di quest'ultimo tipo di evidenza sono infatti simili a quelli dell'evidenza convincente: deve esserci evidenza da più di un tipo di studi di cui almeno due di coorte, la stima complessiva dell'effetto deve essere di uno, ci deve essere poca eterogeneità tra gli studi, che devono essere di una buona qualità, assenza del gradiente biologico e assenza di evidenze sperimentali forti plausibili.

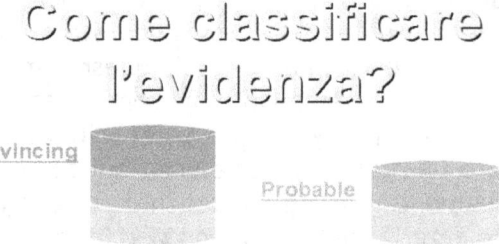

Per confrontare queste due evidenze di effetto, convincente e assenza di relazione, facciamo un esempio: un esempio di evidenza convincente è quella che lega il consumo di bevande alcoliche ai tumori dell'esofago, per cui si trova un rischio. L'evidenza di aumento del rischio proviene da studi di coorte, studi caso controllo e studi ecologici, quindi da diversi tipi di studi; la maggior parte degli studi trova un aumento di rischio, e anche la metanalisi, per cui c'è consistenza; è presente una relazione dose-risposta e sembra che ci sia anche una plausibilità biologica sottostante: infatti i metaboliti dell'alcol possono essere carcinogenici, ad esempio l'acetaldeide; inoltre in presenza di alcol le mutazioni da fumo vengono riparate in modo meno efficiente; inoltre l'aumento del rischio può essere mediato dalla produzione di prostaglandine, dalla perossidazione lipidica, ..; ancora, spesso le persone la cui dieta è caratterizzata da un alto consumo di alcol hanno una dieta povera di nutrienti essenziali, e quindi poco protettiva.

Un esempio invece di mancanza di associazione è quello tra il caffè e il tumore del pancreas:

l'evidenza di questa mancanza di associazione proviene da studi di coorte, studi caso-controllo, studi ecologici; c'è poca eterogeneità tra gli studi, in particolare tra quelli di coorte e il risultato della metanalisi è di uno; c'è una moderata eterogeneità tra gli studi caso controllo e anche qui il risultato della meta analisi è vicino a uno; inoltre non è presente una chiara relazione dose-risposta.

Con questo è terminata la prima parte, metodologica.
Vediamo ora i risultati del Report: vedremo le sedi relative all'apparato digerente e respiratorio in questa lezione, e nella prossima l'apparato riproduttivo e urinario.

I tumori di bocca, faringe e laringe

Questi tumori sono al settimo posto tra i tumori più comuni, sono più frequenti negli uomini che nelle donne e hanno una sopravvivenza a cinque anni di circa il 50%. Sono la settima causa di morte per tumore, l'incidenza è stabile o in diminuzione, più del 60% dei casi si rivolge al medico solo quando il tumore è in uno stadio avanzato e questo influisce sulla sopravvivenza, soprattutto se il sito da cui si sviluppa il tumore è poco accessibile.

I fattori di rischio noti per questo tipo di tumore sono il tabacco, inteso sia come abitudine al fumo che come masticazione, il consumo di alcol, infiammazioni croniche o lesioni causate dagli acidi dello stomaco e l'infezione da HPV (papillomavirus). Nella revisione sistematica della letteratura su questa sede sono state incluse 238 pubblicazioni. Quello che è emerso è che dieta e alimenti hanno un ruolo importante nella prevenzione e come causa di questi tumori, in particolare queste sono le conclusioni a cui è giunto il panel.

Per quanto riguarda le esposizioni con effetto protettivo abbiamo un'evidenza probabile per il consumo di verdure non amidacee, il consumo di frutta e il consumo di alimenti contenenti carotenoidi, mentre per quanto riguarda l'aumento di rischio c'è un'evidenza convincente di un incremento di rischio per il consumo di bevande alcoliche, e un'evidenza limitata-suggerita per il consumo di maté. Vediamo adesso i risultati: per quanto riguarda le evidenze convincenti e probabili sulle verdure in totale sono entrati in revisione 31 studi caso-controllo e tre studi ecologici, è stato possibile fare una meta analisi su quattro studi caso controllo; la metanalisi ha mostrato una protezione significativa, una riduzione di rischio del 28% per un aumento del consumo di 50 g al giorno di verdure non amidacee; per quanto riguarda la relazione dose-risposta essa è presente: all'aumentare del consumo di verdura diminuisce il rischio, e c'è una protezione già visibile dopo la prima dose, ossia superando il consumo più basso aumenta già significativamente la protezione. C'è un'evidenza di plausibilità biologica sottostante a questa relazione, infatti nelle verdure sono presenti numerosi costituenti che possono essere le fibre, gli antiossidanti fra cui carotenoidi e flavonoidi: ciascuno di questi componenti può contribuire all'effetto protettivo, non è però possibile attribuire questo effetto a un componente particolare in quanto essi agiscono tutti insieme. Vediamo i risultati relativi alla frutta: sono entrati in revisione uno studio di coorte, 35 studi caso controllo e due studi ecologici; la metanalisi è stata fatta su sette studi caso-controllo in cui si trova anche qui una riduzione significativa del rischio del 28%, c'è un'evidenza di plausibilità biologica in quanto la frutta contiene diversi costituenti tra cui gli antiossidanti che sono in grado di proteggere dal danno ossidativo e quindi dal rischio di tumore (per la frutta la riduzione del rischio si è vista per un aumento del consumo di 100 g al giorno). Abbiamo poi le bevande alcoliche: sono state associate con evidenza convincente ad un aumento di rischio di tumore. Sono entrati in revisione cinque studi di coorte, 89 studi caso-controllo e quattro studi ecologici; la metanalisi è stata fatta su due studi di coorte dai quali emerge un aumento significativo del rischio del 24% all'aumentare di un consumo di un drink a settimana, mentre per la metanalisi degli studi caso-controllo sono entrati 25 studi, si è trovato un aumento di rischio, anche se minore (del 3%), all'aumentare del consumo di un drink alla settimana. La plausibilità biologica sottostante anche questa relazione si può trovare nel fatto che alcuni metaboliti dell'alcol, come l'acetaldeide, possono essere cancerogeni; inoltre in presenza di alcol i danni da fumo sono meno facilmente riparabili.

Conclusioni

- Verdure non amidacee
- Frutta
- Alimenti contenenti carotenoidi

Probable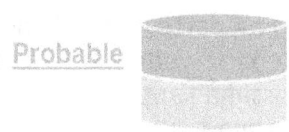

Aumento di rischio

- Bevande alcooliche

Convincing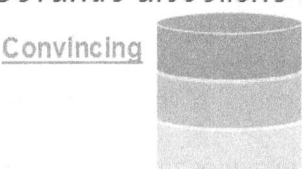

Limited-suggestive

I tumori del naso faringe

Questo tipo di tumore è al 23° posto tra i tumori più comuni ed è raro nella maggior parte del mondo. E' in diminuzione nelle aree ad alta incidenza come Hong Kong e Singapore. Si tratta di un tumore diffuso nei paesi a basso sviluppo e in alcuni gruppi etnici, in particolare è diffuso ad esempio nella provincia del Guangdong in Cina. Ha un'incidenza molto varia, che va da uno su 100.000 in America e in Europa fino ad avere un'incidenza 20-30 volte maggiore a Hong Kong e nel sud-est asiatico. Può essere diversa anche perché abbiamo diversi tipi di questo tumore (cheratinizzante, non cheratinizzante differenziato o indifferenziato...), e vi è anche un diverso profilo di età: infatti in genere l'incidenza aumenta all'aumentare dell'età, però in alcune zone, come la Cina, è maggiore intorno ai quarant'anni. I fattori di rischio noti per questo tumore sono il virus di Epstein-Barr, l'esposizione al fumo, alcune esposizioni professionali come quella alla formaldeide. Inoltre c'è una possibile componente genetica. La revisione sistematica della letteratura ha incluso 74 pubblicazioni. E' emerso un fatto particolare: l'esposizione che ha un ruolo specifico come causa di questo tumore è il pesce salato alla cantonese. Vediamo le conclusioni del panel. E' stato trovato un effetto protettivo limitato-suggerito per il consumo di verdure non amidacee e di frutta, mentre un aumento di rischio probabile per il pesce salato alla cantonese. Questo pesce è un pesce che si ottiene tramite un processo di essiccamento e salatura durante il quale avviene anche una fermentazione. Sono stati raccolti uno studio di coorte e 21 studi caso-controllo, la metanalisi nella quale sono entrati nove studi caso-controllo ha rivelato un aumento significativo del rischio del 28% all'aumentare del consumo di una volta a settimana di questo alimento. C'è anche presente una relazione dose-risposta, infatti c'è un aumento di rischio lineare. Sembra che ci sia un effetto cumulativo del consumo di questo pesce. Quale può essere la plausibilità biologica sottostante? Il pesce salato ha un alto contenuto di nitrosammine, inoltre alcuni dati sperimentali hanno trovato che potrebbe contenere una componente in grado di attivare il virus di Epstein Barr, anche se non sono ancora state identificate le sostanze reattive; inoltre ci può essere anche un'interazione tra il genotipo, quindi le caratteristiche genetiche di una persona, e i componenti contenuti in questo tipo di alimento.

Conclusioni

- Verdure non amidacee
- Frutta

Limited-suggestive

Aumento di rischio

- Pesce salato alla cantonese

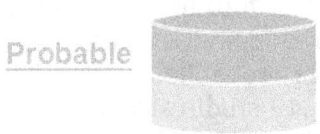
Probable

La sede successiva che vedremo è l'esofago: l'esofago è all'ottavo posto tra i tipi di tumori più comuni, le tipologie più comuni sono l'adenocarcinoma e il carcinoma a cellule squamose. Si tratta di un tumore più diffuso nei paesi meno sviluppati ed è più comune tra gli uomini che tra le donne. L'incidenza è in declino, ad eccezione dell'adenocarcinoma che invece in Europa e in America del Nord sta vedendo un aumento dell'incidenza. Si tratta di un tumore solitamente mortale ed è la sesta causa di morte tra i tumori. Per quanto riguarda la patogenesi, essa è legata sostanzialmente all'irritazione e all'infiammazione di questa zona, che può scaturire dal contatto con alimenti ad alta temperatura o con l'alcol, tutte condizioni che possono poi portare allo sviluppo di questo tumore. I fattori di rischio noti sono patologie come reflusso gastroesofageo, acalasia esofagea, abitudine al fumo, masticare tabacco e la presenza di infezioni da Helicobacter Pylori: queste sono una causa necessaria ma non sufficiente e sono implicate nella diversa distribuzione geografica di questo tumore. La revisione sistematica ha trovato 262 pubblicazioni legate ad alimentazione e rischio di tumore dell'esofago: quello che si è concluso è che dieta e antropometria hanno un ruolo importante nella prevenzione e come causa di questo tumore. Le conclusioni del panel riguardo alle esposizioni protettive sono le seguenti: è stata associato ad una protezione con evidenza probabile il consumo di verdure non amidacee, in particolare verdure crude, il consumo di frutta, di alimenti contenenti betacarotene e alimenti contenenti vitamina C, mentre è stata trovata un'evidenza limitata-suggerita di protezione per alimenti contenenti la fibra, alimenti contenenti folati, piridossina e vitamina E. Per quanto riguarda invece l'aumento di rischio, si è trovata un'associazione con evidenza convincente per il consumo di bevande alcoliche, per l'obesità - quantificata dall'indice di massa corporea (BMI) - particolarmente evidente per l'adenocarcinoma, mentre è stata trovata un'evidenza probabile per il maté e un'evidenza limitata-suggerita per la carne rossa, la carne lavorata e il consumo di bevande ad alta temperatura (per carne lavorata si intendono i salumi). Vediamo i risultati per le verdure non amidacee, in totale sono stati trovati cinque studi di coorte, 37 studi caso controllo e sei studi ecologici; dalla metanalisi, che è stata possibile su cinque studi di coorte, si è trovata una protezione del 13%, non significativa, per un aumento di consumo di 50 g al giorno. Se però all'interno delle verdure totali andiamo a vedere l'associazione con il consumo di verdure crude, che è stata studiata in 16 studi caso controllo di cui cinque sono entrati in metanalisi, la protezione, del 31%, diventa significativa. Questa differenza tra le verdure crude e le verdure totali può essere dovuta oltre ai costituenti, che nelle verdure crude possono essere più attivi perché non si disattivano con la cottura, anche a una migliore caratterizzazione dell'esposizione, ossia per una definizione più costante nei diversi tipi di studio. Passiamo poi alla frutta: per quanto riguarda la frutta, in revisione sono entrati quattro studi di corte, 36 studi caso controllo e sette studi ecologici; la metanalisi è stata fatta su otto studi caso controllo, da cui è emersa un'associazione con una protezione: si è riscontrato infatti un rischio diminuito del 44% all'aumentare di consumo di 100 g al giorno. La plausibilità biologica può risiedere nel fatto che la frutta contiene sostanze tra cui la vitamina C e altri antiossidanti in grado di proteggere dall'ossidazione, che è implicata nel processo di carcinogenesi. In particolare tra la frutta è stato indagato anche il consumo di agrumi, per i quali sono stati trovati uno studio di coorte, 16 studi caso controllo e uno studio ecologico. La metanalisi è stata fatta su sette studi caso controllo, da cui è emersa una riduzione del rischio del 30% all'aumentare del consumo di 50 g al giorno di agrumi. Per quanto riguarda invece gli alimenti contenenti betacarotene, il totale degli studi entrati in revisione sono uno studio di coorte e 11 studi caso controllo, non è stato possibile fare una metanalisi con una quantificazione esatta nel rischio, però è stata fatta una metanalisi per un confronto di esposizione alta verso bassa: tutti gli studi tranne uno sono in direzione di un effetto protettivo per un alto consumo, per cui c'è anche una certa consistenza fra i risultati degli studi. Questo può essere dovuto al fatto che i carotenoidi sono antiossidanti in grado di prevenire dallo stress ossidativo e quindi proteggere dai tumori. Infine tra gli elementi protettivi abbiamo visto un'evidenza probabile per gli alimenti contenenti vitamina C. Sono entrati in revisione uno studio di coorte ,19 studi caso controllo e tre studi ecologici; anche in questo caso è stata fatta una metanalisi di tipo alto verso basso, in cui vediamo un andamento protettivo per quasi tutti gli studi a parte uno. La plausibilità biologica di quest'associazione sta nel fatto che la vitamina C è in grado di catturare i radicali liberi e le sostanze reattive all'ossigeno, quindi protegge dalla perossidazione lipidica; inoltre riduce i nitrati ed è in grado di stimolare il sistema immunitario. Passiamo poi alle esposizioni che sono invece state associate ad un aumento del rischio. Vediamo le bevande alcoliche: sono entrati in revisione otto studi di coorte, 56 studi caso controllo e 10 studi ecologici; la metanalisi è stata fatta su 20 studi caso controllo, è emerso un aumento di rischio significativo del 4% per un aumento di consumo di un drink a settimana. Vediamo il grafico dose risposta, dove possiamo vedere che è presente una relazione dose risposta: infatti il rischio aumenta all'aumentare dell'esposizione, però non è possibile individuare un effetto soglia. La plausibilità biologica passa attraverso una serie di meccanismi: per esempio la produzione di metaboliti carcinogenici, il fatto che l'alcol può fungere da solvente di carcinogeni, quindi facilitare la penetrazione di queste sostanze nelle cellule della mucosa; passa inoltre attraverso la produzione di prostaglandine, la perossidazione lipidica, la produzione di specie reattive all'ossigeno.

Infine abbiamo l'indice di massa corporea (BMI) che è un indicatore di obesità dato dal rapporto tra peso in chili fratto l'altezza in metri al quadrato ($BMI = peso /h^2: kg/(m^2)$). In questo caso dobbiamo differenziare tra i risultati: se si analizza il carcinoma a cellule squamose i risultati non sono consistenti, mentre l'aumento di rischio è stato evidente per l'adenocarcinoma. Sono entrati in revisione tre studi di coorte, otto studi caso controllo e tre studi ecologici; la metanalisi è stata fatta su quattro studi caso controllo e si è trovato un aumento significativo di rischio dell'11% all'aumentare di una unità BMI. Questo può essere spiegato da diversi meccanismi: un elevato BMI è associato reflusso gastroesofageo, che è un fattore di rischio per questo tumore; inoltre è associato a elevati livelli di ormoni circolanti, tra cui ad esempio gli estrogeni e altri ormoni sessuali, i quali sono in grado di ridurre l'apoptosi cellulare e quindi in questo modo agire sull'aumento di rischio; inoltre il BMI è anche associato ad una risposta infiammatoria. Vediamo il maté, che è una bevanda tipicamente consumata molto calda, per cui può avere un effetto irritante: in totale sono entrati in revisione otto studi caso controllo e uno studio ecologico, la metanalisi è stata fatta su cinque studi caso controllo da cui emerge un aumento di rischio del 16% per un aumento di consumo di una tazza al giorno. La plausibilità biologica è data dall'effetto irritante che può avere il fatto che questa bevanda è consumata ad una temperatura elevata e quindi può produrre lesioni precancerose nell'esofago.

Passiamo al polmone: il polmone è il tumore più diffuso, rappresenta il 12% di tutti tumori. La maggior parte sono carcinomi a cellule piccole oppure carcinomi non small cells, che si dividono a loro volta in carcinomi a cellule squamose, adenocarcinomi, carcinomi a cellule larghe. Si tratta di un tumore più diffuso nei paesi sviluppati, in aumento nei paesi meno sviluppati e in aumento anche in Cina. Rispecchia la prevalenza del fumo, in quanto il maggiore fattore di rischio per questo tumore è il fumo, è più comune negli uomini rispetto alle donne, con un rapporto di circa tre a uno, ed è solitamente mortale. La sopravvivenza a cinque anni varia tra il cinque e il 10%, è la prima causa di morte per tumore. Vediamo la patogenesi: i cancerogeni contenuti nel tabacco e in altre esposizioni, come per esempio particelle inalate, possono interagire direttamente con il DNA delle cellule polmonari; inoltre può provocare irritazione, e quindi essere un fattore di rischio, l'esposizione cronica a sostanze irritanti, per esempio sostanze industriali. Per quanto riguarda l'adenocarcinoma in particolare la sua incidenza può essere associata anche alla presenza di malattie polmonari croniche, come la tubercolosi, la sclerodermia, la sarcoidosi, la malattia reumatoide. Fattori di rischio sono innanzitutto il fumo attivo - che continua a essere responsabile dell'85-90% di tutti tumori al polmone - e il fumo passivo; inoltre l'esposizione occupazionale a sostanze chimiche come l'asbesto, l'alluminio, l'arsenico, il catrame. Per quanto riguarda la revisione sistematica sono entrati in revisione 561 pubblicazioni sull'incidenza ma anche sulla mortalità, vista l'elevata mortalità di questo tumore. La conclusione del panel è che la causa principale del tumore al polmone è il fumo; tuttavia l'alimentazione può avere un ruolo importante come causa e nel prevenire questo tumore. Vediamo le conclusioni: per quanto riguarda le esposizioni protettive abbiamo un'evidenza probabile per il consumo di frutta e alimenti contenenti betacarotene, mentre abbiamo un'evidenza limitata-suggerita per il consumo di verdure non amidacee, alimenti contenenti selenio, alimenti contenenti quercetina, il selenio e l'attività fisica. Vediamo invece le conclusioni sull'aumento di rischio: abbiamo un'evidenza convincente per l'arsenico contenuto nell'acqua potabile, il consumo di supplementi di betacarotene ad alte dosi e soprattutto nei fumatori, e un'evidenza limitata-suggerita per il consumo di carne rossa, carne lavorata e il contenuto di grassi totali nella dieta, burro, supplementi di retinolo anche qui ad alte dosi e principalmente nei fumatori, e l'avere un basso indice di massa corporea. Vediamo le evidenze relative alla frutta: in revisione sono entrati un totale di 25 studi di coorte 32, studi caso controllo, sette studi ecologici; la metanalisi è stata fatta su 14 studi di coorte: è emerso un effetto protettivo del 6% all'aumentare del consumo di una porzione al giorno, mentre per quanto riguarda gli studi caso controllo ne sono entrati in metanalisi 14: è emersa una protezione significativa del 20%. La plausibilità biologica può stare nel fatto che la frutta contiene vitamina C e antiossidanti in grado di prevenire il danno ossidativo; inoltre i flavonoidi contenuti possono diminuire i danni del DNA. Vediamo poi gli alimenti contenenti carotenoidi: sono entrati in revisione 11 studi di coorte, 16 studi caso controllo e uno studio ecologico; la metanalisi è stata fatta su due studi di coorte: emerge una piccola protezione del 2% per un aumento del consumo di 1000 µg al giorno di carotenoidi contenuti negli alimenti. I carotenoidi sono antiossidanti, per cui anche essi in grado di prevenire il danno ossidativo.

CARET trial

- Fumatori, ex-fumatori e soggetti con esposizione professionale all'asbesto
- Intervento: 30 mg di β-carotene e 25,000 UI di retinil-palmitato
- Incidenza: RR=1.28 (95% CI 1.04-1.57)
- Mortalità: RR=1.46 (95% CI 1.07-2.00)
- Rischio particolarmente elevato nei soggetti del gruppo di intervento esposti all'asbesto e grandi fumatori

Passiamo invece alle esposizioni associate ad un aumento del rischio: per quanto riguarda l'arsenico nell'acqua potabile sono stati trovati due studi di coorte, due studi caso controllo e 12 studi ecologici; dei 12 studi ecologici non è stato possibile fare una metanalisi, ma quello che emerge chiaramente da tutti questi studi è che un'alta esposizione può addirittura triplicare il rischio di tumore al polmone. Questo perché l'arsenico induce mutazioni cromosomiche in grado di interagire con altri mutageni; inoltre, soprattutto per l'adenocarcinoma, può causare malattie polmonari croniche. Passiamo poi ai supplementi di betacarotene: abbiamo visto la protezione data dai carotenoidi contenuti negli alimenti, mentre qui abbiamo supplementi di betacarotene che sono a rischio, anzi, hanno un'evidenza convincente di rischio sul tumore del polmone. In totale gli studi entrati in revisione sono cinque di cui due fatti sui fumatori e due studi di coorte. Questi trial sono nati dopo che negli studi osservazionali è emersa una protezione da parte dei carotenoidi contenuti nella dieta, per cui si è andato studiare se effettivamente somministrando carotenoidi da soli ci poteva essere una protezione. La metanalisi è stata possibile: non è emerso un risultato significativo, tuttavia la direzione è quella di un aumento di rischio e abbiamo anche uno studio in cui il rischio è significativo. Uno studio tristemente famoso nel campo del tumore al polmone è lo studio CARET: i risultati sono stati pubblicati nel '96 e lo studio è stato interrotto 21 mesi prima rispetto alla data prevista perché si è visto che i risultati non erano incoraggianti, anzi, al contrario. Lo studio è stato condotto su fumatori, ex fumatori e soggetti esposti all'asbesto che lavoravano in industrie con questa esposizione, quasi tutti fumatori. Nel gruppo d'intervento sono stati somministrati ogni giorno 30 mg di betacarotene e 25 milliunità internazionali di retinolo. Anziché trovare una diminuzione di rischio nei soggetti trattati è stato trovato un aumento significativo dell'incidenza del tumore del 28% e mortalità del rischio di morte per tumore al polmone del 46%; il rischio era particolarmente elevato in quei soggetti pesanti fumatori ed esposti all'asbesto. Per cui da una parte abbiamo carotenoidi contenuti negli alimenti che hanno mostrato un effetto protettivo, dall'altra invece supplementi di betacarotene - soprattutto alte dosi nei fumatori - che provocano invece un aumento di rischio. Vediamo di capire quale può essere il motivo di questo paradosso: una protezione data dai carotenoidi nella dieta che viene persa nei supplementi, cioè quando i carotenoidi sono dati da soli e ad alta dose. La supplementazione potrebbe essere efficace limitatamente alle popolazioni in carenza perché dobbiamo tenere conto anche del livello di base. Nello studio CARET si è trovato infatti che nel gruppo trattato, a cui veniva somministrato il supplemento, i livelli di carotenoidi nel siero erano molto superiori (anche 10 volte superiori) rispetto a quelli della popolazione non trattata, per cui quello che possiamo pensare è che la protezione potrebbe non essere data da quegli specifici carotenoidi dati nei supplementi ma potrebbe essere data ad altri carotenoidi contenuti nella dieta. Inoltre bisogna considerare che negli studi osservazionali in cui i carotenoidi si trovavano negli alimenti c'è la matrice alimento, quindi un'esposizione che per definizione è complessa, contenente diverse sostanze che possono interagire tra loro. Consideriamo poi lo stile di vita: il consumo di una grande quantità di alimenti contenenti carotenoidi potrebbe rilevare uno stile di vita che ha di per sé un effetto di protezione sul tumore al polmone.

Dott.ssa Sara Grioni

Passiamo adesso alle evidenze che sono emerse dallo studio della letteratura sui tumori dell'apparato digerente.

Iniziamo dallo stomaco: lo stomaco è il quarto tumore più frequente fra i tumori e colpisce maggiormente gli uomini, in una proporzione di due casi su tre rispetto alle donne. E' la seconda causa di morte tra i tumori. Questo tipo di tumore è in diminuzione nei paesi sviluppati, la sopravvivenza a cinque anni è del 20%; questa percentuale è maggiore nei paesi dove sono previsti dei programmi di screening. Per il tumore allo stomaco c'è stata una riduzione dei casi nei paesi sviluppati che in parte può essere giustificata dal fatto che fra gli anni 20 e gli anni 50 dello scorso secolo è iniziata la diffusione dei frigoriferi nelle case, quindi poter conservare gli alimenti attraverso il freddo ha portato all'introduzione di una nuova tecnica di conservazione che ha consentito di abbandonare tecniche come la salatura e l'affumicatura, che come vedremo in seguito è accompagnata da un'elevata quantità di sale nella dieta e di prodotti derivanti dalla combustione utilizzata per affumicare gli alimenti. Il fatto di poter conservare frutta e verdura fresca ha fatto sì che ci fosse una maggiore varietà nella dieta delle persone, soprattutto in quei paesi dove per condizioni climatiche o scelte produttive alcuni prodotti non si possono trovare. Inoltre il fatto di poter surgelare le verdure consente il consumo di diversi alimenti nei vari periodi dell'anno e anche questo contribuisce ad arricchire la dieta, il fatto di poter trasportare agevolmente frutta e verdura con spostamenti geografici, e inoltre la conservazione alla bassa temperatura riduce il problema dello sviluppo delle tossine da parte degli alimenti, soprattutto per quelle tossine che come vedremo possono resistere ai trattamenti termici e quindi non vengono eliminate dall'alimento durante la cottura. I fattori di rischio noti per il tumore allo stomaco sono forme croniche di gastrite atrofica, che provocano una modificazione della parete cellulare che quindi la rende più predisposta all'ingresso di fattori cancerogeni, inoltre fattori di rischio genetici, l'infezione da Helicobacter pylori, che agisce sia direttamente provocando un danno cellulare sia favorendo contaminazioni batteriche secondarie; un altro fattore di rischio è il virus di Epstein Barr, e inoltre l'esposizione ambientale all'ossido di etilene che viene utilizzato ad esempio nell'industria chimica, nell'industria di produzione del polietilene, in ambienti dove l'ossido di etilene è utilizzato per la sterilizzazione degli strumenti. Per il tumore allo stomaco sono stati revisionati 722 articoli. La decisione finale del panel è che dieta e alimenti hanno un ruolo importante sia come aspetto preventivo ma anche come causa di questo tipo di tumore. La prima categoria di alimenti che vediamo è rappresentata dalle verdure non amidacee, ovvero verdure a frutta e a foglia, comunque tutte quelle verdure che non utilizzano l'amido come riserva energetica. In totale sono stati revisionati 10 studi di coorte, 45 studi caso controllo e 19 studi ecologici; la metanalisi è stata condotta su sette studi di coorte, dando un risultato che non ha evidenziato una relazione con il rischio, mentre la metanalisi effettuata su 20 studi caso controllo evidenzia una protezione significativa, in particolare una riduzione del rischio del 30% per un incremento di consumo di 100 g al giorno di questo tipo di verdure. E' stata poi valutata l'eterogeneità degli studi e si è visto che in questo caso influisce non tanto sulla direzione del rischio ma sulla dimensione della sua significatività. Se invece andiamo restringere la categoria dei vegetali valutando solamente quelli che hanno un colore verde o giallo vediamo che i risultati cambiano: dagli studi di coorte possiamo vedere che la metanalisi condotta su cinque di questi ha portato questa volta un'evidenza significativa della riduzione del rischio per un incremento di 100 g al giorno, stesso risultato confermato anche dalla meta analisi effettuata sugli 11 studi caso controllo; in questo caso il meccanismo biologico fondamentale è la protezione dal danno ossidativo dato dai carotenoidi, particolarmente abbondanti in questo tipo di verdure. L'ipotesi è supportata anche dall'effetto dose risposta che è chiaramente visibile sia negli studi di corte che negli studi caso controllo. Un'altra categoria di vegetali che è stata analizzata è quella della famiglia delle agliacee: per quanto riguarda queste verdure si è visto sia negli studi di coorte che negli studi caso controllo attraverso le metanalisi svolte che c'è una protezione significativa per incrementi di 100 g al giorno di consumo di questo tipo di vegetale, intorno al 50%.

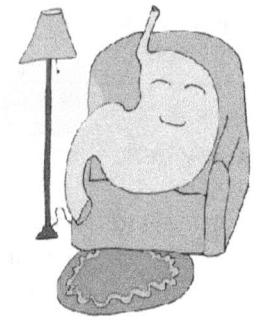

Conclusioni

Protezione

vegetali gialli/verdi

agliacee

frutta

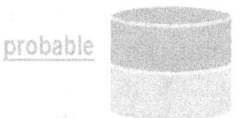

probable

Il possibile effetto protettivo di questo tipo di verdure, in particolare dell'aglio, potrebbe essere attribuibile alle proprietà antibiotiche contenute nell'aglio; in particolare l'effetto sarebbe svolto sul Helicobacter pylori, però questa ipotesi non è stata ancora verificata attraverso esperimenti umani. Un'altra categoria che è stata valutata è quella delle verdure consumate crude, e anche qui possiamo vedere una protezione significativa del 50% per aumenti di 100 g al giorno di consumo di verdura cruda, anche se in questo caso la protezione significativa è emersa solamente negli studi caso controllo, così come la relazione dose risposta. E' stato poi valutato l'effetto del consumo di frutta sul tumore allo stomaco: anche qui vediamo l'effetto che ha un andamento verso la protezione, anche se leggero, negli studi di corte, che comunque non è significativo, mentre la protezione è chiaramente significativa - in particolare si ha una riduzione del rischio del 33% - per un incremento di consumo di frutta di 100 g al giorno, come emerso negli studi caso controllo. La relazione tra dose risposta è visibile solo in questi studi; in questo caso l'eterogeneità degli studi non è stata spiegata. Veniamo ora al consumo di sale: la sua misurazione nella dieta è piuttosto difficile, questo perché il sale aggiunto viene aggiunto normalmente in piccole quantità che sono difficili da stimare, inoltre il sale viene usato spesso per preparare pietanze che poi vengono o consumate in più occasioni alimentari oppure vengono suddivise per esempio fra le varie componenti della famiglia; inoltre è difficile valutare l'effettivo consumo perché può dipendere da come è strutturato il questionario di indagine alimentare, ovvero se comprende tutti quegli alimenti che contengono sale, per esempio gli snack; quindi lo strumento di indagine ideale sarebbe un "ventiquattr'ore" dove la persona riporta direttamente tutti gli alimenti che consuma, mentre un questionario dipende da quante informazioni richiede. In ogni caso possiamo vedere che negli studi di coorte è emerso un effetto di aumento di rischio dell'8% per incrementi di consumo di 1 g al giorno, le metanalisi condotte sugli otto studi caso controllo hanno una relazione non significativa e senza un effetto di aumento evidente del rischio. Effetto del sale totale: in questo caso è quello di aumentare la formazione endogena di nitrosammine nello stomaco, soprattutto se il sale viene associato al consumo di alimenti che contengono nitriti e nitrati, e inoltre può favorire lo sviluppo dell'infezione da Helicobacter pylori, oltre a creare un danno diretto alla superficie dello stomaco. Questo è stato verificato anche da studi fatti sugli animali. In questa analisi vediamo invece il consumo di alimenti salati, cioè quegli alimenti che contengono sale, per esempio insaccati, formaggi, ma anche prodotti da forno, cereali per la colazione, dove la componente salata non è percepita ma può essere anche molto abbondante. Vediamo nei casi controllo, dove abbiamo un incremento di rischio cinque volte superiore per un aumento di una porzione al giorno di questi alimenti salati, il risultato dell'andamento verso un aumento di rischio, anche se non significativo, nella metanalisi sugli studi di coorte. In questo caso l'eterogeneità è stata spiegata dalla qualità dello strumento d'indagine alimentare. L'effetto negativo del sale è stato confermato dalla relazione dose risposta che però è visibile solo negli studi caso controllo. La conclusione quindi sulla relazione fra alimentazione e tumore allo stomaco vede un probabile effetto protettivo dato da consumo di vegetali gialli e verdi, consumo di agliacee e consumo di frutta; un aumento di rischio è dato invece dal consumo di sale e di alimenti sotto sale.

Conclusioni

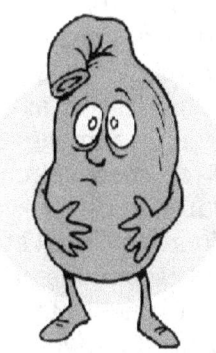

Aumento rischio

sale

alimenti sottosale

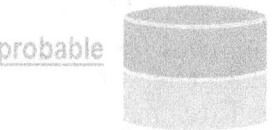

probabile

Altre valutazioni che sono state fatte, però con valenza limitata o suggerita, mostrano una diminuzione del rischio da consumo di legumi e alimenti contenenti selenio, un aumento del rischio invece per il consumo di carni conservate, cibi affumicati e alimenti animali. Per quanto riguarda le carni conservate oltre al contenuto di sale queste carni vedono nella loro formulazione l'utilizzo di nitrati e nitriti come conservanti; nei cibi affumicati invece il problema è dato dagli idrocarburi aromatici che si formano durante l'affumicatura, così come negli alimenti animali cotti ad alte temperature si possono trovare sia ammine policicliche che idrocarburi aromatici. E' stato visto che per quanto riguarda il tumore allo stomaco si ha una perdita del valore dell'informazione in quanto i tumori nella parte distale e prossimale dello stomaco hanno un eziologia e un comportamento diverso: non tutti gli studi vedono la stratificazione per uno rispetto all'altro tipo di tumore e ciò porta a una perdita oggettiva dell'informazione e quindi è plausibile aspettarsi che invece in futuro possano essere fatte queste distinzioni.
Passiamo adesso al tumore del pancreas: quello al pancreas è il 13° tumore più frequente, è più comune negli uomini, normalmente la diagnosi viene fatta fra i 60 e gli 80 anni, la sua sopravvivenza a cinque anni e solamente del 4% in quanto nei primi stadi della malattia è

asintomatico, quindi viene diagnosticato normalmente in fase avanzata. Questo tipo di tumore è in aumento nei paesi sviluppati mentre rimane molto raro in Asia e in Africa con l'eccezione del Giappone e della Corea. I fattori di rischio noti sono la pancreatite cronica, condizioni che portano a un'alta produzione insulinica, come la resistenza insulinica e il diabete, fattori genetici e il fumo che è stato visto un fattore di rischio presente nel 25% dei casi di tumore al pancreas. Il primo gruppo di variabili analizzate riguarda le misure antropometriche: l'obesità espressa come un incremento di cinque punti di BMI. Dalla meta analisi condotta su 17 studi di coorte vediamo che si ha un aumento del rischio del 14% per questo tipo di incremento di peso. La metanalisi invece non ha definito un'associazione significativa negli studi caso controllo. Andando a vedere invece l'effetto non solo dell'obesità ma anche della sua distribuzione è stata analizzato il ruolo del grasso addominale: questo è stato misurato in un gruppo di studi come misura diretta della circonferenza addominale. Sono stati esaminati tre studi di corte. Suddividendo la corte fra donne e uomini in uno studio si è visto che si ha un aumento del rischio ma non significativo per incrementi di 20 cm della circonferenza addominale delle donne; negli uomini invece l'aumento di rischio del 74% è significativo; in un altro studio dove non si distingueva tra sessi vediamo che l'incremento di rischio del 28% risulta significativo. In uno studio invece hanno misurato la distribuzione del grasso secondo rapporto vita fianchi. Analizzando due studi di corte possiamo vedere in un primo dove veniva confrontato un "alto verso basso" rapporto c'è un aumento del rischio, ma non significativo; l'aumento di rischio invece è risultato significativo in uno studio che ha misurato un incremento di 0,1 nel rapporto vita fianchi valutando un aumento di rischio del 24%.

L'altro fattore antropometrico che potrebbe influire sull'aumento di rischio del tumore al pancreas è l'altezza: in questo caso l'altezza non è un fattore di rischio in sé ma è un marcatore di quelle condizioni che nell'età giovane dell'individuo possono portare a un aumento dell'altezza: sono ad esempio la nutrizione nei primi anni di vita, alterazioni del profilo ormonale e l'età in cui è stata raggiunta la maturazione sessuale. Dagli studi analizzati possiamo vedere un aumento di rischio significativo, dell'11%, per incrementi di 5 cm di altezza, come emerso dalla metanalisi di questi studi coorte; negli studi caso controllo invece la relazione nella direzione del rischio, comunque piccola, non ha dato evidenze significative. Per quanto riguarda invece la componente alimentare, in relazione al tumore al pancreas sono stati analizzati degli studi per valutare i folati nell'alimentazione, in particolare un incremento di 100 µg al giorno di folati: è stata evidenziata una riduzione del rischio del 14% al limite della significatività. E' stato fatto però un ulteriore studio che invece di valutare i folati della dieta ha misurato i folati nel sangue: in questo studio il confronto di alti livelli comparati con i più bassi livelli rivela una riduzione significativa del rischio del 55%. Nelle conclusioni quindi possiamo vedere un effetto convincente dell'aumento di rischio. L'obesità influisce sull'aumento di rischio di tumori in quanto il tessuto adiposo è un tessuto che stimola la produzione, è la sede di produzione di numerosi ormoni, come ad esempio l'insulina, l'ormone della crescita, ormoni sessuali, tutti ormoni che creano l'ambiente ideale per la crescita del tumore e vanno a ostacolare invece l'apoptosi. Una evidenza probabile invece è stata valutata, sempre nella direzione dell'aumento di rischio, per l'altezza e l'obesità addominale. L'obesità addominale porta anche a un aumento della produzione di insulina in quanto diminuisce la sensibilità insulinica, l'over produzione di insulina può portare a un incremento di rischio del tumore al pancreas. Come effetto protettivo invece abbiamo il consumo di alimenti ricchi di folati, principalmente per le loro caratteristiche antiossidanti. Evidenze invece con minore importanza e quindi limitata/suggerita, nella direzione della diminuzione del rischio è data dal consumo di frutta, dall'attività fisica, mentre un aumento di rischio si è visto suggerito per consumo di carne rossa. Come abbiamo visto prima invece non c'è nessuna evidenza scientifica che il consumo di caffè influisca sul tumore al pancreas.

Conclusioni

Aumento di rischio

obesità

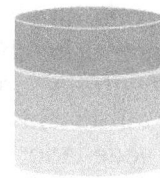

altezza

obesità addominale

Effetto protettivo

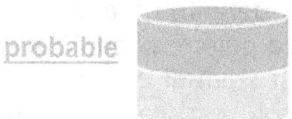

Alimenti ricchi di folati

Passiamo ora al tumore alla cistifellea: rappresenta il 2% dei tumori incidenti, è un tumore in diminuzione ma rimane più diffuso in Cina, Asia e nell'est Europa, mentre è molto raro in Africa. La sua diagnosi viene fatta normalmente in stadi avanzati in quanto negli stadi primitivi è asintomatico. La calcolosi aumenta il rischio di tumore: questo perché nella bile vengono raccolte le sostanze tossiche prodotte dal metabolismo o assimilate dall'ambiente attraverso l'alimentazione, o l'inalazione di fumo; tutte queste sostanze tossiche vengono raccolte nella bile, la presenza di calcolosi può provocare uno stato infiammatorio che rallenta il deflusso di bile dalla cistifellea e quindi aumenta il tempo di contatto di queste sostanze con i tessuti, aumentando così il rischio di tumore. E' stato valutato l'effetto del rischio dato dall'obesità, sempre classificata attraverso il Body Mass Index: nelle metanalisi è emerso un aumento di rischio del 23% dato da incrementi di cinque punti di BMI. L'obesità oltre quindi essere un fattore che aumenta il rischio direttamente lo aumenta anche indirettamente, in quanto l'obesità è un fattore di rischio per la calcolosi che, come abbiamo visto, a sua volta è un fattore di rischio per il tumore alla cistifellea. Passiamo adesso al fegato, che è il terzo tumore più comune. Circa la metà dei casi rilevati al 2002 sono stati rilevati in Cina, è più diffuso nei paesi a basso e medio sviluppo ed è più frequente negli uomini. La sopravvivenza a cinque anni è del 5% in quanto anche in questa sede gli stadi iniziali sono asintomatici. I fattori di rischio noti sono epatite cronica virale, cirrosi epatica, parassitosi - in particolare la fascicolo epatica - i contraccettivi orali ad alto dosaggio di estrogeni e progesterone. Il fatto che il tumore al fegato veda nei fattori di rischio anche infezioni virali è la spiegazione per cui è più diffuso nei paesi a basso sviluppo, perché per esempio la fascicolo epatica ha come veicolo l'acqua, che se non è trattata in condizioni igienicamente sicure può veicolare la trasmissione di questo parassita. Vediamo cosa è emerso dalla revisione della letteratura. Le aflatossine sono delle micotossine prodotte dal Aspergillus Flavus e da Aspergillus parasiticus: queste contaminazioni sono molto più frequenti nei paesi dove il clima è caldo e umido e dove non ci sono i mezzi e gli strumenti per conservare le derrate alimentari in modo adeguato. Lo sviluppo di queste muffe sugli alimenti oltre ad essere un problema locale è un problema che viene a diffondersi in tutto il mondo, in quanto i paesi che producono questi elementi esportano poi i loro prodotti in giro per il mondo, e quindi il problema delle tossine si diffonde. I prodotti a rischio maggiore sono i cereali la frutta secca e i legumi. Il problema maggiore è il fatto che anche se il micelio viene eliminato attraverso la lavorazione degli alimenti e attraverso i lavaggi, le tossine rimangono invece a contatto del prodotto, quindi magari viene consumato un alimento che a un esame visivo non sembra contaminato e invece le sostanze chimiche di queste tossine sono presenti sul prodotto e non sono eliminabili con trattamenti termici come la cottura, ma rimangono attive. Sono stati esaminati cinque studi di coorte e sette studi caso controllo, in questi studi non è stato possibile fare una metanalisi classica in quanto sono stati utilizzati diversi marcatori per misurare la presenza di aflatossine, comunque possiamo vedere l'elevato rischio presente in presenza di tossine confrontando alto verso basso di questa esposizione. Sono state inoltre verificate le evidenze meccanicistiche che confermano che il prodotto metabolico dell'aflatossina nel fegato provoca direttamente la formazione di addotti dal DNA. C'è da dire inoltre che queste tossine possono arrivare all'alimentazione umana anche da altre vie, ad esempio il consumo di cereali da parte di animali vede la loro metabolizzazione e quindi la formazione di aflatossine che poi va a raccogliersi nella parte grassa, per esempio nel latte o nei tessuti degli animali che poi entrano a far parte della nostra alimentazione.

Passiamo adesso a una diversa esposizione, cioè le bevande alcoliche: per quanto riguarda il tumore al fegato sono stati analizzati 15 studi di coorte e 33 studi caso controllo per valutare l'effetto del consumo di bevande alcoliche in generale, la metanalisi è stata possibile su cinque studi caso controllo dove vediamo un aumento di rischio significativo del 18% per incrementi di quello che viene definito un drink, quindi una porzione alla settimana. Altri studi invece hanno misurato l'effetto del consumo di etanolo, quindi della sola porzione alcolica: possiamo vedere l'effetto sia negli studi di coorte che nello studio caso controllo: per un incremento di 10 g al giorno di metanolo è riscontrabile un aumento di rischio significativo del 10% negli studi di coorte e del 17% negli studi caso controllo. L'alcol è quindi un probabile fattore di rischio per il tumore al fegato. Una certa eterogeneità in questo tipo di studi è stata spiegata dal fatto che in molti studi non sono stati esclusi i soggetti ad alto rischio che per esempio presentavano una cirrosi epatica, che oltre a essere un fattore di rischio può anche portare a un diverso consumo di bevande alcoliche. L'effetto dell'alcol è quindi quello di essere una causa della cirrosi che predispone alla neoplasia; inoltre la riparazione di mutazioni al DNA è meno efficiente in presenza di alcol. Non è stata identificata una soglia di consumo, ovvero un qualsiasi livello di consumo di alcol porta a un aumento del rischio. Per quanto riguarda invece la diminuzione del rischio da consumo di frutta, l'evidenza è limitata e suggerita, così come quella data dall'aumento di rischio da obesità.

Passiamo ora al tumore del colon retto: è il terzo tumore più comune, è più diffuso nei paesi ad alto sviluppo ma si sta diffondendo anche in quelli a basso e medio sviluppo; rimane invece più raro in Asia e in Africa. Normalmente è più comune negli uomini. I fattori di rischio noti possono essere condizioni ereditarie come la poliposi intestinale, il morbo di Crohn e la colite ulcerosa, mentre è stato visto un effetto protettivo da antinfiammatori non steroidei che hanno mostrato la riduzione del rischio. Per quanto riguarda questo tumore sono stati revisionati 752 articoli. Il panel ha definito dieta e alimenti come elementi fondamentali nella prevenzione ma anche nella causa di questo tumore. Le evidenze a livello convincente o probabile sono quella protettiva per quanto riguarda l'attività fisica e di rischio dato dal consumo di carne rossa, carni lavorate e alcol negli uomini, obesità addominale e altezza. Evidenze invece di livello probabile sono date da alimenti ricchi di fibre, latte, calcio per quanto riguarda l'effetto protettivo e un aumento di rischio invece è dato dal consumo di alcol nelle donne. Per quanto riguarda l'attività fisica sono stati valutati 11 studi prospettici, in questo caso non è stato possibile la metanalisi per le diverse misurazioni dell'attività fisica, vediamo comunque che la maggior parte degli studi evidenzia un effetto di diminuzione del rischio e la maggior parte con effetto significativo. Dividendo invece il tipo di attività fisica in occupazionale e ricreazionale vediamo che nella parte occupazionale si ha una diminuzione del rischio, spesso significativa, e grosso modo lo stesso effetto si vede nell'attività fisica ricreazionale, confrontando alti livelli di attività fisica verso bassi livelli. Vediamo il consumo di carne rossa: nella categoria della carne rossa sono inclusi carne di manzo, maiale, agnello e capra. Sono stati esaminati 13 studi di coorte attraverso il confronto di categoria alto verso basso consumo: tutti gli studi mostrano un aumento del rischio; il consumo di carne rossa nella metanalisi condotta su sette studi di coorte ha dato un risultato significativo, con un effetto di aumento di rischio del 43%. In questo caso è stato valutato un aumento nella frequenza di consumo e non nella quantità. Qui invece è stato valutato l'effetto di un aumento di 100 g al giorno di consumo di carne rossa, attraverso una meta analisi effettuata su tre studi di coorte: anche qui è stato evidenziato un aumento significativo di rischio del 30% circa. Come possiamo vedere in questo grafico dose risposta.

In una recente metanalisi condotta su 15 studi prospettici è stato confermato il risultato evidenziando un aumento di rischio significativo circa del 30% per un aumento di consumo di 120 g al giorno. Passiamo ora a un altro tipo di carne: le carni conservate. Queste carni vengono conservate attraverso l'affumicatura, la salatura, l'aggiunta diretta di conservanti. La valutazione di questi studi ha portato a una certa eterogeneità dovuta al fatto che nei diversi paesi vengono definiti in modo diverso i tipi di carne conservata, cioè si tratta di una categoria molto variabile nelle aree geografiche. Sono stati valutati 14 studi di coorte, 44 studi caso controllo; la metanalisi condotta sugli studi di coorte ha dato un risultato significativo evidenziando un aumento di rischio del 21% per incrementi di 50 g al giorno di carne conservata. Questo risultato è stato confermato da una metanalisi più recente svolta su 14 studi di coorte: il risultato è stato di un incremento di rischio del 24% per aumenti di consumo di 30 g al giorno di carni conservate.

Vediamo ora l'effetto dell'alcol sul tumore al colon retto: sono stati esaminati 13 studi di corte e 41 studi caso controllo. In questo caso hanno valutato l'effetto del consumo di etanolo, suddiviso in base alle diverse sedi di insorgenza del tumore. Vediamo l'effetto sulla sola parte del colon. La metanalisi condotta sugli studi di coorte ha evidenziato un aumento di rischio del 9%, significativo, per incrementi di 10 g al giorno di etanolo, che è la quantità presente in un bicchiere di bevanda alcolica. Nella seconda parte invece è stata analizzata la sede del colon-retto: anche qui l'aumento di rischio è significativo, del 6%, sempre per incrementi di 10 g al giorno di consumo di etanolo. Se valutiamo invece l'effetto negli studi di coorte del consumo di bevande alcoliche vediamo che non c'è nessun effetto sul rischio. Diversamente, una metanalisi pubblicata su 27 studi evidenzia un aumento significativo di rischio del 10% per un incremento di due drink al giorno. Se guardiamo invece il grafico relativo all'esposizione alto verso basso, come categoria di consumo, negli studi di coorte possiamo vedere che tutti gli studi si trovano dalla parte dell'aumento di rischio, alcuni dei quali con risultati significativi. Un'analisi condotta su otto studi di coorte con più di 4.600 casi valutati in un periodo di follow-up che andava dai sei ai 16 anni ha trovato un aumento di rischio in soggetti che consumavano più di 45 g al giorno di etanolo, dando quindi un aumento di rischio del 41%, significativo. Per il tumore al colon è stato individuato, diversamente da altri tumori, un valore soglia di 30 g al giorno di etanolo. C'è un probabile maggiore rischio per gli uomini rispetto alle donne: questo potrebbe essere dovuto all'assunzione di maggiore quantità di alcol, alle differenti fonti di alcol, e anche al diverso metabolismo e suscettibilità che troviamo nell'uomo rispetto alla donna. I possibili effetti dell'alcol sono quelli di indurre una carenza di folati sia nella riduzione dell'assorbimento ma anche come inibizione di enzimi che lavorano insieme ai folati normalmente nella protezione dai tumori; probabilmente c'è un'interazione con il fumo; inoltre l'alcol funge da solvente per altre sostanze cancerogene, facilitando l'ingresso di queste sostanze nei tessuti; inoltre si ha un'elevata produzione di acetaldeide ad opera dei batteri della flora intestinale, e si è visto che questi batteri hanno un alto metabolismo che porta a livelli di acetaldeide di 1.000 volte superiori rispetto ai livelli ematici che si possono rilevare in condizioni basali. Passiamo adesso ai fattori antropometrici: è stato valutato l'effetto dell'obesità come incremento di un punto di Body Mass index in 60 studi di coorte e 86 studi caso-controllo, la metanalisi è stata possibile su 28 studi di coorte che hanno evidenziato un aumento del rischio del 15% per cinque punti di BMI, il risultato è stato significativo. Stratificando invece per sede tumorale possiamo vedere che il risultato è più evidente nella sede solamente del colon, confrontando i livelli alto verso basso di categorie di obesità; inoltre se guardiamo il grafico che esprime la relazione dose-risposta vediamo che c'è un chiaro aumento di rischio all'aumentare del Body Mass Index: questo conferma i risultati trovati dalla metanalisi. L'aumento della massa grassa porta a una induzione dello stato infiammatorio, all'aumento di estrogeni circolanti e alla diminuzione della sensibilità insulinica; questi due in particolare sono associati all'aumento del grasso addominale indipendentemente dal Body Mass Index. L'obesità stimola quindi la produzione di ormoni e fattori di crescita che influiscono direttamente sullo sviluppo delle cellule tumorali, per esempio

IGF-1, insulina e leptina. In queste due figure è mostrato l'effetto della distribuzione del grasso nell'area addominale: sono stati valutati sette studi di coorte e due studi caso-controllo che hanno studiato la relazione tra circonferenza addominale e tumore del colon retto, mentre sei studi di coorte e quattro studi caso controllo hanno studiato la relazione valutando il rapporto vita/fianchi e il tumore del colon retto. Come possiamo vedere, la circonferenza addominale ha dato il risultato di un incremento di rischio significativo per incrementi di circonferenza addominale e allo stesso modo la misurazione attraverso il rapporto vita/fianchi mostra un aumento di rischio del 30%, con effetto significativo, per incrementi di 0,1 in questo rapporto. Un altro fattore antropometrico studiato è l'altezza, che come abbiamo visto può essere influenzata da nutrizione, profilo ormonale e maturità sessuale. Anche in questo caso vediamo che si ha un aumento di rischio significativo per aumenti di altezza di 5 cm. Passiamo invece all'aspetto protettivo legato all'alimentazione, in particolare al consumo di alimenti ricchi di fibre: sono stati valutati 16 studi di coorte e 91 studi caso controllo. Come possiamo vedere dalla metanalisi si ha una diminuzione significativa del rischio del 10% per incrementi di 10 g al giorno di consumo di fibra alimentare. L'effetto delle fibre è quello della diluizione del contenuto delle feci, quindi diluizione di tutte le sostanze tossiche che possono arrivare all'intestino, riduzione del tempo di transito intestinale e quindi del tempo di contatto di queste sostanze con le pareti, e inoltre la fermentazione ad opera della flora batterica intestinale può portare alla produzione di acidi grassi a catena corta, come ad esempio l'acido butirrico che va a stimolare l'apoptosi. Vediamo anche qui l'effetto protettivo dato dall'aglio, esaminato in due studi di coorte e sei studi caso controllo possiamo vedere l'effetto relativo alla sola sede del colon in una metanalisi fatta nelle categorie di alto consumo verso basso consumo. Vediamo che tutti e due gli studi evidenziano un effetto, anche se non significativo, nella direzione della protezione, così come possiamo vedere negli studi caso controllo fatti sul consumo di aglio e il tumore al colon retto. C'è inoltre una possibile plausibilità biologica, data dalla protezione dei solforati che inibiscono lo sviluppo delle cellule tumorali, inibendone la crescita. Passiamo adesso al consumo di latte: in questa parte viene valutata solamente la bevanda latte e non i latticini in generale. Sono stati analizzati 13 studi di coorte e 36 studi caso controllo. In questa figura vediamo la metanalisi relativa agli studi di coorte, dove si evidenzia un effetto protettivo ai limiti della significatività. Un'ulteriore analisi effettuata su 10 coorti su quasi 5.000 casi ha evidenziato un effetto protettivo significativo del 22%, comparando le categorie di consumo alto verso basso. I meccanismi probabili di protezione dati dal latte sembrerebbero in parte mediati dal calcio, in quanto il calcio induce l'apoptosi delle cellule tumorali e regola la crescita e la differenziazione cellulare; potrebbero inoltre influire altre componenti bioattive presenti nel latte, come ad esempio acidi grassi a catena corta. Valutando invece l'effetto del calcio sono stati analizzati 15 studi di coorte e 58 studi caso controllo che hanno valutato l'effetto del calcio nella dieta e l'incidenza di tumori del colon retto; in particolare nella metanalisi si può vedere l'effetto negli studi di coorte che mostra la tendenza della diminuzione del rischio per incrementi di 200 mg al giorno di calcio, pur se al limite della significatività. Il risultato diventa invece significativo se la metanalisi viene effettuata restringendo la sede alla sola parte del colon, dove vediamo una diminuzione di rischio significativa del 14% confrontando alto verso basso. Sono stati invece definiti con valenza limitata suggerita gli effetti di diminuzione del rischio dato da vegetali non amidacei, frutta, fonti di selenio, fonti di folati, vitamine, pesce, mentre un aumento di rischio è stato attribuito agli alimenti ricchi in ferro, formaggi, e probabilmente qui il comportamento diverso rispetto al latte è imputabile alla presenza di acidi grassi saturi. Un aumento di rischio infine è dato da fonti di grassi animali e fonti di zuccheri semplici.

Dr.ssa Claudia Agnoli e Sara Grioni, Istituto tumori di Milano, Epidemiologia nutrizionale.
Ruolo dell'Alimentazione nell'insorgenza di tumori nell'apparato riproduttivo e urinario. Evidenze epidemiologiche

Dott.ssa Agnoli

Oggi vedremo i risultati per l'apparato riproduttivo e urinario, le raccomandazioni scaturite e le proprietà dei gruppi alimentari. Iniziamo con i risultati relativi alla mammella: è il tumore più diffuso nelle donne, la sua incidenza aumenta con l'industrializzazione, l'urbanizzazione ed è anche legata alla diagnosi precoce, quindi ai programmi di screening. Questo tumore è un tumore più diffuso nei paesi ad alto sviluppo, è in aumento nei paesi meno sviluppati, è mortale in meno della metà dei casi ma comunque è la prima causa di morte per tumore tra le donne, mentre complessivamente tra donne e uomini è la quinta causa di morte per tumore, rappresenta il 14% dei casi. Vediamo la patogenesi: si tratta di un tumore legato ai livelli ormonali. I livelli di ormoni e lo stato dei recettori ormonali variano con l'età, di conseguenza i fattori di rischio per il tumore della mammella possono essere diversi a seconda dell'età. Si dice appunto che lo stato menopausale è un "modificatore d'effetto". Cos'è un modificatore d'effetto: è una caratteristica dei soggetti che fa sì che la relazione tra l'esposizione, quindi l'alimento, e il rischio di malattia sia diversa a seconda di questo valore della caratteristica. Per esempio, prendiamo la relazione tra mammella e indice di massa corporea, obesità. Lo stato menopausale è un modificatore d'effetto nel senso che, come vedremo fra poco, nelle donne non ancora in menopausa è associato a una probabile protezione, cioè all'aumentare dell'indice di massa corporea aumenta la protezione, mentre nelle donne già in menopausa è associato ad un aumento di rischio. L'età a cui si sviluppano le mammelle e l'età a cui si va in menopausa sono fattori influenzati dalla nutrizione, la nutrizione infatti è in grado di agire sull'assetto ormonale, in particolare la sovra nutrizione porta a pubertà precoce e menopausa ad età avanzata, aumentando quindi il rischio, mentre la sottonutrizione è associata a un ritardo nella pubertà e a un'anticipazione dell'età alla menopausa, effetti quindi protettivi. Per quanto riguarda invece la progressione dal tumore anche qui gli ormoni hanno un ruolo fondamentale, perché sono in grado di stimolare, di agire sulla struttura e sulla crescita delle cellule epiteliali del tumore, inoltre in molti tumori della mammella c'è una produzione di ormoni che sono in grado di stimolare e inibire la crescita del tumore stesso, infine c'è anche una componente genetica: dal 4 al 9% dei casi il tumore della mammella è ereditario e legato a mutazioni ereditarie dei geni di BRCA1 e BRCA2, inoltre i geni dei recettori dei fattori di crescita e alcuni oncogeni come ErbB2 sono sovraespressi in molti tumori della mammella. Fattori di rischio sono quindi tutte quelle caratteristiche e fattori che influenzano l'esposizione agli ormoni in, particolare agli estrogeni, sia quelli prodotti dal corpo sia quelli somministrati dall'esterno, ad esempio con i farmaci. Per quanto riguarda i fattori di rischio legati all'esposizione agli estrogeni endogeni abbiamo età precoce al menarca, età avanzata alla menopausa, ed età avanzata al primo figlio; per quanto riguarda invece l'esposizione agli estrogeni esogeni, cioè somministrati con farmaci, un fattore di rischio è la terapia ormonale sostitutiva; un altro fattore di rischio che però agisce solo limitatamente al periodo di assunzione sono i contraccettivi orali a base di estrogeni e progesterone; infine sono responsabili di aumento di rischio anche l'esposizione alle radiazioni ionizzanti. Nella revisione sistematica della letteratura sono state incluse 873 pubblicazioni. Il panel ha concluso che esposizioni risalenti all'infanzia, inclusi alimentazione e fattori che influenzano il quadro ormonale, esercitano un ruolo importante sul rischio del tumore della mammella. I risultati sono divisi a seconda dello stato menopausale: in particolare vediamo per le donne non ancora in menopausa c'è un effetto protettivo con evidenza convincente per l'allattamento, un effetto protettivo dato dall'indice di massa corporea con evidenza probabile e infine una evidenza limitata-suggerita per l'attività fisica. Sempre in premenopausa sono invece responsabili di un aumento di rischio convincente le bevande alcoliche, mentre un aumento di rischio con evidenza probabile è dato dall'altezza in età adulta e dall'elevato peso alla nascita (con "altezza in età adulta" si intende quanto è alta una persona in età adulta; all'aumentare dell'altezza aumenta il rischio di tumore alla mammella sviluppato in menopausa).

Conclusioni - Premenopausa
Effetto protettivo

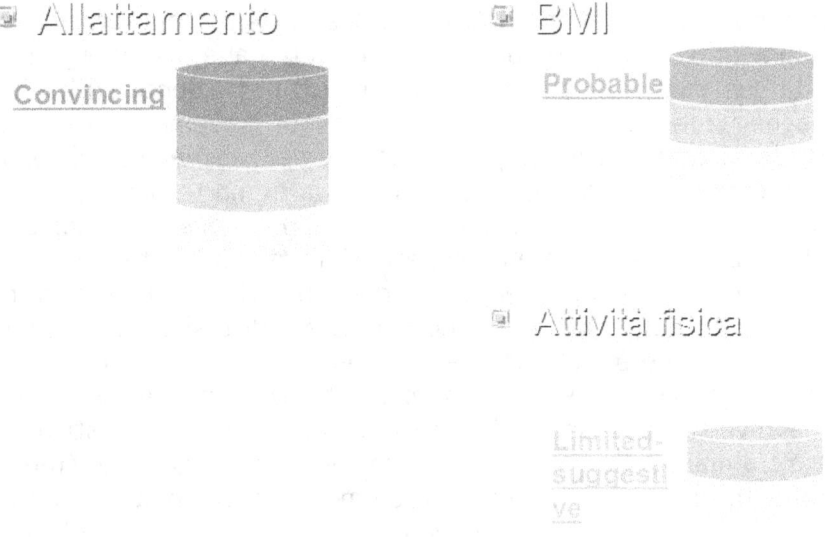

Per quanto riguarda invece le donne in menopausa abbiamo anche qui un effetto protettivo convincente per l'allattamento e un effetto protettivo probabile per l'attività fisica, mentre per l'aumento di rischio abbiamo evidenze convincenti per il consumo di bevande alcoliche, per l'indice di massa corporea e per l'altezza raggiunta in età adulta.

Conclusioni - Postmenopausa
Effetto protettivo

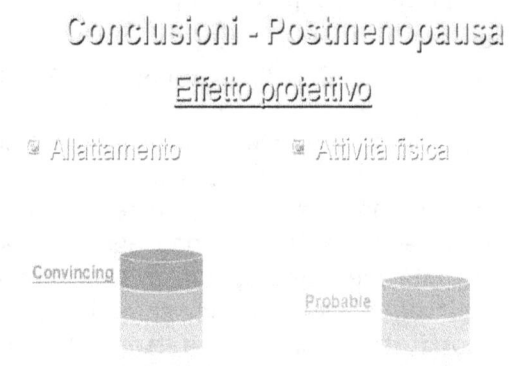

Abbiamo evidenze probabili invece per l'adiposità addominale, l'aumento di peso in età adulta e un'evidenza limitata-suggerita per il consumo totale di grassi con la dieta. Vediamo la prima esposizione, che abbiamo visto essere associata e un effetto protettivo nelle donne non ancora in menopausa ma anche già in menopausa, cioè l'allattamento. Per quanto riguarda la variabile allattamento sì/no, cioè aver allattato almeno una volta rispetto a non aver allattato, sono stati pubblicati uno studio di coorte e 28 studi caso controllo che non hanno però fatto distinzione per stato menopausale. Nello studio di coorte è emersa una protezione significativa, mentre negli studi caso controllo, che erano 24, si è trovata una protezione significativa in 10 mentre in quattro studi caso controllo si è trovato un aumento di rischio non significativo. Se invece andiamo ad analizzare l'allattamento come durata totale sono stati messi in revisione cinque studi di coorte e 55 studi caso controllo. La metanalisi è stata fatta su quattro studi di coorte dove emerge una piccola protezione non significativa all'aumentare di cinque mesi di allattamento, mentre la metanalisi degli studi caso controllo fatta su 34 ha trovato una protezione del 2%, significativa. Vediamo qual è la plausibilità biologica di questa protezione: l'allattamento è associato a una differenziazione delle cellule mammarie, a una minore esposizione agli ormoni sessuali endogeni nel periodo di amenorrea, inoltre comporta una maggiore esfoliazione dei tessuti che può portare a una apoptosi epiteliale, quindi le cellule che hanno subito danni al Dna probabilmente andranno incontro ad apoptosi con l'allattamento. Passiamo poi all'attività fisica: qui c'è un riassunto di tutti gli studi entrati in revisione a seconda del tipo di attività fisica e dello stato menopausale: per quanto riguarda l'attività fisica totale, che comprende quindi quella svolta al lavoro, a casa e in ambito ricreativo, abbiamo due studi di coorte, quattro studi caso controllo che non hanno distinto per stato menopausale, due studi di coorte e sei caso controllo sulla premenopausa, mentre nella menopausa abbiamo due studi di coorte e sei studi caso controllo. Per l'attività fisica solo occupazionale abbiamo cinque studi di coorte, due caso controllo senza distinzione per stato menopausale, tre studi di coorte e sei caso controllo in premenopausa, cinque di coorte quattro caso controllo in post menopausa. Infine per l'attività fisica ricreazionale sei studi di coorte, sei caso controllo, senza differenza di stato menopausale, quattro studi di coorte e sei caso controllo per donne in premenopausa, 11 di coorte e sei caso controllo sulle donne in menopausa. Per l'attività fisica totale e occupazionale non è stato possibile fare una metanalisi. Vediamo solo i risultati degli studi attività fisica totale: abbiamo senza differenziazione di stato menopausale uno studio di coorte che riporta un rischio non significativo, uno che riporta una protezione significativa considerando un alto livello di attività rispetto basso livello, e dei quattro studi caso controllo tutti trovano una protezione significativa. In uno degli studi invece riguardanti le donne in menopausa troviamo una protezione significativa in quasi tutti gli studi a eccezione di uno studio caso controllo che trova un aumento di rischio non significativo. Infine per le donne non ancora in menopausa abbiamo un aumento di rischio non significativo in uno studio di coorte e in uno studio caso controllo, una protezione in cinque studi caso controllo - significativa in due - e una mancanza di associazione in uno studio di coorte. Questi invece sono i risultati per l'attività fisica occupazionale: negli studi che non distinguono fra stato menopausale l'effetto protettivo si trova in tre studi di coorte, di cui uno significativo, e in entrambi gli studi caso controllo, mentre negli altri due studi di coorte non si trova alcuna associazione. Per le donne in menopausa si trova una protezione in tutti e cinque gli studi di coorte, in uno è significativa, e in tre studi caso controllo. Uno studio caso controllo trova invece un significativo aumento di rischio. Infine per le donne non ancora in menopausa si trova protezione in due studi di coorte, di cui uno è significativo, e in due studi caso controllo e una mancanza di rischio in tutti gli altri studi.

Passiamo poi all'attività fisica ricreazionale, in cui è stata fatta una metanalisi degli studi che non differenziano per stato menopausale, studi caso controllo. Dalla metanalisi di questi cinque studi è emersa una protezione significativa, del 10%, all'aumentare di sette "mets" all'ora a settimana (il met è un'unità di misura che quantifica l'intensità e la durata dell'attività fisica, i met sarebbero gli equivalenti di metabolismo a riposo, per cui un met è un multiplo del metabolismo a riposo, in pratica una misura riassuntiva che tiene conto di durata e intensità dell'attività fisica). La spiegazione biologica di questa protezione è data innanzitutto dal fatto che l'attività fisica previene l'obesità è il sovrappeso, inoltre è in grado di ridurre i livelli di estrogeni e di androgeni circolanti, che abbiamo visto sono i maggiori fattori di rischio per i tumori della mammella, infine è anche in grado di rafforzare il sistema immunitario. Per quanto riguarda gli studi sulle donne in menopausa è stata fatta una metanalisi su tre studi di coorte: anche qui si trova una protezione significativa del 3% all'aumentare di sette mets/hours alla settimana, mentre la metanalisi degli studi caso controllo ha trovato una protezione non significativa. Vediamo ora l'indice di massa corporea, BMI, che - ricordiamo - nelle donne in menopausa è un fattore di rischio, mentre nelle donne non ancora in menopausa sembra avere un effetto protettivo. Questi sono i risultati di un'analisi che non distingue sullo stato menopausale: sono entrati in revisione 26 studi di coorte e 73 studi caso controllo; la metanalisi degli studi coorte è stata fatta su 16 studi, da cui non emerge nessun risultato significativo, e mostra una moderata eterogeneità nei risultati: alcuni trovano protezione altri aumento del rischio; la metanalisi degli studi caso controllo mostra invece un aumento di rischio del 5%, significativo, e c'è alta eterogeneità. Vediamo poi i risultati degli studi che hanno tenuto conto dello stato menopausale: in particolare per le donne in menopausa sono entrati in revisione 24 studi di corte e 56 studi caso controllo, dalla metanalisi di 17 studi di coorte è emerso un aumento di rischio del 3% significativo all'aumentare di due punti di indice di massa corporea e invece dalla metanalisi di 48 studi caso controllo è emerso un aumento di rischio significativo del 5% sempre all'aumentare di 2 punti di BMI. Qui ci sono i grafici dose-risposta, dove vediamo che è presente una relazione dose-risposta sia negli studi di coorte che negli studi caso controllo: infatti il rischio aumenta all'aumentare dell'indice di massa corporea. Vediamo invece i risultati relativi alla premenopausa: sono entrati in revisione 20 studi di coorte e cinquantanove studi caso controllo; la metanalisi è stata fatta su 14 studi di coorte, da cui è emersa una protezione significativa del 6% sempre all'aumentare di 2 punti di BMI: è presente una moderata eterogeneità, attenzione però perché ci sono test statistici che suggeriscono una sovra rappresentazione di studi con effetto protettivo.

Abbiamo poi la metanalisi di 51 studi caso controllo: anche da qui emerge una protezione significativa del 3% con moderata eterogeneità. Questi sono i grafici dose-risposta: anche qui è presente una relazione dose risposta. Quale può essere il meccanismo per cui la stessa esposizione, cioè l'obesità, ha effetti diversi prima o dopo la menopausa? L'aumento di rischio dopo la menopausa può essere spiegato dal fatto che l'obesità è responsabile di un aumento di molti ormoni e di fattori di crescita che stimolano la carcinogenesi, inibiscono l'apoptosi, inoltre è anche responsabile di una stimolazione della risposta infiammatoria. Per quanto riguarda invece la prevenzione prima della menopausa innanzitutto non c'è un meccanismo accertato: l'ipotesi è che alti livelli di estrogeni circolanti potrebbero essere responsabili di una differenziazione precoce del tessuto mammario e questo potrebbe portare alla eliminazione delle cellule che hanno subito danni al DNA.

Passiamo a un'altra esposizione, cioè l'aumento di peso in nelle donne in menopausa: sono entrati in revisione sette studi di coorte e 17 studi caso controllo, la metanalisi di quattro studi di coorte evidenzia un aumento di rischio significativo del 3% all'aumentare di cinque chili, mentre la metanalisi di sei studi caso controllo mostra un aumento di rischio del 5% all'aumentare sempre di cinque chili; c'è elevata eterogeneità. Il meccanismo che porta l'aumento di peso a provocare un aumento di rischio di tumore alla mammella potrebbe essere sempre attraverso l'azione sui livelli ormonali e sui fattori di crescita, sempre nella direzione di stimolo della cacinogenesi, inibizione dell'apoptosi e di stimolo anche della risposta infiammatoria.

Abbiamo poi i risultati relativi alla adiposità addominale: per quanto riguarda la circonferenza addominale in menopausa abbiamo otto studi di coorte, tre caso controllo, dalla cui metanalisi però non emerge nulla di significativo, un aumento di rischio del 5% non significativo all'aumentare di ogni 8 cm di girovita. Se andiamo invece a vedere il rapporto vita fianchi troviamo otto studi di coorte e otto studi caso controllo. Abbiamo per la metanalisi di cinque studi di coorte un aumento di rischio significativo del 19% all'aumentare di 0,1 di rapporto vita fianchi, mentre nella metanalisi di sette studi caso controllo abbiamo un aumento del 5%, anche qui significativo; è presente una moderata eterogeneità in entrambe le analisi. Il meccanismo che spiega questa reazione di nuovo passa attraverso l'influenza sui livelli ormonali, in particolare il grasso depositato nell'addome è la sede di maggiore produzione di estrogeni rispetto al grasso depositato in tutte le altre parti del corpo. Inoltre è implicato il meccanismo della riduzione della sensibilità insulinicaPassiamo poi all'altezza in età adulta: anche questi risultati non distinguono sullo stato menopausale: sono entrati in revisione 20 studi di coorte, 29 studi caso controllo e tre studi ecologici; la metanalisi di 14 studi di coorte ha evidenziato un aumento di rischio significativo del 9% all'aumentare di 5 cm di altezza, mentre la metanalisi di 25 studi caso controllo ha mostrato un rischio - sempre significativo - del 3%. Questi sono invece i risultati relativi alle donne in menopausa: in revisione abbiamo 22 studi di coorte e 34 caso controllo; la metanalisi su 15 studi di coorte ha evidenziato un aumento di rischio dell'11% ogni 5 cm di altezza, mentre su 27 studi caso controllo un aumento di rischio significativo del 2%, sempre ogni 5 cm; inoltre c'è evidenza di eterogeneità tra gli studi. Andiamo ai risultati relativi alle donne non ancora in menopausa: 17 studi di coorte e 38 studi caso controllo; la metanalisi è stata fatta su 11 studi di coorte, rilevando un aumento di rischio del 9% ogni 5 cm, mentre la metanalisi di 31 studi caso controllo ha evidenziato un aumento di rischio significativo sempre per 5 cm. Vediamo quale può essere la plausibilità biologica. L'altezza in sé stessa non è in un fattore di rischio, ma un marker legato alle esposizioni nel periodo fetale o infantile che possono essere esposizioni a fattori nutrizionali che hanno un'influenza sul quadro ormonale, quindi sulle caratteristiche ormonali e metaboliche. Infatti i fattori nutrizionali riescono ad influenzare l'attività di determinati ormoni, di fattori di crescita e proteine che legano gli ormoni; tutti questi fattori a loro volta sono in grado di influire sul rischio di tumore; per cui l'altezza è un indice, un marcatore di caratteristiche ormonali e metaboliche non è un fattore di rischio in se stesso. Passiamo poi al peso alla nascita. Vediamo i risultati relativi alle donne non ancora in menopausa: sono entrati in revisione sei studi di coorte e quattro studi caso controllo, la metanalisi è stata fatta su quattro studi di coorte, da cui è emerso un rischio significativo dell'8% all'aumentare di un chilo di peso alla nascita, con un'elevata eterogeneità tra studi. Anche qui il peso alla nascita è regolato dal sistema ormonale; in particolare gli estrogeni e la IGF1 sono importanti nel determinare la crescita fetale e lo sviluppo delle ghiandole mammarie e hanno un ruolo centrale nello sviluppo del tumore mammario. Inoltre il peso alla nascita è anche un importante fattore di rischio per lo sviluppo successivo del diabete e quindi della resistenza insulinica e può provocare un aumento di rischio del tumore alla mammella. Passiamo poi al consumo di bevande alcoliche. Vediamo i risultati senza differenza di stato menopausale: sono entrati in revisione 11 studi di coorte, 31 studi caso controllo e due studi ecologici; la metanalisi di tre studi di coorte non ha trovato nessuna associazione significativa, solo un piccolo aumento di rischio, mentre la metanalisi di 10 studi caso controllo trova un aumento significativo del rischio del 5% all'aumentare del consumo in termini di volte a settimana, del 5% per cinque volte a settimana; l'analisi mostra un'elevata eterogeneità tra studi. È stato analizzato anche il consumo di etanolo: sono entrati in revisione 25 studi di corte 29 studi caso controllo e quattro studi ecologici, la metanalisi è stata fatta su nove studi di coorte, è emerso un aumento di rischio significativo del 10% all'aumentare di 10 g al giorno di consumo; anche la metanalisi su 11 studi caso controllo trova un aumento di rischio significativo del 6%, sempre all'aumentare di 10 g al giorno. L'azione di aumento di rischio dell'etanolo può essere spiegata attraverso la produzione di metaboliti carcinogenici come l'acetaldeide, e il fatto che l'alcol può fungere da solvente di carcinogeni, quindi facilita la penetrazione nelle mucose delle sostamze carcinogeniche, la produzione di prostaglandine, la perossidazione lipidica, la produzione di radicali come le specie reattive all'ossigeno e inoltre può interferire con il metabolismo e l'azione degli estrogeni. C'è poi un'interazione dei folati e quindi anche in questo senso un aumento del rischio. Queste sono le evidenze relative alla mammella. Passiamo poi alla sede dell'ovaio: l'ovaio è il settimo tumore più diffuso fra le donne, mentre nel totale della popolazione è il 16°, si tratta di un tumore solitamente mortale, è la settima causa di morte per tumore nelle donne e 15ª sul totale; l'incidenza è più alta nei paesi in via di sviluppo, il rischio aumenta all'aumentare dell'età, solitamente questo tumore è asintomatico all'inizio per cui viene diagnosticato in età avanzata; la sopravvivenza a cinque anni è del 30-50%. Per quanto riguarda la patogenesi ci sono diversi meccanismi ipotizzati: la superficie dell'epitelio ovarico con i cicli ovulatori subisce diverse rotture e riparazioni, questo può stimolare la proliferazione delle cellule epiteliali, in questo modo può aumentare la probabilità durante questa proliferazione che avvengano delle mutazioni spontanee, inoltre in seguito all'ovulazione le cellule epiteliali potrebbero essere intrappolate nel tessuto connettivo che circonda l'ovaio, formando così delle cisti intorno alle quali si instaura un microambiente pro-infiammatorio che comporta un maggiore rischio di danneggiamento del DNA; infine c'è anche un meccanismo che può agire tramite via genetica con disfunzione dei geni BRCA1 e BRCA2. Anche questo tumore come il tumore della mammella è un tumore legato ai livelli ormonali, i fattori di rischio sono quindi tutte quelle caratteristiche che vanno a influire sull'esposizione agli ormoni e quindi il numero di cicli mestruali nell'arco della vita, non avere figli, un'età precoce al menarca, un'età avanzata alla menopausa. E' invece protettivo l'utilizzo del contraccettivo orale, perché diminuisce il numero di cicli fertili. In revisione sono entrate 187 pubblicazioni da cui è emerso che i fattori che influenzano l'altezza in età adulta sono un importante fattore di rischio per il tumore dell'ovaio. Il panel ha infatti concluso che vi è un'evidenza di effetto protettivo limitato-suggerito per il consumo di verdure non amidacee e per l'allattamento, invece l'altezza in età adulta è un fattore di rischio con evidenza probabile. Sono entrati in revisione sette studi di coorte, nove studi caso controllo due studi ecologici che hanno indagato sulla relazione tra altezza e tumore dell'ovaio. Dalla metanalisi di tre studi di coorte è emerso un aumento di rischio significativo dell'8% all'aumentare di 10 cm di altezza, mentre la metanalisi su sette studi caso controllo non ha rilevato nulla di significativo. Le motivazioni che legano altezza e rischio di tumore di nuovo non sono legate all'altezza di per se ma al fatto che l'altezza è un marker dell'esposizione del feto o del bambino a determinati livelli ormonali, quindi l'azione sul rischio si esplica attraverso l'influenza del quadro ormonale e metabolico.

Conclusioni

☑ Verdure non amidacee
☑ Allattamento

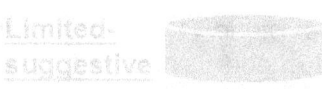
Limited-suggestive

Aumento di rischio

☑ Altezza in età adulta

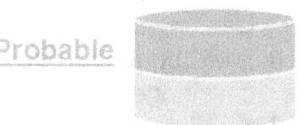
Probable

Passiamo poi alle evidenze relative al <u>tumore dell'endometrio</u>: il tumore al endometrio è l'ottavo tra i tumori più diffusi nelle donne e 17° come diffusione in tutta la popolazione, rappresenta il 2% di tutti i tumori, il 4% nelle donne; l'incidenza è più alta nei pressi a più alto sviluppo, il rischio aumenta con l'età, inoltre i viene diagnosticato subito perché è sintomatico nelle prime fasi; la sopravvivenza a cinque anni è buona, del 73%; per quanto riguarda le morti per tumore costituisce meno dell'1% e circa il 2% nelle donne. La patogenesi è diversa a seconda del tipo: c'è un tumore dell'endometrio detto di tipo uno che rappresenta circa l'80% di tumori dell'endometrio, è influenzato dai livelli di estrogeni, ha inizio con una iperplasia dell'endometrio ed è ben differenziato; questo tipo di tumore di solito ha una buona prognosi; mentre per quanto riguarda i tumori di tipo due, costituiscono circa il 10%, sono associati ad una atrofia dell'endometrio, tendono a dare metastasi e la loro prognosi è meno favorevole. Più del 70% dei casi di tumore dell'endometrio presenta delle alterazioni ormonali, la sindrome dell'ovaio policistico e la sensibilità insulinica, che esercitano un ruolo come fattori di rischio tramite l'alterazione ormonale; inoltre può essere coinvolto nella patogenesi anche il gene Pten, che è un gene soppressore del tumore. I fattori di rischio sono anche qui in parte legati a fattori che determinano l'esposizione agli ormoni, per cui non avere figli, l'età avanzata alla menopausa, la terapia ormonale sostitutiva a base di soli estrogeni, l'utilizzo di tamoxifene, mentre l'assunzione di contraccettivi orali è risultata protettiva. Sono entrati in revisione 282 pubblicazioni da cui è emerso che l'attività fisica, l'adiposità e i fattori che influenzano in generale il quadro ormonale hanno un ruolo importante nella prevenzione o come causa del tumore dell'endometrio. Le conclusioni cui è giunto il panel sono: per quanto riguarda l'effetto protettivo è stata trovata un'evidenza probabile per l'attività fisica, limitata e suggerita per le verdure non amidacee, mentre per l'aumento di rischio abbiamo un'evidenza convincente per l'indice di massa corporea, un'evidenza probabile per l'adiposità addominale e evidenze limitate o suggerite per consumo di carne rossa e altezza in età adulta. Per quanto riguarda l'attività fisica, per l'attività fisica totale sono entrati in revisione due studi di coorte e quattro studi caso controllo; di questi uno studio di coorte trova una protezione significativa mentre l'altro non trova alcuna associazione, mentre tutti quattro gli studi caso controllo trovano un effetto protettivo, significativo in uno; per quanto riguarda l'attività occupazionale sono entrati in revisione tre studi di coorte e 10 studi caso controllo; di questi studi uno studio di coorte trova un rischio significativo mentre tutti gli altri trovano una protezione, mentre per quanto riguarda l'attività fisica ricreativa abbiamo quattro studi di coorte e 10 studi caso controllo. Non è stato possibile fare una metanalisi con una quantificazione esatta dell'associazione, ma solo un confronto di alto livello di attività fisica verso un basso livello sia per quella occupazionale sia per quella ricreativa, vediamo che c'è un effetto protettivo. Gli effetti benefici come nel tumore della mammella vengono esplicati innanzitutto dal fatto che c'è un effetto benefico sull' adiposità, sul metabolismo degli ormoni steroidei endogeni, un rafforzamento del sistema immunitario, un abbassamento di estrogeni e di androgeni circolanti quindi degli ormoni sessuali. Questi invece sono i risultati dell'indice di massa corporea: sono entrati in revisione 23 studi di coorte, 41 studi caso controllo due studi cross-sectional; la metanalisi è stata fatta su 15 studi di coorte, vediamo che emerge un aumento di rischio forte, del 52%, all'aumentare di cinque punti di BMI, mentre per l'analisi di 28 studi caso controllo anche qui emerge una forte aumento di rischio, del 56%, all'aumentare di cinque punti di BMI. Si trova un'altra eterogeneità ma non perché gli studi trovino una direzione opposta di effetto ma per quanto riguarda la dimensione dell'effetto: praticamente tutti trovano un aumento di rischio, in alcuni più piccolo e in altri più grande. E' presente una relazione dose risposta, cioè all'aumentare dell'indice di massa corporea il rischio aumenta. La plausibilità biologica può essere il fatto che l'adiposità influisce direttamente sul livello di ormoni circolanti sia di ormoni sessuali come gli estrogeni che di insulina e fattori di crescita, creando quindi un ambiente che favorisce la carcinogenesi, inibisce l'apoptosi, inoltre l'adiposità è responsabile di una stimolazione della risposta infiammatoria e contribuisce in questo modo all'insorgenza dello sviluppo del tumore. Vediamo poi i risultati relativi all'adiposità addominale: per quanto riguarda la circonferenza vita c'è uno studio di coorte e quattro studi caso controllo in cui si trova un aumento di rischio; per quanto riguarda invece il rapporto vita fianchi abbiamo uno studio di coorte e sei studi caso controllo; su quattro studi caso controllo è stata fatta una metanalisi in cui però si trova un aumento di rischio del 45%, non significativo, all'aumentare di 0.1 nel rapporto. Una plausibilità biologica di quest'associazione di nuovo può essere data dal fatto che l'adiposità addominale provoca un aumento di ormoni circolanti molto di più dell'adipe depositato in altre parti del corpo, in particolare degli estrogeni, una riduzione anche della sensibilità insulinica indipendentemente anche dal BMI, non tanto quindi dipendente dalla quantità di grasso totale ma piuttosto dalla quantità di grasso depositata esclusivamente a livello della pancia.

Passiamo poi alle evidenze per la <u>cervice</u>: la cervice è il secondo tumore più diffuso nelle donne, che rappresenta il 5% di tutti i tumori, il 10% dei tumori delle donne. E' un tumore tipico dei paesi a basso sviluppo come l'Africa, l'India, l'America Latina, mentre l'incidenza è in diminuzione nei paesi ad alto e medio sviluppo e questa diminuzione è legata all'accesso ai programmi di screening. E' un tumore che ha una maggiore incidenza nelle donne giovani, dai 30 ai 45 anni, però la mortalità è superiore nelle donne in età più avanzata. La sopravvivenza a cinque anni è di circa il 50% e per quanto riguarda le morti per tumore rappresenta il 4%, più del 9% invece se consideriamo solo le donne.

Per quanto riguarda la patogenesi è un tumore associato essenzialmente all'infezione da papillomavirus e lo stato nutrizionale è in grado di influenzare la suscettibilità all'infezione da papilloma. Ricordiamo però che l'infezione da papillomavirus è una condizione necessaria ma non sufficiente, sono infatti necessari altri fattori affinché dall'infezione si sviluppi il tumore. A questo proposito ricordiamo per esempio l'esposizione a idrocarburi policiclici aromatici, di cui è responsabile il fumo di tabacco, oppure l'alimentazione .... I fattori di rischio sono quindi: innanzitutto l'avere rapporti sessuali precoci, un elevato numero di partner sessuali perché aumenta il rischio di contrarre l'infezione da papillomavirus, poi l'infezione da papillomavirus stessa, il fumo - che non ha un effetto solo in presenza di infezione ma è un fattore di rischio indipendentemente dal fatto che ci sia o meno infezione da papillomavirus - e un tempo anche l'utilizzo di un estrogeno sintetico nelle donne in gravidanza, che si chiama dietilbuestrolo, che poteva essere un fattore di rischio per il tumore alla cervice nelle figlie di queste donne. L'alimentazione può influire sulla risposta immunitaria, per cui rendere più suscettibile alle infezioni, tra cui l'infezione da papillomavirus. Sono entrati in revisione 154 pubblicazioni, da cui è emerso che l'alimentazione non agisce in modo significativo sul rischio di tumore della cervice, nonostante appunto lo stato nutrizionale abbia influenza sulla suscettibilità alle infezioni.

Il panel ha in fatti concluso che vi è una protezione limitata-suggerita data dal consumo di carote, probabilmente perché contengono carotenoidi, che sono antiossidanti: i livelli di antiossidanti nella dieta e nel sangue possono influire sulla persistenza del papilloma virus.

Dott.ssa Grioni

Vediamo ora gli studi sulla prostata. E' il secondo tumore più frequente negli uomini ed è più diffuso nei paesi ad alto sviluppo, specialmente in quei paesi dove lo screening è comune. Infatti questo tipo di tumore può avere un decorso molto lento, essere asintomatico, e molti casi vengono rilevati al momento del decesso. La sopravvivenza è del 60% a cinque anni e il rischio aumenta con l'età: sotto i 40 anni abbiamo un caso su 100.000 mentre sopra i 65 i casi aumentano, passando a 1.000 per 100.000. I fattori di rischio noti sono la predisposizione genetica, in particolare a avere una familiarità di primo grado con un familiare che ha avuto un tumore al seno, influiscono inoltre i livelli di IGF1 e androgeni, mentre alti livelli di testosterone portano a una diminuzione del rischio, avendo un effetto sulla differenziazione cellulare. Per quanto riguarda gli alimenti che influenzano il rischio di tumore alla prostata dagli studi è emerso che c'è una protezione probabile da alimenti ricchi di Licopene: il Licopene è un carotenoide e in particolare è quello che ha il potere antiossidante maggiore. La fonte principale è il pomodoro, altre fonti sono l'anguria e il pompelmo rosa. Questo tipo di carotenoide ha un assorbimento maggiore se l'alimento viene cotto e passato, quindi reso in forma di salsa nel caso del pomodoro. La protezione del Licopene è data dal fatto che è un potente antiossidante, ha effetto antiproliferativo sulle cellule e inoltre ha altri effetti benefici come ridurre il colesterolo LDL e gli stati infiammatori a loro volta collegati con il rischio di tumore.

Studi che hanno valutato livelli di Licopene non assunti dalla dieta in questo caso ma direttamente misurati nel siero e nel plasma: possiamo vedere una metanalisi svolta su quattro studi di corte che evidenzia una protezione significativa del 4% per incrementi di 10 microgrammilitro di Licopene nel sangue: può sembrare un effetto piccolo e al limite della significatività ma questi studi erano studi che non presentavano eterogeneità e avevano un'alta qualità. Per quanto riguarda gli studi caso controllo ne sono stati analizzati due in cui veniva confrontato un alto livello verso un basso livello di Licopene nel sangue e in entrambi gli studi si è evidenziata una protezione significativa.

Un altro elemento collegato al rischio di tumore alla prostata è il selenio, in questo caso selenio derivante dall'alimentazione, non dai supplementi: si può vedere dal grafico che si ha una protezione significativa per incrementi di 10 µg/litro di selenio. Le fonti di selenio sono in particolare le fonti vegetali, si può trovare anche nel pesce. La quantità di selenio presente dipende dal terreno in cui sono coltivate le verdure. Il selenio può essere misurato nei fluidi circolanti, nel plasma oppure può essere misurata la quantità accumulata nelle unghie. In questo grafico abbiamo visto una protezione nel tumore alla prostata avanzato o aggressivo. La situazione cambia leggermente se consideriamo il tumore alla prostata a livello generico e si ha in questo caso una diminuzione della significatività, comunque la tendenza è sempre verso la protezione. I probabili meccanismi che coinvolgono il selenio sono il fatto che i selenio è il costituente fondamentale delle selenio-proteine che hanno proprietà antiossidanti e antinfiammatorie, sono coinvolte nella sintesi del testosterone e in carenza di selenio vengono rapidamente degradate, quindi è un elemento di cui si ha costantemente bisogno.

Un altro elemento che è stato analizzato è il calcio, in particolare una dieta ricca di questo elemento ha dato evidenza probabile. Il calcio è un indicatore del consumo di latticini, in particolare nei paesi sviluppati. Nella revisione sono entrati nove studi di coorte, 12 studi caso controllo e due studi ecologici. Nella metanalisi sono entrati gli otto studi di coorte che hanno evidenziato un aumento di rischio significativo del 27% per incrementi di 1 g al giorno di calcio; altri alimenti hanno dato invece evidenze limitate suggerite. Per quanto riguarda l'aumento di rischio abbiamo il consumo di carni conservate e il consumo di latte e derivati, mentre fra gli alimenti legati a una probabile diminuzione del rischio abbiamo i legumi, alimenti contenenti vitamina E e alfa-tocoferolo. E' stata invece verificata un'assenza di relazione con il betacarotene.

Passiamo adesso alla sede del rene: il tumore al rene è più diffuso nei paesi ad alto sviluppo è normalmente colpisce più gli uomini rispetto alle donne, con una proporzione di cinque a tre. La diagnosi viene fatta solitamente fra i 60 e gli 80 anni, è più frequente negli stadi iniziali in quanto è un tumore sintomatico. La sopravvivenza a cinque anni è del 50%, suddivisa al 95% per i tumori che vengono diagnosticati nello stadio iniziale e invece al 20% se il tumore viene diagnosticato in uno stadio avanzato. I fattori di rischio noti sono analgesici contenenti fenacetina, e il fumo. Nella revisione sono stati poi esaminate 187 pubblicazioni riguardanti l'alimentazione e i fattori antropometrici. L'obesità è risultata essere un fattore di rischio per il cancro al rene con evidenza convincente. Vediamo allora l'effetto di un incremento di cinque punti di BMI, analizzato in due metanalisi sugli studi caso controllo e sugli studi di coorte. In entrambi gli studi è risultato un aumento di rischio significativo, la rilevanza è stata confermata anche dall'analisi dell'effetto dose-risposta: è chiaramente visibile un aumento di rischio all'aumentare del Body Mass Index. Altri fattori di rischio che hanno dato evidenze limitate suggerite, quindi con una valenza inferiore, sono il consumo di acqua contaminata con arsenico, mentre non c'è alcuna relazione con il consumo di caffè e non c'è un aumento di rischio dato dal consumo di alcol.

Passiamo adesso al tumore della vescica: è più diffuso nei paesi ad alto sviluppo e colpisce più frequentemente gli uomini. Anche qui la sopravvivenza è legata alla precocità della diagnosi. Fattori di rischio noti sono infezioni da schistosomi e il fumo e per quanto riguarda le esposizioni in ambiente di lavoro l'esposizione ad ammine aromatiche impiegate nelle industrie dove avviene la colorazione dei tessuti. Nella revisione sono state incluse 349 pubblicazioni. Per quanto riguarda questa sede non sono state trovate evidenze significative su fattori riguardanti l'alimentazione e l'attività fisica, inoltre le ipotesi evidenziate nell'edizione precedente del WCRF, riguardanti una protezione da consumo di frutta, non è stata confermata, e nemmeno l'ipotesi di un aumento di rischio dato da consumo di caffè.

Passiamo ora a una parte riassuntiva sui diversi gruppi alimentari e le sedi dei tumori e vediamo altre caratteristiche di questi gruppi alimentari.

Il primo gruppo alimentare riguarda i cereali, radici e tuberi, quindi vegetali amidacei. È emersa un'evidenza convincente riguardo l'aumento di rischio causato dal consumo di cereali contaminati da aflatossine per quanto riguarda il tumore al fegato. Considerando invece l'effetto protettivo è stato verificato un effetto probabile dato da alimenti contenenti fibra alimentare sul tumore del colon. Evidenze convincenti/probabili sono quelle ritenute più importanti, sono quelle emerse da diversi tipi di studio con una plausibilità biologica oppure con una conferma dell'evidenza data da o test di laboratorio o trial effettuati sulla popolazione in cui si riscontra anche un effetto dose-risposta (questo per riassumere la caratteristica dell'azione di questo tipo di evidenza). È emersa poi una protezione limitata suggerita da alimenti contenenti fibre per quanto riguarda il tumore dell'esofago.

Parlando dei cereali dobbiamo considerare che attualmente la maggior parte dei cereali che vengono consumati sono in forma raffinata e un tempo invece si aveva il consumo del cereale integrale, comprendente cioè sia il germe sia i tegumenti esterni. I cereali raffinati si conservano più facilmente perché la parte del germe contiene grassi che tendono a irrancidire velocemente. Eliminare il tegumento invece ha un effetto diverso: fisicamente l'alimento si presenta meglio però queste lavorazioni impoveriscono l'alimento: eliminando il germe e i tegumenti infatti togliamo una componente importante di fibra e la parte grassa che contiene diversi acidi grassi anche fondamentali, vitamine e si ha la perdita del 25% delle proteine. Questo in molte popolazioni ha avuto anche effetti sulla malnutrizione, per esempio le popolazioni che consumano principalmente riso. Bisogna inoltre tenere presente che spesso adesso si trovano alimenti finti integrali, composti da farine raffinate a cui si aggiunge la crusca, e hanno quindi un effetto completamente diverso rispetto all'integrale. Il consumo di fibra è diverso nelle varie aree geografiche: passiamo da 10-13 g al giorno in Giappone e in Inghilterra mentre in Africa e in India troviamo un consumo di vegetali più elevato, abbiamo il 15-20 g al giorno. Se consideriamo che il consumo giornaliero raccomandato è di almeno 25 g al giorno ci rendiamo conto che la situazione è abbastanza al di sotto di quanto dovremo introdurre. Ci sono anche delle problematiche relative agli studi che analizzano questi tipi di alimenti per esempio la definizione generica di cereali che comprende un po' di tutto... Basti pensare anche solo ai cereali utilizzati per la colazione, che possono essere semplici oppure arricchiti con zuccheri, aromi, sale e non sempre è possibile diversificare la formulazione di questi alimenti. Un altro elemento confondente dato da questi elementi è lo stile di vita salutista in generale dei consumatori di cibi integrali, che può portare verso un certo effetto che magari potrebbe essere dovuto non solo alla componente di cibo. L'effetto protettivo di questo tipo di vegetali è dato dal consumo di fibre, in particolare per i cereali integrali ma anche per la parte vegetale, per esempio i tuberi. Una maggiore percentuale di fibre riduce la densità energetica, quindi c'è anche l'effetto indiretto di aiutare il mantenimento del peso.

	DECREASES RISK		INCREASES RISK	
	Exposure	Cancer site	Exposure	Cancer site
Convincing				
Probable	Non-starchy vegetables[1]	Mouth, pharynx, larynx Oesophagus Stomach		
	Allium vegetables[1]	Stomach		
	Garlic[1]	Colorectum		
	Fruits[1]	Mouth, pharynx, larynx Oesophagus Lung Stomach		
	Foods containing folate[2]	Pancreas		
	Foods containing carotenoids[2]	Mouth, pharynx, larynx Lung		
	Foods containing beta-carotene[2]	Oesophagus		
	Foods containing lycopene[2,3]	Prostate		
	Foods containing vitamin C[2,4]	Oesophagus		
	Foods containing selenium[2,5]	Prostate		

L'aumento di rischio è imputabile ai cereali. I cereali è raffinati hanno un alto indice glicemico che porta a un aumento della produzione di insulina, che come abbiamo visto va a influire sull'aumento di rischio di diversi tipi di tumore. Inoltre nel caso di presenza di aflatossine in questi alimenti si ha aumento di rischio per il tumore al fegato. Per quanto riguarda gli altri vegetali, frutta, legumi, semi e altre spezie hanno mostrato evidenze di diminuzione del rischio con effetti più o meno significativi per quasi tutte le sedi tumorali. Abbiamo un effetto protettivo principalmente dato dall'effetto antiossidante dei vegetali; altre evidenze limitate e suggerite indicano comunque sempre l'effetto protettivo dei vegetali. L'unica componente a rischio è stata vista per quanto riguarda il tumore allo stomaco sulle sostanze piccanti: sono utilizzate nella dieta di alcune popolazioni anche se il meccanismo non è risultato molto evidente, perché potrebbe essere dovuto all'azione irritante delle sostanze piccanti sulla mucosa dello stomaco oppure anche al fatto che il piccante viene anche utilizzato per coprire altri sapori, soprattutto nelle diete di quei paesi che non hanno condizioni igieniche particolarmente attente. Abbiamo visto poi l'esclusione di un effetto per alimenti contenenti betacarotene sul tumore alla prostata e sui tumori della pelle. I semi sono semi di girasole, di sesamo, ... per quanto riguarda questi vegetali globalmente i livelli di consumo sono inferiori a quelli raccomandati. Questo potrebbe essere dovuto all'idea che il consumatore si fa che questi prodotti siano troppo costosi. Nell'area tropicale di Africa e America latina il consumo vegetale si è visto essere basso anche per un effetto dato dall'abbandono di tradizioni alimentari e una tendenza alla globalizzazione alimentare, e anche a una diversificazione delle produzioni che una volta erano tipiche e sono state via via abbandonate.

Questi alimenti hanno il vantaggio di aver una bassa densità energetica, ovvero il numero di chilocalorie per grammo, e aumentano il senso di sazietà; se consumati in modo vario assicurano un buon apporto vitaminico e minerale, coprendo quindi le esigenze nutrizionali; inoltre molti vegetali possono essere consumati crudi, salvaguardando così il valore biologico dell'alimento, in particolare delle vitamine che sono quelle più soggette al deterioramento termico durante la cottura. Il valore nutritivo dei vegetali però è molto diversificato, diminuisce rapidamente dopo la raccolta ed è diverso a seconda del punto di maturazione in cui il vegetale viene raccolto dalla pianta. È quindi molto diverso mangiare un frutto arrivato completa maturazione sulla pianta piuttosto che un frutto raccolto acerbo e fatto maturare dopo. La scelta di consumare frutta è un fatto legato prevalentemente al gusto personale. La maggior parte dei metodi di cottura riduce il contenuto totale di nutrienti vegetali, soprattutto per quanto riguarda la diffusione delle sostanze nutritive del liquido di cottura, quindi sarebbero al limite da privilegiare le cotture al vapore dove non si ha una dispersione di questi elementi nel liquido di cottura. Altri nutrienti invece per essere assorbiti hanno bisogno di un trattamento termico, per esempio alcuni carotenoidi vengono assimilati maggiormente se sottoposti a cottura. Dal cinque al 50% dei carotenoidi vengono assorbiti dall'intestino. A seconda della fonte da dove provengono la loro biodisponibilità aumenta con la cottura e la frantumazione e essendo liposolubili vengono assorbiti maggiormente se consumati con dei grassi. Un altro elemento vegetale influenzato dalla preparazione è per esempio l'aglio: se lo spicchio di aglio viene pelato e affettato si ha la liberazione di un enzima che si chiama allinasi che porta alla formazione di quei composti solforati che hanno un effetto antibiotico, ed è quindi protettivo nel caso del tumore allo stomaco, come protezione verso l'infestazione da Helicobacter pylori.

Vediamo una carrellata dei componenti più attivi presenti nei vegetali: abbiamo visto i carotenoidi che sono presenti in tutti i vegetali, in particolare in quelli di colore rosso e arancione. Ci sono circa 50 carotenoidi nella dieta umana ma solamente metà sono assorbibili; hanno proprietà antiossidanti, prevengono l'ossidazione lipidica e lo stress ossidativo, quindi hanno un effetto protettivo sul Dna dall'azione dei radicali liberi. Sono inoltre precursori della vitamina A, convertiti in retinolo che è coinvolto nella differenziazione cellulare. I licopene è il più potente antiossidante fra i carotenoidi, ha un effetto antiproliferativo, riduce il colesterolo e riduce gli stati infiammatori, oltre a rafforzare le funzioni immunitarie. Abbiamo poi la vitamina E, un potente antiossidante presente in otto forme: quelle più comuni sono alfa e gamma tocoferolo. Le fonti più importanti sono oli vegetali, seguono poi frutta secca, vegetali verdi a foglia, cereali integrali e pesce. Un altro componente importante è la quercetina nei flavonoidi che ha un'azione antiossidante e pare riesca a ridurre gli stati infiammatori: le fonti sono il tè, le mele, uva nera, ciliegie frutti rossi, broccoli e vegetali a foglia verde. Un'altra componente importante sono i folati: sono coinvolti nei processi di sintesi di purine e pirimidine, quindi intervengono nella sintesi del DNA e nella moltiplicazione cellulare. Le fonti principali sono fagioli, spinaci, broccoli, lattuga, cicoria, arance e papaya. Un'altra vitamina molto importante è la vitamina C: essenziale per la sintesi del collagene e svolge attività antiossidante. La vitamina C però si deteriora velocemente a contatto con l'aria, pensiamo ad esempio nel momento in cui tagliamo i vegetali, aumenta la superficie di contatto dell'alimento con l'aria e quindi si ha un deterioramento più rapido. Inoltre è sensibile al calore. Le fonti principali sono peperoncino, kiwi, broccoli, papaia, agrumi, fragole e patate. Per quanto riguarda il selenio abbiamo visto che presente nel suolo e può essere presente in diverse forme. Il suo contenuto nei vegetali dipende dalla disponibilità nel terreno di coltivazione, è un componente di enzimi, come ad esempio la glutatione perossidasi, che sono importanti per la protezione dei componenti cellulari dall'ossidazione e dai radicali liberi. Inoltre è coinvolto nella sintesi del testosterone. Il suo assorbimento non è regolato, normalmente la sua disponibilità è elevata e l'eccesso di selenio viene eliminato nelle urine. Se invece raggiunge livelli di tossicità si formano dei metaboliti che vengono eliminati attraverso la respirazione. La dose giornaliera raccomandata in base all'ottimizzazione dell'azione della glutatione perossidasi è di 55 µg. I livelli plasmatici ottimali variano dai 70 ai 90 µg/ litro mentre il livello massimo tollerato è di 400 µg/ litro. Per fare un esempio vediamo il contenuto i selenio in alcuni alimenti: abbiamo la fonte principale che sono le noci brasiliane, contengono 544 µg in 24 g di prodotto; in un uovo medio abbiamo 14 µg di selenio. Sono stati fatti degli studi sull'assunzione di supplementi di selenio però l'effetto protettivo sul tumore alla prostata non è stato riscontrato, anzi, durante il trial è stato riscontrato un aumento di rischio per diabete e iperlipidemia nei soggetti che assumevano dosi elevate di selenio in questa forma. E' fra l'altro difficile andare incontro a una carenza di selenio. Sono importanti invece i livelli di partenza di questi elementi nel sangue. Un altro componente importante nei vegetali è la vitamina D6, coinvolta nella sintesi di neurotrasmettitori, di acidi nucleici, nella formazione dei globuli rossi e nella sintesi di niacina e nella funzione degli ormoni steroidei. Fonti principali sono banane, patate consumate con la buccia, legumi e frutta secca e cereali integrali. Il potenziale effetto preventivo di questi gruppi alimentari è dato dall'effetto degli antiossidanti, dalla fibra, dalle sostanze fitochimiche e dai folati. Le sostanze fitochimiche in particolare hanno a loro volta funzione antiossidante, sono in grado di modulare l'azione di enzimi detossificanti, stimolano il sistema immunitario e hanno attività antiproliferativa. Queste sostanze oltre ad agire singolarmente hanno un possibile effetto sinergico ed è quindi difficile negli studi isolare l'effetto specifico di una piuttosto che dell'altra sostanza.

Passiamo adesso alla componente di origine animale, carne e pollame pesce e uova e la loro influenza sul rischio di tumore.

Vediamo che sono emerse delle evidenze convincenti riguardo un aumento di rischio al colon retto dato sia dal consumo di carne rossa che dal consumo di carne lavorata conservata; un effetto con una valenza leggermente inferiore quindi di livello probabile è emerso invece per quanto riguarda il consumo di un particolare pesce conservato, quello che viene definito il pesce cantonese, che è un pesce salato essiccato e fermentato, sull'incidenza di tumori al naso-faringe. Un effetto invece protettivo però con evidenza limitate/suggerita è dato sempre per il tumore al colon retto dal consumo di pesce e di alimenti contenenti vitamina D. La carne è una fonte di proteine intorno al 20-35% a seconda della tipologia, e di micronutrienti, il contenuto di grasso può variare dal 4% al 40% in base alla specie e al tipo di allevamento (consideriamo infatti che nell'allevamento oltre a il tipo di alimentazione che viene somministrata gli animali dipende anche dal tipo di movimento che viene fatto fare a questi animali); è inoltre fonte di ferro e di vitamina B6, B12, di zinco e selenio. La produzione e il consumo di carne rossa elaborata aumenta in relazione allo sviluppo economico del paese. Mentre il consumo di manzo e di prodotti a base di manzo è in crescita anche nei paesi più poveri, probabilmente per la diffusione dei fast-food, fra il 1961 e il 2002 il consumo di carne livello globale è raddoppiato. Le componenti negative che riguardano il consumo di carne sono, per quanto riguarda le carni conservate l'alta percentuale di sale l'utilizzo di nitriti e nitrati - oltre quelli presenti normalmente nella carne - che quando entrano nell'ambiente acido dello stomaco possono dar luogo alla formazione di nitrosammine che hanno un effetto diretto sulla formazione dei tumori. Inoltre la cottura ad alte temperature porta alla formazione di ammine eterocicliche e idrocarburi aromatici policiclici, questi anche in quei prodotti conservati attraverso l'affumicatura; La formazione di radicali liberi può essere causata anche dalla presenza di ferro. Per quanto riguarda il pesce, esso ha un contenuto proteico simile alla carne in quantità, il contenuto di grassi varia dallo 0,5 al 20% nei pesci più grassi, come ad esempio il salmone, la proporzione di acidi grassi saturi varia dal 20 al 25% e anche qui dipende dal tipo di alimentazione del pesce (essiccato, d'allevamento o pesce non di allevamento). I pesci di mare contengono inoltre gli acidi grassi omega-tre che assumono mangiando le alghe e i fitoplancton; nel grasso di questi pesci però si accumulano eventuali metalli pesanti presenti nelle acque e altri composti organici inquinanti. In particolare i pesci più a rischio per questo sono i pesci più grossi, perché i metalli pesanti si accumulano nei tessuti, inoltre questi pesci a loro volta si nutrono di pesci più piccoli che possono essere contaminati dai metalli. Per quanto riguarda il pesce non abbiamo visto molte evidenze, i rischi e i benefici necessiterebbero di un approfondimento maggiore. Il fatto che non ci siano grosse evidenze può anche dipendere dal fatto che non tutti i questionari sono stati formulati in modo da avere informazioni rilevanti sul consumo di pesce.

Passiamo al latte e derivati: per quanto riguarda il consumo di latte abbiamo visto un probabile effetto protettivo dato dal consumo di latte sul tumore del colon retto, mentre una dieta ricca di calcio, principalmente derivato da questo gruppo alimentare, riporta un aumento di rischio per il tumore alla prostata. I meccanismi generali per quanto riguarda l'azione protettiva del latte pare siano imputabili alla presenza di calcio che influenza direttamente la crescita cellulare e l'apoptosi, inoltre il calcio si lega alla bile e agli acidi grassi con effetti protettivi per le pareti dell'intestino; il latte inoltre contiene altre molecole, come per esempio alcune vitamine che potrebbero avere effetto protettivo. L'eccesso di calcio sembra invece essere negativo per la prostata favorendo la proliferazione cellulare, in quanto influisce su questo tumore il metabolismo della vitamina D. Il consumo di latte inoltre aumenta i livelli di ormone della crescita circolante che stimola la proliferazione cellulare. Passiamo adesso invece ai grassi e oli: per quanto riguarda il consumo di grassi e oli non ci sono evidenze di livello convincente o probabile sia per quanto riguarda una diminuzione del rischio che un aumento di rischio; ci sono evidenze limitate suggerite per quanto riguarda il consumo di grassi totali di un possibile aumento di rischio per il tumore al polmone e il tumore al seno in post menopausa; per quanto riguarda invece alimenti contenenti grassi animali c'è un limitato effetto di aumento di rischio per quanto riguarda il tumore del colon retto e un aumento di rischio per il polmone, per quanto riguarda il consumo di pollo. Il consumo di grassi aumenta con la crescita industriale e urbana in particolare, perché in questo tipo di sviluppo si ha un incremento degli allevamenti intensivi che influisce quindi sulla quantità e sulla qualità dei grassi, si ha un maggiore consumo di latte e derivati e un aumento di cibi lavorati ricchi in grassi aggiunti. Inoltre la disponibilità e il prezzo influenzano il loro consumo. Con lo sviluppo industriale sono cambiati i metodi di produzione alimentare e quindi anche i consumi di questi grassi, soprattutto di grassi vegetali. Prima infatti il consumo di acidi grassi omega-tre e omega-sei era in una proporzione simile, successivamente la lavorazione industriale ha reso la produzione di grassi e di oli vegetali molto più economica e quindi si è passati a una proporzione di consumi di omega-tre e omega-6 di 1 a 20-30 a seconda delle aree geografiche. L'organizzazione mondiale della sanità raccomanda un consumo di grassi che va dal 15 al 30% dell'energia totale giornaliera e in particolare un consumo di grassi saturi inferiore al 10%. Questo tipo di raccomandazione è stata fatta sulla base delle premesse per le patologie cardiovascolari. Negli ultimi anni c'è stata una tendenza all'aumento di consumo di grassi anche nei paesi più sviluppati, soprattutto negli Stati Uniti. Per quanto riguarda il consumo dei diversi tipi di grassi al primo posto c'è l'olio di soia, particolarmente consumato nell'America del Nord, Asia e in Africa; segue il consumo di olio di semi di girasole, l'olio di palma per quanto riguarda Africa, area America Latina e Australia, mentre il consumo di olio d'oliva è più alto nell'area mediterranea. Il consumo di grassi ha una problematica: innanzitutto parte dei grassi sono contenuti negli alimenti, inoltre è difficile stimare il consumo di grassi aggiunti; una stima può essere fatta a un livello migliore se si utilizzata un diario ventiquattr'ore dove la persona riporta tutto quello che consuma e solitamente ha a disposizione uno strumento di misura per registrare il consumo di olio piuttosto che di burro e di grassi consumati. Inoltre l'informazione sui grassi è soggetta al reporting bias, ovvero una sottostima del consumo perché

73

questo è considerato non sano e quindi la persona tende in genere a sottostimare il consumo. Passiamo adesso a un'altra componente che sono zuccheri e sale: come abbiamo visto il sale è il responsabile dell'aumento di tumore allo stomaco sia per quanto riguarda l'essere aggiunto sia per quanto riguarda gli alimenti con un alto contenuto di sale solitamente utilizzato per la conservazione, ma anche altri prodotti che lo comprendono fra gli ingredienti. Per quanto riguarda invece il consumo di zucchero abbiamo evidenza limitata e suggerita su un aumento di rischio al colon retto dato dal consumo di alimenti contenenti zuccheri. Per quanto riguarda il consumo di sale e zucchero esiste una sottostima, soprattutto per quanto riguarda bevande e alimenti consumati fuori casa: anche questi sono soggetti al reporting bias. La proprietà del sale utilizzata come conservante è quella di ridurre la disponibilità di acqua libera negli alimenti e quindi di bloccare la crescita batterica; la maggior parte del sale consumato viene da alimenti in cui è utilizzato come conservante ma anche nei prodotti che lo comprendono come ingrediente di lavorazione, come prosciutti e salumi che possono contenere una quantità di sale che va dai tre ai 5 g su 100 g di prodotto; altre fonti sono snack, patatine, cibi pronti e anche pane e prodotti da forno che possono contenerne in quantità variabile da 1 a 4 g id sale su 100 g. I livelli di consumo attuale variano dai sei ai 18 g al giorno. Come abbiamo già visto ci sono diversi meccanismi riguardanti il sale, in particolare evidenze sperimentali sugli animali indicano un danno diretto dato dal sale sulla parete dello stomaco che diventa così più suscettibile all'attacco di altre sostanze cancerogene ma anche alla diffusione dell'infezione da Helicobacter pylori. Inoltre il sale aumenta la formazione endogena delle nitrosammine se è associato al consumo di carne e aumenta il rischio soprattutto nei soggetti che hanno un'infezione da Helicobacter pylori o sono anche esposti al rischio dato da altri carcinogeni chimici.

Passiamo adesso alle bevande: è emerso un aumento di rischio convincente per quanto riguarda l'assunzione di acqua contaminata da arsenico per il tumore al polmone, inoltre è emersa un'evidenza invece probabile sul consumo di maté per quanto riguarda il tumore dell'esofago, e sempre sul consumo di acqua contaminata da arsenico per i tumori della pelle. Per quanto riguarda invece il consumo di bevande zuccherate non ci sono state evidenze convincenti o probabili anche perché il consumo di bevande potrebbe essere sottostimato in quanto associato a un'abitudine negativa. Inoltre al consumo di bevande zuccherate è associato il confondimento dato dai forti consumatori che spesso sono anche fumatori e consumano anche alcol. Gli studi sulle bevande zuccherate sono quindi insufficienti per trarre qualsiasi conclusione. Per quanto riguarda l'arsenico esso può arrivare nella falda acquifera attraverso l'agricoltura e l'industria mineraria, lavorazioni industriali e l'attività vulcanica. Il livello massimo consentito è di 10 µg/litro e l'effetto dell'arsenico è un effetto diretto sui cromosomi; inoltre può dare alterazioni della metilazione di oncogeni e di geni soppressori tumorali. Per quanto riguarda invece il consumo delle maté abbiamo visto che il danno più che dei componenti nutrizionali sembra provocato dal danno termico, in quanto questa bevanda viene consumata molto calda. Passiamo adesso al consumo di bevande alcoliche: il consumo di alcol ha un effetto sull'aumento di rischio definito di livello convincente per quanto riguarda i tumori di bocca, faringe, laringe, i tumori dell'esofago, il tumore al colon retto negli uomini e il tumore al seno per le donne in pre e in postmeopausa, mentre un effetto con evidenza leggermente inferiore è emerso per l'incremento di rischio di tumore al fegato e al colon retto per le donne. Sono stati poi fatti degli studi dove è emerso che non esiste un evidenza di effetto sul tumore del rene. Il rischio è indipendente dal tipo di bevanda alcolica e anche in questo caso l'esposizione può essere soggetta a reporting bias, soprattutto nei forti consumatori che tendono comunque a non dichiarare l'effettiva dose di alcol consumata. Le misurazioni inoltre possono essere definite in modo diverso nei vari paesi, a seconda semplicemente proprio del bicchiere in cui viene servita la bevanda alcolica: quindi questo può portare a una difficoltà nella comparazione degli studi. La componente cancerogena legata al consumo di bevande alcoliche è l'etanolo: la sua concentrazione varia a seconda del tipo di bevanda, l'alcol inoltre è una fonte energetica con un apporto di 7 chilocalorie per grammo, viene metabolizzato dal fegato nella misura di 10-15 g di alcol all'ora. Le caratteristiche di consumo variano nei diversi paesi, in base sia alla disponibilità e al prezzo ma anche di abitudini culturali e religiose. La misura dell'esposizione può essere rilevata come numero di dosi nel tempo oppure direttamente come grammi di etanolo nel tempo. L'alcol funge da solvente per le sostanze cancerogene che in questo modo attraversano più facilmente le pareti cellulari, quindi penetrano nei tessuti; inoltre ostacola la riparazione delle mutazioni al

Dna causate principalmente dal consumo di tabacco ma anche da altri agenti. L'acetaldeide, inoltre, è prodotto dal fegato per il metabolismo dell'alcol ma anche nella flora intestinale ed ha effetto carcinogenico.

Per quanto riguarda invece i nutrienti somministrati sotto forma di supplemento abbiamo visto un aumento di rischio significativo per il tumore al polmone per quanto riguarda supplementazione da betacarotene, invece per quanto riguarda il tumore al colon retto e alla prostata è emersa una diminuzione del rischio data da calcio e selenio, ma non come supplementazione ma come fonte alimentare. Altre evidenze invece di livello solamente limitato e suggerito sono emerse per quanto riguarda retinolo, alfa tocoferolo e selenio, invece parte di supplementazione di retinolo e selenio hanno mostrato un aumento di rischio per il tumore al polmone e alla pelle.

Passiamo adesso all'attività fisica: abbiamo visto che per quanto riguarda gli studi sull'attività fisica ci sono delle difficoltà in quanto non esiste un metodo standard di classificazione sia per il livello di attività fisica ma anche per la definizione di soggetti attivi o sedentari e questo porta a una di difficoltà nella comparazione dei risultati dei diversi studi, inoltre raramente viene misurata in modo preciso. Per quanto riguarda le evidenze abbiamo visto che sono risultati convincenti per quanto riguarda una diminuzione di rischio per il tumore del colon, mentre a livello probabile è sempre sulla diminuzione del rischio per quanto riguarda il tumore al seno in post menopausa e il tumore dell'endometrio; evidenze limitate o suggerite sempre nella diminuzione del rischio riguardano invece il tumore al polmone, al pancreas e al seno in premenopausa. I tipi di attività fisica possono essere occupazionale, domestica, attività negli spostamenti e attività ricreazionale. Vengono poi definiti dei livelli di attività che possono essere: vigorosa se superiore ai 6 mets, moderata dai tre ai 5,9 mets, leggera inferiore a 3 e sedentaria. La proporzione dei diversi tipi dipende dalle condizioni di sviluppo del paese, dei mezzi di trasporto utilizzabili e anche dal livello di ricchezza. Un met è un "metabolic equivalent" (equivale a un kcaloria per kilogrammo di peso corporeo al minuto). Fra i meccanismi che danno la protezione da attività fisica vi sono una diminuzione del insulino resistenza, inoltre l'attività fisica influisce sul controllo del peso, ha un effetto sul metabolismo degli ormoni steroidei, ha effetto anche sulla riduzione del tempo di transito intestinale; inoltre c'è un possibile rafforzamento del sistema immunitario, si ha una riduzione di estrogeni e androgeni.

Andiamo poi alla parte che riguarda l'antropometria, in particolare l'obesità. Abbiamo visto evidenze convincenti per quanto riguarda l'effetto dell'obesità per il tumore all'esofago e pancreas, colon-retto, mammella in post menopausa, endometrio e rene, mentre per quanto riguarda il colon retto abbiamo un aumento di rischio anche dato in particolare dall'obesità di tipo addominale; poi evidenze probabili per quanto riguarda una protezione data dal Body Mass Index al di sopra della normalità nel tumore al seno in premenopausa, mentre abbiamo un incremento di rischio di livello probabile per quanto riguarda la cistifellea; invece per l'obesità addominale abbiamo un incremento di rischio per il tumore al pancreas, il tumore al seno in post menopausa e l'endometrio, mentre nello specifico l'aumento di peso nell'età adulta comporta un aumento di rischio di tumore al seno in post menopausa. Abbiamo poi evidenze limitate suggerite per il tumore al fegato. Invece un aumento di rischio per il tumore al polmone nella categoria indicata come sottopeso. La difficoltà della misurazione in questo caso può essere dovuta a una auto-misurazione del peso e della circonferenza vita che tendono a essere sottostimate soprattutto negli obesi. Abbiamo diverse categorie in cui viene classificata l'obesità attraverso il BMI: in generale sottopeso se minore di 18,5, normale fra 18,5 e 25, sovrappeso sopra 25, obesità sopra 30, suddivisa poi a sua volta in tre classi. Sovrappeso e obesità oltre a essere un fattore di rischio per i tumori sono anche un fattore di rischio per diabete, portano a un aumento della resistenza insulinica e quindi a una sovrapproduzione di insulina, sono fattore di rischio per l'ipertensione, l'ictus e le malattie cardiovascolari; l'obesità influenza i livelli di ormoni e di fattori di crescita abbiamo quindi livelli di insulina, lepetina e IGF1 più elevati nei soggetti obesi, l'obesità provoca un aumento del insulinoresistenza - specie quella addominale - e quindi una maggiore produzione di insulina da parte del pancreas, e quindi a un ambiente che favorisce lo sviluppo delle cellule tumorali. Il tessuto adiposo inoltre è sede di sintesi di estrogeni questo diventa più rilevante nella donna in post menopausa. Alti livelli di insulina e di IGF1 prova provocano un aumento negli uomini di estradiolo e nelle donne di testosterone; nelle donne alti livelli di ormoni sessuali sono fortemente associati al tumore dell'endometrio e al tumore della mammella in post menopausa. L'obesità inoltre genera uno stato di infiammazione cronica di basso livello, questo provoca il fatto che gli adipociti producono dei fattori pro-infiammatori. Nei soggetti obesi infatti si riscontrano altri livelli di tumor-necrosis-factor, interleuchina sei e proteina C reattiva, che portano a un aumento della proliferazione cellulare. L'altro fattore antropometrico che abbiamo visto riguarda l'altezza, non come fattore di rischio in sé ma come un marker di fattori genetici, ormonali, ambientali, nutrizionali che influenzano lo sviluppo del fisico. Abbiamo quindi un effetto di aumento di rischio per quanto riguarda il tumore del colon retto e della mammella in post menopausa, mentre un effetto probabile sempre come aumento di rischio, per quanto riguarda pancreas, mammella in premenopausa e ovaio; mentre un maggiore peso alla nascita è un fattore di rischio per il tumore al seno in premenopausa. C'è inoltre un'evidenza limitata suggerita per quanto riguarda un incremento di rischio dato dall'altezza per il tumore all'endometrio. Un altro fattore che è stato analizzato nella revisione della letteratura è l'effetto dell'allattamento: in particolare si ha una protezione dal rischio di tumore al seno sia in pre che in post menopausa con l'allattamento al seno, e un effetto invece con evidenza limitate suggerita per quanto riguarda il tumore dell'ovaio. C'è da dire che la maggior parte degli studi che riguardano l'allattamento sono stati fatti in paesi ad alto sviluppo e quindi è possibile che i risultati abbiano una rilevanza differente in altri paesi dove si hanno delle abitudini di allattamento differenti. L'effetto è dato dall'influenza sui fattori ormonali, in quanto durante l'allattamento si ha una diminuzione del periodo di esposizione agli ormoni e inoltre l'esfoliazione dei tessuti durante l'allattamento e l'apoptosi al termine dell'allattamento porta a un'eliminazione delle cellule, quindi anche quelle cellule che potrebbero essere danneggiate.

Passiamo adesso alle raccomandazioni che sono state date dal WCRF.

Le raccomandazioni sono state formulate in base a quelle evidenze che sono risultate convincenti o probabili. La prima raccomandazione riguarda il controllo del peso, uno di quei fattori che influenzano il maggior numero dei tumori: la raccomandazione è quella di mantenere il proprio peso in un intervallo di normalità in base alle proprie caratteristiche fisiche. In questo caso vengono date delle indicazioni basandosi sul BMI che deve essere quindi mantenuto in un intervallo compreso fra il 21 e il 23; come esempio, per un individuo di 1 m e 80 quindi un peso ragionevole è fra i 68 e 75 kg, mentre per un individuo di 1 m e 60 un peso ragionevole è fra i 54 e 59 kilogrammi. In particolare viene puntualizzato il controllo del peso anche in giovane età, perché come abbiamo visto lo stato nutrizionale e il peso influenzano poi l'incidenza di tumori dell'età adulta. Consideriamo che l'obesità dal 1995 al 2005 a livello mondiale è raddoppiata e in particolare è aumentata l'obesità infantile. Come controllare il peso svolgendo attività fisica: la raccomandazione del WCR F è quella di camminare per almeno 30 minuti al giorno, questo per quanto riguarda l'effetto sui tumori, mantenersi attivi e limitare le abitudini sedentarie; invece per quanto riguarda il controllo del peso il suggerimento è quello di allenarsi intensamente per almeno 30 minuti al giorno: allenarsi intensamente vuol dire svolgere un'attività fisica ci faccia sudare e porti la frequenza del battito cardiaco a un livello fra i 60 e l'80% del livello massimo; per calcolarlo basta fare 220 meno la nostra età e calcolare appunto il 60-80% per mantenersi a un livello dove l'attività fisica sia intensa e abbia quindi un effetto protettivo. L'abitudine sedentaria peggiore è tutto il tempo che passiamo davanti alla televisione: innanzitutto l'effetto diretto è quello di rimanere inattivi in quanto è un'attività completamente passiva, inoltre dobbiamo pensare soprattutto dal punto di vista dei bambini che mediamente passano tre ore della loro vita al giorno davanti alla televisione sono anche sottoposti all'effetto mediatico delle pubblicità su alimenti poco sani, che quindi vanno a influire indirettamente anche sulle loro abitudini alimentari. Per quanto riguarda gli alimenti altamente calorici l'indicazione è quella di moderare il consumo di alimenti che hanno una densità calorica maggiore di 225 kcal per 100 g. Per quanto riguarda invece il consumo di bevande zuccherate l'indicazione è quella di evitarle. Gli zuccheri raffinati dovrebbero limitarsi intorno al 10% del fabbisogno calorico giornaliero, quindi se consideriamo una dieta di 2000 cal, 200 cal date dagli zuccheri semplici quindi all'incirca 50 g di zucchero. Questo si riferisce solo agli zuccheri semplici, raffinati se consideriamo ad esempio un bicchiere di bevanda zuccherata (per es. gazosa) in un bicchiere ci sono sei cucchiaini di zucchero, che corrispondono più o meno alla metà dell'apporto giornaliero massimo consentito di zucchero. Oltretutto le bevande zuccherate hanno un effetto subdolo perché aumentano l'apporto calorico ma non inducono il senso di sazietà, quindi noi introduciamo calorie non accompagnate da nessun altro elemento, perché contengono solo zucchero ma non influiscono sulla sazietà. Lo stesso vale anche per i succhi di frutta, la quantità è leggermente inferiore ma comunque siamo su livelli elevati. L'indicazione quindi come bevanda da favorire è l'acqua e anche il consumo di succhi di frutta dovrebbe essere limitato, privilegiando quelli che non hanno zuccheri aggiunti. Per quanto riguarda i prodotti vegetali l'indicazione è quella di consumare ogni giorno almeno 400 g di frutta e verdura, limitare i cibi ricchi di amido, in particolare quelli raffinati e includere nei pasti cereali integrali e legumi, in modo da arrivare a un consumo giornaliero di fibra di 32 g. Per quanto riguarda l'obiettivo di salute pubblica è quello di incrementare maggiormente, arrivare fino a 500 g di consumo di frutta e verdura. Per quanto riguarda i prodotti animali l'indicazione è quella di non superare i 500 g alla settimana di carne rossa, con l'obiettivo finale di arrivare ai 300 g alla settimana. Per quanto riguarda invece il consumo di carni lavorate e insaccate l'indicazione è quella di evitarle il più possibile e consumarle solo sporadicamente. Per quanto riguarda le bevande alcoliche l'indicazione è di limitarle, in particolare per le donne non superare i 10-15 g al giorno d'etanolo, e per gli uomini invece rimanere sotto 20-30 g di etanolo. Per quanto riguarda la conservazione le indicazioni sono di limitare il consumo di alimenti conservati con l'aggiunta di sale, non superare un consumo giornaliero di 6 g di sale, quindi limitare il sale aggiunto e di non mangiare assolutamente cereali o legumi con segni di ammuffimento o mal conservati. Per quanto riguarda la supplementazione le indicazioni sono quelle di assumere i nutrienti adeguati esclusivamente attraverso una dieta bilanciata, in quanto non sono emerse evidenze di un effetto protettivo per quanto riguarda i supplementi, anzi, le indicazioni emerse sono verso un aumento di rischio. I supplementi non sono quindi raccomandati per la prevenzione del cancro. Per quanto riguarda l'allattamento le indicazioni sono quando possibile di allattare fino al sesto mese, in quanto questo porta benefici sia alla madre che al bambino: per quanto riguarda la madre, verso una protezione dal tumore al seno, e per il bambino una prevenzione di obesità e sovrappeso. L'ultima raccomandazione riguarda le persone che hanno già sviluppato un tumore e lo hanno superato: queste raccomandazioni sono valide anche per queste persone, naturalmente compatibilmente con la propria condizione fisica.

Dott.ssa Delia Duccoli
La comunicazione efficace – 1ª parte

La comunicazione con il paziente

Oggi inizierò raccontandovi le evidenze scientifiche che emergono dalla ricerca sulla importanza della comunicazione con il paziente, argomento per niente scontato: ho tenuto molti corsi con i medici che riguardo il tema della comunicazione facevano fatica - in mezzo a tutte le fatiche che devono fare - a riconoscerlo come un aspetto fondamentale della terapia, quindi mi sono preoccupata di trovare quegli studi e quelle delle ricerche che dimostrassero l'importanza della comunicazione come fattore di cura e non solo di "buone maniere". Oggi è una giornata dedicata agli errori più frequenti nella Comunicazione e, anche con la Dr.ssa Chiara Poggio qui presente, vedremo in particolare gli errori più frequenti Comunicazione con il malato, con l'aiuto anche di brani di Film, perché spesso il rapporto con il medico è rappresentato nei film e i film rappresentano bene sia l'aspetto cognitivo sia quello emotivo, quindi potremo anche noi vedere cosa c'è che va o non va nella comunicazione. Poi vedremo anche come si allena una buona comunicazione, e sarà l'argomento principe del prossimo incontro. Comunicare bene non è solo un fatto di tecnica ma anche di intelligenza emotiva, di sensibilità, è anche un problema di come gestire le nostre ed altrui emozioni perché la malattia scatena vissuti emotivi difficili da gestire per gli uni e per gli altri.

La prossima sessione (vedi conferenza 21 maggio) sarà invece dedicata a forme buone, esempi buoni di comunicazione che ci sono, esistono anche esempi positivi da cui copiare.

Partiamo dallo spirito del tempo e cosa_stimola oggi l'interesse alla comunicazione in ambito sanitario.

Da sempre più numerosi articoli comparsi sulla stampa sulla comunicazione con medico e operatore sanitario e da trasmissioni televisive su questi argomenti spesso emergono richieste e proteste che ci fanno vedere un cambiamento di mentalità nelle persone: si richiede un contatto più vicino, una relazione più attenta agli individui. Il desiderio di un rapporto diverso da quello distante, timoroso con il Sanitario di una volta che ci impediva quasi di aprire bocca e di parlare. Si chiede una medicina più umana.

E' una evidenza di un cambiamento di costume, anche se il vecchio non è del tutto scomparso: diciamo che è un cambiamento in divenire. Per contro c'è una difficoltà ad accettare la malattia, diventa quasi una colpa quando una persona si ammala e la ricerca di un colpevole quando non guarisce. Altri temi che emergono con forza sono il valore dell'Individuo ed del Soggetto; questo per il personale Sanitario è un grosso cambiamento perché Valore dell'individuo vuol dire anche personalizzazione, vuol dire che due individui possono anche essere diversi e quindi è necessario avere con loro un approccio diverso e la personalizzazione dell'approccio diverso da persona a persona fa parte dello spirito del tempo e quindi delle richieste che la società rivolge al personale sanitario.

Lasciando sullo sfondo le nuove richieste che la società rivolge alla medicina e al personale sanitario alcune ricerche ci dicono le difficoltà alla base di una corretta comunicazione.

La prima difficoltà riguarda la crisi del "Patto di Fiducia tra Paziente, Medico e Personale Sanitario": l'errata percezione della qualità della nostra Sanità che hanno gli utenti rispetto alla Sanità degli altri Paesi. Secondo un'opinione diffusa la nostra Sanità non funziona...ci sono troppe cose che non funzionano...spesso, specialmente in ambito pubblico, le persone arrivano prevenute, si aspettano che qualcosa non funzioni. O qualche cosa che sa di corruzione. Tra l'altro, non è così vero che la nostra Sanità sia inferiore alle altre! Nasce quindi l'esigenza di un nuovo patto di fiducia.

La comunicazione tra medico e paziente: difficoltà

Evidenze della ricerca

- Necessità di ristabilire il **patto di fiducia** con il medico curante e con il personale sanitario, spesso alterato in seguito ad una errata percezione della qualità della nostra sanità da parte degli utenti rispetto a quella di altri paesi
- Maggiori **aspettative comunicative** del paziente e dei familiari in seguito ad una informazione più approfondita sul proprio stato di salute
- **Linguaggio difficile** usato dai professionisti sanitari rispetto alla malattia..

Altro punto che emerge dalle ricerche è un aumento delle "aspettative": i famigliari hanno maggiori necessità di informazioni rispetto a quelli di dieci anni fa perché l'idea di essere informati subito e dettagliatamente è maggiore che in altri tempi. Un altro punto critico è il "linguaggio difficile" usato dai professionisti nel dare le informazioni.

Come altro momento critico emerge il tema del" consenso informato" che viene visto più come formalità "ottenere una firma" che come reale processo informativo.

Inoltre, i famigliari si sentono spesso e vengono considerati elementi di disturbo, e non come alleati per un processo di cura all'interno del mondo sanitario e nel rapporto con il paziente e provoca un aumento di difficoltà comunicative, con il paziente e con i famigliari. Un altro a spetto importante che emerge dalle ricerche riguarda il fatto che l'efficacia della cura dipenda dalla comunicazione verbale e non verbale: c il paziente guarda negli occhi e scruta ogni piccolo segnale della persona che gli parla per capire se gli dice la verità o no. E la qualità della comunicazione riguarda non solo il tema della verità, sulla compliance, sul seguire le prescrizioni o no: le stesse parole dette da un Sanitario o dette da un altro hanno effetti completamente diversi proprio perché la comunicazione non è solo un fattore informativo ma un fattore di cuore.

Vi leggo un articolo, datato ma ancora attuale (vedrete infatti che riporta concetti ampiamente condivisi). Questo articolo sulla rivista Tempo Medico (dicembre 1997) diceva: "senza cercare di essere esempi di Bon Ton, i medici dovrebbero usare scienza, coscienza e qualche parola di più. I vantaggi non mancherebbero, non solo come ansia e insonnia...". In uno studio condotto negli anni 60, 97 persone che stavano per essere sottoposte ad una operazione furono divise in 2 gruppi: in un caso l'anestesista si limitava ad una visita di routine prima dell'intervento, nell'altro si attardava a parlare con le persone dando chiarimenti sull'intervento e soprattutto su quanto sarebbe accaduto dopo, sul perché del dolore al risveglio e sul suo decorso. Risultato: dopo l'intervento, le persone informate ebbero bisogno di una percentuale significativamente minore di analgesici e i chirurghi, all'oscuro di tutto, li dimisero dall' Ospedale in media 3 giorni prima.

Tredici anni dopo, oggi, che cosa ne pensate? Può essere, non può essere? Non è automatico, però noi sappiamo che questo canale comunicativo che dobbiamo ancora scoprire, perché non abbiamo ancora le idee così chiare, ma certo il potere della parola ha un potere enorme, e non solo il potere della parola ma il potere del sostegno e della comprensione, dello stimolo. Certo è difficile perché di qui si arriva all'osservazione che le persone sono diverse nel sentire; può essere, ma nessuno si scandalizza come si scandalizzavano quei chirurghi nel sentire queste cose. Il fattore tempo è spesso la maggiore causa di stress nell'Operatore Sanitario, perché non è a costo zero parlare con il paziente; certo c'è anche un tema di capacità, in 2 minuti si può parlare nel modo A o nel modo B, però esiste anche un problema di tempo, in 3 minuti non si possono dare le stesse informazioni al paziente che si possono dare in 10 minuti. Questo è uno dei problema di cui farsi carico ed è anche una fonte di stress per gli operatori consapevoli di questo.

Seguendo un po' l'itinerario che vi sto facendo percorrere, che è quello di andare a ricercare nella letteratura scientifica le basi per dire che parlare di Comunicazione è importante, traggo qualche osservazione da un libro del 2005 che ufficializza come tema formativo anche per la formazione del medico le Capacità Comunicative, ed è tuttora un libro in uso e si prevede, piano piano, di inserirlo nel percorso delle nostre Facoltà di Medicina: "Le 4 componenti essenziali per una buona pratica clinica vi sono:

Conoscenze di base, Competenze comunicative, Problem Solving, Semeiotica". Quindi sono viste le competenze comunicative non come un optional, ma proprio con la consapevolezza che, senza queste, tutte le nostre conoscenze ed i nostri sforzi possono andare sprecati.

Altri elementi a sostegno dell'importanza della Comunicazione: alcuni dati sui Medici, si dice un Medico faccia nella sua vita 200.000 consultazioni, ci sono qui Infermieri, altri Operatori Sanitari, "pensate quante Comunicazioni avete fatto nella vostra vita!", Quello che per l'Operatore è routine, per il Paziente invece è un momento pieno di Aspettative, a volte è il momento più difficile della settimana, del mese, ed anche della propria Vita.

Questa è una Asimmetria di base, è un rapporto asimmetrico per il paziente può essere il momento più difficile della propria vita e per l'operatore una routine.

Il Tema quindi non è solo la capacità di Comunicazione, non è solo dire le parole giuste, siamo consapevoli che di sottofondo a questo tema c'è tutto un insieme di emozioni, che diventano anche un fattore di stress. Parlare ad una Persona che ha tutte queste aspettative, in una situazione di disagio, non è la stessa cosa che parlare ad una persona qualunque. Una domanda che ci possiamo porre è se le competenze comunicative possono essere migliorate\ "Non si nasce Comunicatori, si può avere una attitudine, però è qualche cosa che possiamo imparare, in genere si impara sulla propria pelle, ma si può dedicare un po' di tempo così come si fa per altre cose. Però è difficile, diciamo che si insegna, che si impara, che migliora ma che è una cosa che segue dei canali un po' diversi da altri tipi di apprendimento, non basta leggere un libro, non basta frequentare un corso; tra l'altro è anche legata alla nostra consapevolezza, alla nostra autostima. Però questa complessità a noi suona come "Benissimo, ma possiamo sempre migliorare". Vedremo che la comunicazione migliora moltissimo riflettendo sulle nostre esperienze personali, anche ragionando sulle nostre esperienze forti. La comunicazione è proprio il ponte tra quelle che sono le nostre conoscenze tecniche, professionali, scientifiche, e il mondo del paziente. Possiamo ripercorrere altri studi che ci sottolineano gli errori nel processo comunicativo: Nel corso della consultazione non emergono il 54% dei disturbi del paziente e il 45% delle loro preoccupazioni sono i dati di alcune indagini fatte da ricercatori Inglesi, ma sono concetti che abbiamo tutti in mente: che il medico non ci ascolta abbastanza. Nel 50% dei casi medico e paziente non sono d'accordo sulla natura del problema che rappresenta il disturbo principale. Ancora, solo una minoranza degli Operatori della Salute identifica più del 60% delle preoccupazioni principali dei loro Pazienti. Perché vediamo che in genere un paziente non ha un solo problema e infatti il tema è non solo quello di dare comunicazioni, perché la Comunicazione è in realtà soprattutto ascolto, ascolto non solo con le due orecchie, ma anche con i due occhi e un po' con il cuore, con le emozioni.

Sull'Ascolto esistono tantissimi filmati in cui sono presi Medici disponibili che hanno accettato di farsi riprendere e che dimostrano che i Medici interrompono i loro Pazienti così presto per cui non hanno tempo di esprimere le loro preoccupazioni. C'è certamente un problema di ottimizzare il tempo, ma che efficacia avrà la cura non si è individuato il problema?

Spesso i Pazienti vengono interrotti dopo aver espresso un primo problema. Il Medico, erroneamente, assume che la prima preoccupazione espressa sia la più importante, ma in realtà l'ordine con cui i pazienti presentano i loro problemi non è collegato alla loro importanza clinica.

Il Paziente interrogato dal Sanitario inizia dalle cose più facili, quasi mai dalle cose più difficili, quindi anche la raccolta delle informazioni più pertinenti avviene con un approccio che non fa emergere il problema. Spesso alcuni problemi sono legati alla qualità della vita, non tanto al timore di essere operato, ma di che cosa succede dopo, che qualità della vita avrò dopo. In campo Oncologico ormai c'è già una consapevolezza di cosa c'è dopo, ma forse non è solo lì il problema, a volte c'è un altro tipo di dolore collegato al dolore oncologico. Spesso non si ascoltano le credenze che il paziente ha in campo Oncologico, sulla malattia e i danni che può provocare, e magari una parola in più rassicurerebbe anche su questo aspetto.

Abbiamo presentato dati presi da evidenze scientifiche, vorremmo parlarne anche tramite alcuni filmati perché spesso i film ci dicono con un altro linguaggio le stesse cose (Proiezione di spezzoni del film: "Maurice

Nel film questo Medico ha approccio esperto, ma sbrigativo con l'ammalato, lo ascolta, già con poche domande pensa di aver capito il problema, lo visita, cerca di rassicurarlo e poi vedremo che il problema è un ben altro dolore. Un altro tema di difficoltà oltre la raccolta dell'informazione, è la spiegazione delle fasi di cura. I Pazienti lamentano che vengono fornite loro poche informazioni e quando vengono date lo sono in maniera discontinua e poco sistematica. La discrepanza fra quello che i Medici pensano di aver dato al Paziente nelle spiegazioni e la percezione del paziente di quanta informazione invece ha ricevuto è altissima. Quando si chiede dopo una visita quanto hai dedicato al Paziente, se il Medico dice 10 minuti, il Paziente dice 2 minuti; c'è una discrepanza enorme su questa percezione. Se chiedete ai Pazienti, vogliono avere tante informazioni, spesso però il gergo che viene usato è incomprensibile e soprattutto, nel momento in cui le informazioni gli vengono date, il Paziente fa fatica ad intendere e a memorizzare tutto quanto gli viene detto, quindi solo una minoranza di Pazienti - dice questa ricerca - raggiunge il livello di controllo per la presa di decisione consapevole, e questo vale principalmente per i Pazienti affetti da neoplasia.

Ora vediamo 2 punti che proprio rappresentano il fallimento della Comunicazione. In questi filmati non c'è né Ascolto, né Empatia né Comunicazione. Quali sono i momenti che ci dicono che la comunicazione è fallita? E' la Compliance, è lì che vai a vedere se c'è stata o non c'è stata Comunicazione. Questo Studio dice addirittura che il 50% dei Pazienti non assume la terapia del

Tutto o la assume in maniera scorretta, e tutti possiamo sapere questa mancanza di Compliance quanti costi ha, per noi, per l'Operatore ma per il Sistema Sanitario in genere. Altro tema fallimentare della Comunicazione è rappresentato dai conflitti Medico Legali che in Italia e in tutta Europa sono in forte aumento e che hanno dato origine all'atteggiamento di Medicina difensiva. La Letteratura evidenzia che nel 70% dei casi le ragioni che hanno portato ad una Causa medico-legale sono legate ad errori di comunicazione e atteggiamento da parte del Medico. Sono stati individuati 4 principali problemi, sempre di situazioni che hanno portato alla denuncia: non valorizzare il punto di vista del Paziente, dare poche informazioni, non comprendere il punto di vista del Paziente, abbandonare il Paziente, in particolare dopo le operazioni. Questa è una Ricerca particolare, avanzata e molto citata in letteratura: le pazienti degli Ostetrici - che hanno un gran numero di Cause legali - si lamentano con grande frequenza di essere state visitate in modo affrettato, di aver ricevuto scarse spiegazioni, e questo anche se non avevano avuto Cause legali con Medici. In molti Stati degli Stati Uniti, le Compagnie di Assicurazione praticano uno sconto che va dal 3 al 10% annuo ai Medici che hanno frequentato Corsi per educare alle Competenze Comunicative. In qualche Ospedale Milanese in cui io e la Dr.ssa Poggio abbiamo lavorato hanno instaurato questi Corsi proprio come Medicina Difensiva, per protezione per gli operatori sanitari, perché migliorare le Capacità Comunicative può aiutare a ridimensionare il problema della conflittualità.

Come possiamo imparare la comunicazione? Non c'è una correlazione tra Personalità e Capacità Comunicative. Questo lo sottolineiamo per dire che chiunque può sviluppare Capacità Comunicative, ci può essere una attitudine che può essere sviluppata. Vedremo anche dei cenni teorici di riferimento sulla Comunicazione; con l'aiuto dei filmati, cercheremo di sviluppare questo concetto di "intelligenza emotiva"; è un concetto che riassume due cose che spesso noi viviamo nella nostra cultura come antitetiche: una cosa è essere intelligente, preparato, razionale, una cosa è essere emotivo, fragile, suscettibile. Il concetto di intelligenza emotiva è un costrutto invece che dice che possiamo unire queste due componenti, possiamo fare un uso intelligente delle nostre emozioni; la nostra ipotesi è che se noi sviluppiamo la nostra intelligenza emotiva, che poi è una capacità di empatia con il paziente, facciamo un grosso passo in avanti con le capacità comunicative. Mostriamo ora qualche filmato che ci mostra questa incapacità empatica comunicativa e altri che invece che testimoniano una positiva capacità empatica comunicativa. Più avanti vedremo l'altra parte della relazione che è sugli gli errori di comunicazione.

"Un Medico e Un uomo" è la storia di un chirurgo, una storia vera, un uomo che ha scritto anche un libro, è tuttora vivo, noto per la sua abilità nell'operare, ma anche per le sue modalità spicce di comunicazione che ora vedremo nei filmati, quando parla con una persona da lui operata, che ha un problema, e come lui la rassicura! In seguito vedremo episodi, invece, della sua storia, di quando lui scoprirà di avere una malattia e va a sua volta dal Medico.

Un altro filmato (Duet foro ne, My life) riguarda sempre questo tema del colloquio con il paziente, della comunicazione della Diagnosi, momento molto importante nell'approccio comunicativo. Nel prossimo filmato vedremo come uno di questi casi di Comunicazione Medico Paziente sia sotto il segno dell'Empatia davanti al problema, dico tutto, dico poco... e vedremo che l'unico Radar per orientarci in questo mondo è il Radar dell'empatia; l'empatia con un Paziente può essere: a uno dico la verità, anche se spietata, all'altro dico le cose con cautela.

Non c'è una verità in assoluto ma non c'è nemmeno una via che tu puoi intraprendere senza tener conto dell'altro; magari a un paziente fa proprio bene dare determinate notizie, invece a un altro scatena una reazione contraria, ma comunque è il messaggio di comprensione e di empatia che tiene aperto il legame con l'altro.

Questo è il centro della Verità comunicativa, è difficile nascere così, è una cosa che si apprende con l'esperienza, contando sull'esperienza, formandosi, cercando di avere sempre un'attenzione a migliorare nel nostro rapporto con gli altri.

Andando in un Ospedale a leggere tutte le denunce presentate, si vede che spesso avvengono su stupidaggini; lasciamo stare i grossi casi di malasanità, che rappresentano un altro problema, ma io sono rimasta colpita dalle "piccole" cose oggetto della denuncia: per esempio, "non mi ha spiegato quella cosa... mi ha dedicato poco tempo..." Veramente a volte si monta un caso su piccole cose là dove basterebbe poco per intendersi. Noi oggi stiamo vedendo gli errori, li enfatizziamo perché dobbiamo metterli sotto la lente d'ingrandimento e perché dobbiamo capire fino in fondo che cos'è l'abilità vera comunicativa per cui dobbiamo anche esplorare e vedere degli eventi collettivi, esistono e penso che voi ne sappiate.

SECONDA PARTE: Dr.ssa Chiara Poggio, Gli assiomi della comunicazione e gli errori.

"Istruzioni per renderci infelici", è un libro molto famoso, che ha avuto molto successo. Questo autore ha studiato le teorie della Comunicazione che sono la base di tutti gli scambi relazionali in qualunque contesto, quindi queste verità, questi aspetti teorici sulla Comunicazione toccano sia gli ambiti sanitari ma anche gli ambiti personali, la relazione tra marito e moglie piuttosto che quella tra amici, quindi quello che andremo a vedere dal punto di vista teorico vale per qualsiasi contesto; dopo di che andremo a vedere quali sono gli errori che si possono commettere, legati a queste azioni in ambito sanitario. Una considerazione generale: noi pensiamo che la Comunicazione sia un insieme di fattori molto complesso: se pensate ad un semplice scambio - io comunico qualche cosa a te in questo momento in questo contesto - se prendiamo ognuno di questi fattori, vediamo che ci sono io, che sono un mondo, ho un certo tipo di carattere, un certo tipo di storia, di esperienze personali e professionali ma ho anche uno stato emotivo particolare, comunico, do delle informazioni e comunico in modo verbale ma anche non verbale a te, che sei un altro mondo, un altro carattere, che hai un'altra storia..., eccetera. Tutto questo accade in un particolare contesto qui, in un particolare tempo, ora; la stessa comunicazione che si svolge davanti ad un macchinetta del Caffè piuttosto che passeggiando per strada in un momento di sole fa differenza. Quindi vedete come tanti fattori intervengono ed interagiscono in uno scambio comunicativo e se alla fine ci si capisce sembra quasi un miracolo, questo per dirvi la complessità di un semplice scambio comunicativo.

Vediamo che cosa sono questi Assiomi, queste Verità che stanno alla base di qualunque scambio comunicativo.

Errori:

- Concentrarsi sul contenuto e non sulla relazione
- Trasmettere troppi contenuti insieme, in una volta sola
- Pensare che l'informazione trasmessa sia arrivata
- Pensare che, una volta detta, l'informazione sia anche ricordata

Il primo assioma dice che è impossibile non comunicare, vuol dire che, qualunque cosa si faccia o non si faccia, si dica o non si dica ha comunque un impatto comunicativo, anche il silenzio. Pensate ad una Sala d'attesa di un medico nella quale abitualmente si sta in silenzio ma in questo silenzio ognuno di noi ha la possibilità di comprendere qualche cosa delle persone che sono di fronte, si capisce se una persona è agitata o tranquilla, che tipo di stato d'animo può avere in quel momento quindi, anche nel silenzio, noi siamo trasmettitori di informazioni, di sensazioni, di emozioni. Per questo è impossibile non comunicare. Questa cosa che sembra molto semplice ci fa capire come nel momento in cui noi siamo di fronte ad un Paziente, ad un collega, in qualunque momento, noi siamo già in un contesto relazionale anche se stiamo zitti; il modo in cui stiamo zitti parla e questo dice anche un'altra cosa importante, che la comunicazione è un fenomeno circolare, non c'è mai in realtà una persona che inizi uno scambio.
Spesso noi pensiamo che uno scambio comunicativo inizi quando una persona apre bocca, dice qualcosa: non è così. Io posso iniziare a parlare in risposta ad una tua comunicazione non verbale, al tuo silenzio; ci può essere un silenzio aggressivo, un silenzio carico di ansia e di tensione a cui io non reggo e quindi inizio a parlare. Quindi non ho iniziato io la comunicazione come non l'ha cominciata lui, non si può dire chi l'ha iniziata, non è un percorso che inizia da A o da B, è un percorso circolare in cui entrambi siamo immersi contemporaneamente nella comunicazione, nella relazione. Questo che può sembrare molto semplice ha poi un impatto concreto molto forte.
Vediamo, per esempio, un errore tipico che è quello di pensare che sono sempre gli altri che hanno iniziato "io gli ho risposto male...sono stato sulla difensiva...ho risposto bruscamente perché è Lui che mi ha aggredito ed io mi sono dovuto difendere...Noi stessi vediamo la comunicazione dal nostro punto di vista e quindi la leggiamo con la nostra ottica e vediamo che è colpa dell'altro. Non è mai colpa totale dell'altro, è un fenomeno che accade, è un'alchimia che in quel momento si svolge. Allora, avere in mente che non è colpa né sua né mia, ma siamo entrambi responsabili di quello che accade mi dice che anch'io devo assumerne la responsabilità...Se qualcosa va storto non ha senso dire è colpa sua come non ha senso dire che la colpa è mia: ha senso dire "cosa sta succedendo", quindi uscire da un'ottica di colpa, di buoni e cattivi, mentre ha senso entrare in un'ottica di comprensione.
Il secondo Assioma dice che ogni scambio comunicativo ha un aspetto di contenuto ed un aspetto di relazione: il contenuto sono le informazioni che vengono trasmesse, quindi il cosa dico, la relazione è il come dico questo, quindi con tutto l'aspetto emotivo che passa insieme alle informazioni. Che cosa deriva da questi due aspetti, deriva che molto spesso ci si concentra molto più sul contenuto, giustamente, perché devo essere sicura di dire delle cose sensate, di dire delle cose giuste, quindi il mio sforzo, la mia attenzione, in quel momento è particolarmente centrata sul contenuto, sugli aspetti razionali, sul dire le cose giuste e, nello sforzo, nella concentrazione del contenuto rischio di perdere un po' la concentrazione sulla relazione, e, anziché vedere dov'è l'altro mi concentro sulle cose giuste ma mi perdo l'altro per strada.
Un altro aspetto è quello di mettere pochi contenuti, le emozioni interferiscono molto nella

capacità di comprendere e recepire, se io bombardo l'altro con tutte informazioni giuste ma fredde, ma troppe, alla fine quello che al Paziente arriva è molto meno di quello che ho detto, e questo ha una doppia conseguenza perché, dal momento che so di averglielo detto, penso che la cosa gli sia arrivata e quindi capita. In realtà non è così certo che l'abbia capita, e soprattutto, che tutte le cose che ho detto siano realmente arrivate e ricordate; ci sono tanti step intermedi di comprensione ma anche di memoria.

Errori:

- Senso di superiorità
- Gestire l'asimmetria in modo manipolativo, paternalistico
- Non considerare il paziente come un interlocutore adulto, responsabile
- Giudicare il paziente, il suo dolore, i suoi stili di vita
- Fare pressioni emotive, spaventare il paziente affinché faccia ciò che è giusto fare
- Senso di distacco, che non ci fa sentire il paziente come parte dell'umanità, sofferenza esistenziale che ci tocca

Il terzo assioma riguarda le tipologie di linguaggio. Il contenuto e la relazione vengono veicolati attraverso modalità diverse, il contenuto passa attraverso il linguaggio; la tipologia del linguaggio è verbale e la relazione passa attraverso il linguaggio analogico, cioè il non verbale, con tutto il suo linguaggio dei gesti, di espressioni che accompagnano le parole; che cosa succede quando i due tipi di linguaggio non sono in sintonia? Se io per esempio vi dico: "non sono arrabbiata in questo momento!" dal tono della voce capite che lo sono. Che cosa succede quando c'è una contraddizione tra il verbale e il non verbale, che cosa passa come contenuto di verità? Passa il non verbale, quello cui facciamo meno attenzione, di cui siamo meno consapevoli perché siamo più concentrati sul contenuto. Ciò che è alla base di molte incomprensioni è una cosa molto semplice, sta nel fatto che non siamo coerenti tra quello che stiamo dicendo e le emozioni che passano attraverso il non verbale, che è il canale più diretto di espressione delle emozioni che noi controlliamo molto meno; spesso non ci rendiamo conto dei gesti che facciamo, non possiamo controllare il nostro sguardo ma chi ci sta di fronte è la prima cosa che vede. Se siamo arrabbiati, nervosi, questo stato d'animo passa attraverso il nostro corpo, è il linguaggio del nostro corpo, ed è questo che arriva agli altri; quindi noi pensiamo di aver detto le cose per benino mentre poi non arrivano, c'è qualche cosa che si è messo di mezzo. L'errore sta proprio nella non consapevolezza delle nostre emozioni, di dove siamo nel momento in cui parliamo con l'altro e soprattutto vuol dire che ogni volta che noi siamo poco autentici questa non-autenticità viene avvertita e il nostro messaggio perde di credibilità, di forza, di efficacia.

Il quarto Assioma dice che tutti gli scambi di comunicazione possono essere simmetrici o complementari. La Relazione Simmetrica indica due persone che sono sullo stesso livello, che sono uguali; che significa uguali? non tanto in maniera gerarchica ma una uguaglianza della relazione, della Comunicazione; chi ha il potere della Relazione in quel momento, un potere relazionale gerarchico. Le Relazioni Simmetriche, in cui siamo entrambi sullo stesso piano sono le relazioni che funzionano meglio nel senso che mi sento capito, mi sento allo stesso livello di chi mi sta di fronte e quindi le cose funzionano. Nelle Relazioni Asimmetriche, quando io mi sento down, sotto, in qualche modo poi ho la tentazione di rimettere le cose in pari per cui, alla prima occasione, se posso te la faccio pagare o comunque voglio rimettere le cose in chiaro. Allora, certamente la relazione Medico Paziente salta, anche per l'Infermiere e per qualunque ruolo sanitario. Rispetto al Paziente che è ricoverato, che viene in ambulatorio, c'è una Relazione che parte Asimmetrica e compito degli Operatori sanitari è quello di renderla Simmetrica il più possibile, dando riconoscimento "all'altro" nel dargli stima, nel riconoscerlo come persona. Dette così sono solo parole, ma rendere concrete queste parole è un passaggio molto importante. Quando io sento che l'altro è l'essere umano di fronte a me, sono all'interno di una Relazione Simmetrica, e questo mi facilita molto la relazione, mi fa partire senza il carico di possibili rivendicazioni.

All'interno di queste Relazioni sia simmetriche che asimmetriche ci possono essere delle modalità di scambio; la modalità di Conferma è una modalità all'interno della quale ci confermiamo nella nostra relazione, il che non vuol dire che andiamo d'accordo e la pensiamo tutti e due allo stesso modo, possiamo anche essere in disaccordo sui contenuti, ma io confermo te come mio interlocutore, ti stimo, ti riconosco come mio interlocutore e tu fai altrettanto nei miei riguardi. La Conferma è che al di là delle nostre opinioni - che possono essere diverse - ci confermiamo come interlocutori, riconosciamo la dignità all'altro e l'altro la riconosce a noi. La modalità di rifiuto è una modalità in cui io rifiuto una parte del tuo comportamento; se stai alzando troppo la voce, io posso dire:" continuiamo a parlare però abbassa la voce, smetti di urlare", io però non sto rifiutando te in assoluto, sto rifiutando la qualità che in questo momento sento disturbante, assordante per la comunicazione.

Non è che si può accettare tutto, ci sono dei comportamenti che devono essere fermati, non è che il Paziente abbia sempre ragione, però è sempre importante fermare un comportamento e non la persona nella sua totalità. Il comportamento comunque salvaguarda la stima che io posso avere per una persona. Ci sono messaggi ambigui che io mando, che possono oscillare tra indifferenza, momenti di considerazione, ma dove poi il messaggio che passa è "per me tu non esisti, non ci sei". Nell'esempio che abbiamo visto nel film "Un Medico, un Uomo", il messaggio della dottoressa non era di Conferma, perché lo riconosce come Medico ma poi il messaggio emotivo relazionale lo tiene poco in considerazione. Mentre le prime due modalità di Conferma e di Rifiuto sono modalità comunque funzionali ad una comunicazione efficace, la non conferma distrugge l'altro che non si sente riconosciuto, non rispettato; è l'unica modalità assolutamente negativa a cui fare molta attenzione. Anche qui il problema non è solo di contenuti ma di Relazione.

Gli errori che derivano da questo ambito sono:

— Il senso di superiorità, non così forte come mostrano i filmati, a volte si tratta di sfumature che comunque hanno un peso. Tutti noi ci sentiamo superiori all'altro, per tanti motivi, ma nel momento in cui il vissuto ci abita, questo vissuto passa e fa magari andare la relazione sul piano complementare di asimmetria.

— Gestire l'asimmetria in modo manipolativo, paternalistico; tutti, medici, infermieri.... Abbiamo in mente dove vogliamo portare il paziente, che cosa è bene per lui e quindi, a volte, usiamo in modo un po' manipolativo il potere per portare il paziente al nostro obiettivo senza però ascoltare lui il suo punto di vista. La dottoressa nel film "un medico, un uomo", manipolando la personalità del suo paziente-medico sta gestendo la sua superiorità, forzando la scelta di operarsi, di farlo subito e, soprattutto, di scegliere lei come chirurgo, cosa per altro che lui non farà perché sceglierà un altro chirurgo, un collega, lo stesso che lui prendeva in giro perché mentre operava parlava ai pazienti anche se erano anestetizzati e non potevano sentire; però per lui era un modo di esprimere una relazione empatica. Di tutti i chirurghi dell'ospedale, lui va a scegliere il chirurgo con le capacità relazionali più spiccate.

— Non considerare il paziente come un interlocutore adulto e responsabile perché noi siamo i possessori della scienza e conoscenza, l'altro non ne sa abbastanza quindi noi possiamo decidere per lui, forziamo un po' le sue decisioni togliendo responsabilità alla persona che abbiamo di fronte la quale può scegliere della sua vita, delle sue decisioni e terapie.

— Giudicare il Paziente, il suo dolore, il suo stile di vita. Un esempio molto semplice, il Fumo.

Il fumo fa male, assolutamente non bisogna fumare! Vedo spesso le modalità con cui si trattano i Pazienti che fumano; certamente fa male, devono smettere di fumare, però spesso vengono utilizzate modalità molto pesanti, giudicanti, terroristiche, dopo di che il Paziente, preso dall'ansia, va fuori a fumarsi una sigaretta; lo si fa per il suo bene però la modalità giudicante non fa cambiare gli stili di vita alle persone, li mette semmai in un vissuto di ambivalenza , senso di colpa che spesso va proprio a rafforzare quel comportamento e stile di vita negativo che vorremmo evitare:" devi mangiare meno grassi ... Devi mettere meno sale..." alla fine però il Paziente deciderà della sua vita! La modalità giudicante, terroristica funziona pochissimo.

- Il Paziente è malato ed io sono sano: questo mette una barriera molto forte e se mi sento ancorato nella mia salute mi fa perdere un contatto emotivo con la sofferenza dell'altro Quindi la relazione diventa asimmetrica nel momento in cui io perdo il contatto emotivo con questa dimensione di dolore, di sofferenza dell'altro.

Il quinto Assioma della Comunicazione è un assioma fondamentale, causa di moltissime situazioni critiche che si creano, dice che la Comunicazione dipende dalla punteggiatura: un esempio tipico del marito che torna a casa la sera e ha le sue aspettative, vado a casa, mi faccio una doccia, mi leggo il giornale e poi si cena. La moglie che è a casa, ha avuto la sua giornata di lavoro, aspetta che torni il marito per affidargli i bambini... Ci sono questi due mondi che si stanno per incontrare, ciascuno con le sue aspettative. Il marito varca la soglia di casa e lei lo assale e gli dice tutto quanto si aspetta che faccia. Il marito di ritorno dal lavoro, si arrabbia e se ne va in bagno, probabilmente con il giornale! E' una situazione tipica nella quale entrambi hanno e manifestano le loro ragioni. Quale è il problema? Ciascuno sta iniziando a leggere la sua sequenza comunicativa dal suo punto di vista. Ciascuno ha le sue ragioni incontrovertibili perché sono basate su dei fatti ma questa è la base del circolo vizioso. Nel Film "La Guerra dei Roses" si racconta un percorso che dal punto di vista psicologico è verissimo e da manuale perché racconta come, a partire da discussioni molto banali, quotidiane, in realtà il sentirsi ingiustificatamente non capito, lontano dall'altro, fa di volta in volta aumentare l'aggressività perché ad ogni giro di relazione la tensione, l'aggressività, sale e il gioco aumenta in modo esponenziale, Perché è così difficile uscire dai circoli viziosi? Perché nessuno vuole mollare avendo ragione. Per uscire dai circoli viziosi bisogna interromperli facendo dei passi per andare incontro all'altro, ma è la qualità del passo che vado a fare che conta, perché io posso anche dire "ti vengo incontro ..." ma se il mio stato d'animo è quello di dire "per questa volta ti accontento ma la prossima volta tocca a te" ... mi troverò allo stesso punto in un circolo vizioso. Deve accadere qualcosa di più profondo delle relazione, io devo capire e vedere l'altro in un'ottica di "vedere l'altro" realmente. Se io riesco a vedere dietro un comportamento che mi innervosisce, quale è il bisogno, il motivo del comportamento dell'altro, "vedo" l'altro. Io posso essere arrabbiato e nervoso per un comportamento ma se io sento lo stato d'animo reale dell'altro con questo mi posso sintonizzare, calmare la mia ira, dal momento in cui io vedo la sofferenza, la stanchezza dell'altro e non solo la mia, questo mi aiuta a calmare il mio nervosismo, il mio stato d'animo e lo stato d'animo dell'altro, e la mediazione, che diventa possibile, non è fatta a tavolino, rivendicando le proprie ragioni ma diventa una possibilità autentica di venirsi incontro. Quindi non ci possiamo concentrare solo sui contenuti, sul mettere sulla bilancia ciò che è giusto e ciò che è sbagliato, ma entrare sul piano più profondo della relazione: smettere di vedere solo la propria parte e vedere l'altro nei suoi bisogni, nelle sue difficoltà. L'importante è ricordare che i punti di vista di una persona non necessariamente devono coincidere con i miei, tanto meno le emozioni, i problemi....

Lo sforzo cognitivo è di tenere insieme verità diverse, contraddittorie e qui sta anche la ricchezza della relazione, che ci rende tutti più ricchi e migliori perché la visione a trecentosessanta gradi è più bella, più ricca di sfumature.

Per ritornare agli errori della Comunicazione, il circolo vizioso dell'aggressività è tremendo per il Paziente, anche se ci sono pazienti maleducati ed aggressivi, ma il problema è che se si risponde in modo altrettanto sgarbato, così come viene spontaneo fare, non se ne esce più e il circolo vizioso dell'aggressività comincia poi a diventare un circolo vizioso di incomprensione da parte di entrambi, e la parte più debole, il Paziente, che disturba più di altri gli Operatori Sanitari, si lamenterà sempre di più e diventerà sempre più richiedente. Quello che può aiutare ad uscire dal circolo vizioso è il riuscire ad entrare in un contatto empatico con la sofferenza, al di là del comportamento del paziente, cioè riuscire a vedere la sofferenza al di là del comportamento e della maleducazione perché se mi fermo al comportamento non entro più nella stanza. Se riesco ad aprire un canale comunicativo, facilmente calerà poi l'aggressività del Paziente.

A volte basta pochissimo, un sorriso, una gentilezza per far calare il livello di aggressività. Sono stati fatti studi in cui si è visto che, anche a fronte di non soluzione del problema, se la relazione è stata buona la soddisfazione è più alta; se invece risolvo il problema, ma con modalità sgarbate, negative, il mio livello di soddisfazione è più basso. Questa è una carrellata di errori tipici che nascono da questi assiomi della comunicazione, ciascuno si porta dietro delle possibilità positive ma anche degli errori. Se io sono arrabbiata però vedo che tu sei sofferente, la tua sofferenza muove la mia empatia (neuroni specchio), cioè, nel momento in cui io vedo la sofferenza nell'altro questa emozione attiva i miei neuroni-specchio, quindi la mia capacità di sentire e riconoscere questa emozione dentro di me; questo fa calare la mia aggressività e mi consente di riportare la comunicazione sul piano più autentico, più caldo.

La prossima volta vedremo che ci sono anche dei modi per dare brutte notizie; hanno sistematizzato dei percorsi che si possono fare nel momento in cui si deve dare una comunicazione di questo tipo.

Dott.ssa DUCCOLI

Questo ci porta a parlare dell'Intelligenza emotiva; quali sono le emozioni che ci prendono e come le gestiamo?

L'Intelligenza emotiva vuol dire che l'emozione mi prende: se sono preoccupato per le cose che vedo, prima di tutto le avverto a livello corporeo e prima di tutto si vedono dalla mia faccia, sono fisiche, quindi il mio corpo le fa vedere, le sente, prima ancora che la mia mente abbia un pensiero: le emozioni sono prima nel corpo e poi nella mente. I neuroscienziati che hanno studiato come si attivano le emozioni nel cervello, ci dicono che questo dà segnali di attivazione prima che il pensiero elabori una reazione.

L'Intelligenza emotiva è: "sento che mi sto arrabbiando, che sono preoccupato, cerco di gestire questa cosa...". Il rendersi conto fa sì che ho un quarto di secondo, così dicono gli esperti, per scegliere che decisione prendere al riguardo, mi arrabbio, alzo la voce, me ne vado o sto fermo? E' importante riuscire a capire quando le emozioni stanno arrivando per non farsi sopraffare. L'Intelligenza Emotiva è "sento che mi sto arrabbiando, che sono preoccupato, che vado in ansia, cerco tra me e me di gestire questa cosa ed ho un quarto di secondo per decidere una reazione": questo è il centro dell'Intelligenza Emotiva, riuscire a capire quando le reazioni stanno arrivando e decidere come reagire. Non è così semplice ma la via è: ognuno di noi si attiva emotivamente in modi molto diversi, qualcuno è ansioso, qualcuno s'innervosisce, qualcuno si preoccupa, ... Il problema è di riconoscersi e di riconoscere i segnali che vengono entro di noi e poi avere un po' di padronanza, non di finzione, per gestire questo aspetto. La via di fingere è una scorciatoia. E' un grosso tema quello di gestire le emozioni, non c'è una via breve, ma essere consapevoli delle reazioni emotive su di noi e dare parola alle emozioni. Abbiamo più forza se diciamo le cose al Paziente in cui c'è accordo fra ciò che sentiamo emotivamente e ciò che diciamo razionalmente, e questo vale con il Paziente, con il marito, con la moglie, con tutti. Il problema è che a volte non abbiamo le parole per dire le emozioni: è il grosso tema della Comunicazione.

Relazioni intelligenti

- In effetti:
  - saper gestire le relazioni
  - riconoscere le proprie e le altrui emozioni
  - contenere le emozioni
  - avere una buona capacità di lettura della comunicazione non verbale
- sono tutte competenze importanti per un'adeguata gestione della relazione medico-paziente
- e nello stesso tempo sono elementi che definiscono un comportamento emotivamente intelligente.

Dr.ssa Delia DUCCOLI - Drssa Chiara POGGIO
La comunicazione efficace - 2° parte

--, Impegnarsi a comunicare bene è una grande fatica che è frutto di allenamento, di esperienza e talvolta di notevoli incomprensioni. Oggi divideremo il pomeriggio in tre parti: nella prima parte parleremo di intelligenza emotiva, per far passare delle idee agli altri, per comunicare quindi non basta avere buone idee, non basta avere intelligenza, ma intuitivamente sappiamo che ci vuole un quid di qualcos'altro. Noi cercheremo di capire che cos'è questo quid, sapendo che non è definito una volta per tutte perché ci vuole una bella flessibilità, una cosa è comunicare con i colleghi, altra cosa è comunicare con i pazienti.

In secondo luogo parleremo di Intelligenza emotiva per stare vicino al dolore, che è un po' lo specifico del mondo della Sanità: è importante comunicare in tutte le situazioni relazionali, ma in situazioni di sofferenza c'è una difficoltà in più, quindi parleremo anche di quella intelligenza emotiva che è la capacità di stare vicino, di reggere il dolore dell'altro senza esserne del tutto contagiati e sommersi, oppure, all'opposto, di non distaccarsi del tutto. Parleremo poi della Comunicazione nella attività di Prevenzione, che è poi il Tema principale del percorso formativo che state facendo. Intelligenza Emotiva: nelle librerie si trovano svariati testi su questo tema applicato ad ambiti diversi, oggi è diventata un'espressione fortunata, di moda. Il motivo di questo successo è che mettere insieme due parole, "intelligenza" ed "emozione", mette insieme due termini che nella nostra esperienza e cultura spesso sono visti come antagonisti: io sono ragionevole se non sono preso troppo dalle emozioni. Se sono arrabbiato, se ho paura vuol dire che non sono ragionevole, che non sto ragionando. Vedremo che questa dicotomia ha una certa verità, però il tema Intelligenza delle Emozioni ci dice che possiamo fare un uso intelligente delle emozioni e che piuttosto che accantonarle e ignorarle quando abbiamo obiettivi di lavoro possiamo usarle, anzi, vedremo che avere obiettivi, è proprio è un modo proprio di incanalare, gestire le emozioni. Diciamo quindi che Intelligenza Emotiva è quella forma di intelligenza che è alla base di una autenticità e di una completezza, di una conoscenza di sé e degli altri e quindi è il presupposto per una buona comunicazione. C'è addirittura una pagina del Time che parla del EQ, il quoziente di Intelligenza Emotiva; Sappiamo che c'è il quoziente di intelligenza, QI, che si misura con una scala universalmente riconosciuta, tarata in diverse culture che misura quel tipo di intelligenza con cui nella nostra cultura intendiamo l'intelligenza che ci fa arrivare alla Laurea a un Diploma, che è l'intelligenza logico-matematica, linguistica, associativa...che è misurata da questi Test. Dieci anni dopo che due psicologi hanno coniato questo nuovo costrutto "intelligenza emotiva", il Time chiede se esiste un Test per misurare il quoziente di Intelligenza Emotiva. Quindi EQ è il quoziente di Intelligenza Emotiva, In realtà ancora non c'è un Test così universalmente riconosciuto come la scala Weschler, però ci sono tanti altri test oggi in Commercio, Test non così tarati dopo tanti anni, così affidabili come la scala Weschler, esistono però Test che ci danno la dimensione di che cosa è l'Intelligenza Emotiva. Noi oggi qui non facciamo i Test ma cerchiamo di capire che cosa vuol dire operare con Intelligenza Emotiva in diverse situazioni. Si può misurare la propria intelligenza emotiva anche senza Test basandosi sulle esperienze. Non è un concetto nuovissimo quello che gestire le proprie emozioni sia una cosa intelligente, già Aristotele diceva questa frase assieme a tante altre: "Colui quindi che si adira per ciò che deve e con chi deve, inoltre come, quando, e per quanto tempo si deve, può essere lodato.", quindi non è chi non si adira che ha intelligenza emotiva, ma chi si adira quando è il caso di adirarsi, nel modo giusto, con chi è giusto, per quanto tempo è giusto.

Parliamo di rabbia perché è una delle emozioni più difficili e importanti da gestire. Oggi essere preso dalla rabbia è come scoppiare a piangere, un comportamento che viene ritenuto inadeguato socialmente. Nello stesso tempo è un'emozione innata, molto importante, a volte ci fa raggiungere l'obiettivo, ci fa abbattere gli ostacoli perché la rabbia a volte ha una funzione positiva di darci quella carica e quel coraggio per farci superare gli ostacoli, situazioni negative, per far dire e fare quelle cose che senza un po' di rabbia non riusciamo a dire. Relazioni Intelligenti: Come facciamo a riconoscere l'Intelligenza Emotiva, riconoscere le proprie ed altrui emozioni? Riconoscere in sé e negli altri il proprio stato emotivo è il primo passo. Nella relazione potrei pensare che l'altro sia arrabbiato con me e invece magari ha paura, io penso di essere calmo e tranquillo, in realtà ho un sommovimento nelle viscere per cui tanto tranquillo non sono, quindi riconoscere le proprie ed altrui emozioni, partendo dai segnali non verbali, è uno dei primi passi per riuscire poi a gestirle ed avere relazioni intelligenti. Un passaggio legato al fatto di leggere la comunicazioni non verbale che è "che cosa esprime l'altro con la faccia, con i gesti, con il tono di voce", spesso è cercare di capire quando dentro di noi si agita qualcosa, capire i segnali del proprio corpo prima che diventino travolgenti; l'ansia, la paura le leggiamo nel nostro corpo prima che diventino un pensiero ed un comportamento esterno. Quindi riconoscere le proprie ed altrui emozioni significa riconoscere i propri segnali corporei prima che diventino anche un comportamento esterno. Diciamo che questa semplice capacità di base, riconoscere le proprie ed altrui emozioni, saper dar loro un nome è la base del comportamento di comunicazione efficace. Tante osservazioni che facciamo sull'intelligenza emotiva nascono nei testi divulgativi sulle ricerche sul funzionamento del cervello che negli ultimi 30- 40 anni arrivano a noi dall'uso di nuovi strumenti di indagine che stanno rivoluzionando tutto quello che sapevamo sui Siti delle nostre emozioni, su come agiscono le nostre emozioni. Negli ultimi 5 anni abbiamo scoperto di più sulla realtà del cervello, che non negli ultimi 5 mila anni e dobbiamo questa comprensione ai nuovi studi di neuro-fisiologia. Questi ci dicono che le emozioni, a differenza di quanto si pensa comunemente situate nel Cuore, hanno i loro siti proprio nel cervello. Che cos'è una Emozione? Un'immagine presa da un libro di neuro-fisiologia fa vedere che le emozioni sono delle reazioni che nella nostra storia evolutiva sono state utili all'essere umano per reagire immediatamente ai pericoli o alle minacce dell'ambiente ,quindi qualche cosa che garantisce la nostra sopravvivenza nel nostro cervello; si scatenano emozioni che sono legate alla nostra percezione, alla visione di un'immagine, in seguito ad un nostro pensiero .Corpo e mente sono la stessa cosa, in particolare quando cerchiamo di capire le emozioni risulta evidente. La faccia per esempio, non è soltanto un mezzo per manifestare la mia emozione, ma anche per attivarla; ogni emozione racchiude in sé la spinta per attivarla verso l'espressione dell'emozione stessa; l'emozione crea sempre un modo per esprimersi. Può essere la faccia, il tamburellare delle dita, sudore... Comunque sempre voglia di esprimersi; anche l'espressione stessa può generare un'emozione quindi, una gioia ci può procurare un sorriso, ma anche sorridere ci può procurare una emozione quindi, anche una certa posizione del corpo, una certa posizione di rilassamento ci induce ci fa venire nella mente un rilassamento, una certa posizione di tensione ci fa venire pensieri di tensione, pensieri e stati fisici sono strettamente correlati. Il semplice fatto di modificare la faccia, portandola nella posizione di un sorriso, attiva nel cervello azioni che sono tipiche della felicità. Se ci disponiamo a fare un sorriso invece di esprimere perplessità, allora uno si predispone in modo più positivo.

Le emozioni ci generano pensieri ed anche i pensieri generano emozioni: basta ricordare qualcosa che ci ha fatto arrabbiare con il pensiero, e immediatamente qualche cosa in noi, nel nostro battito cardiaco, nella sua accelerazione e nella respirazione si altera: basta questo per far venire pensieri negativi o viceversa pensieri positivi.

Il Cervello plastico, un concetto complesso da dire, però che nascono e muoiono cellule e connessioni, tutti i pensieri e gli atteggiamenti che abbiamo qualche volta lo influenzano, è un concetto importante. Dopo il concetto che pensieri e corpo cercano una via di espressione con le emozioni, o meglio, che le emozioni cercano una via di espressione con il corpo e con il pensiero, viene il concetto fondamentale che cercheremo di usare qui, quello del "periodo refrattario". Perché nella nostra cultura, fin da piccoli, ci insegnano a contenere le nostre emozioni, ed è anche positivo piangere quando abbiamo voglia di piangere o dare un pugno quando ci arrabbiamo, perché spesso le emozioni ci travolgono e travolgono anche il nostro pensiero e la nostra razionalità. E' importante in questo capire che l'emozione ci rende schiavi, perché una volta che è innestata non si placa finché non è arrivata alla sua espressione completa, perché, durante il "periodo refrattario" non riceviamo altre informazioni; se abbiamo paura o siamo arrabbiati, quando ci prende quella emozione, c'è un periodo in cui non riceviamo altre informazioni o, se le riceviamo, la nostra interpretazione è talmente prevenuta da farci vedere il mondo in modo da sostenere le emozioni che stiamo provando, abbiamo e comprendiamo solo quelle cose che ci sostengono nel dirci quanto siamo arrabbiati, quanto ansiosi......Il periodo refrattario dura pochi secondi ma può essere in alcuni casi anche molto più lungo. Vedremo che si può agire con le emozioni in questo periodo. Questo lo sappiamo perché c'è un concetto di imprinting emotivi, non siamo tutti sensibili alle stesse emozioni, dipende un po' anche dall'imprinting che abbiamo avuto in età infantile. Queste regole per una sana educazione emotiva dei bambini, in realtà le citiamo perché saranno utili anche a noi quando vedremo gli esempi di comunicazione efficace.

<u>Prima regola</u>: le sensazioni e i segnali emotivi che ci manda il nostro corpo sono segnali importanti, tutte le emozioni sono accettabili, mentre i comportamenti possono essere accettabili oppure no.

Se il bambino è arrabbiato perché l'altro bambino gli ha preso un giocattolo, il fatto che sia arrabbiato e quindi provi un'emozione di andare lì e picchiarlo è una cosa ragionevole perché si sente minacciato in un suo diritto; il comportamento di andare a dare un pugno invece non è accettabile , sembra la stessa cosa, ma non è la stessa perché spesso si sgrida il bambino per il pugno ma non si tiene conto che la sua rabbia non va colpevolizzata, è una rabbia magari giusta quindi quella sensazione li, quella percezione di essere oggetto di un sopruso è una cosa giusta, questo non vuol dire che io debba dare un pugno, ma che io non debba dare un pugno non vuol dire che io non faccia bene ad aver voglia di difendermi, quindi dobbiamo separare le sensazioni dai comportamenti.

<u>Seconda regola</u>: Fino a che non si è calmi non è possibile pensare, per spiegarsi per ascoltare occorre che l'input forte dalla emozione si sia un po' calmato.

Bisogna trattare gli altri come si vuole essere trattati; questo principio che è alla base dell'Empatia è anche un principio educativo: nella stessa situazione, come vorresti essere trattato? Un altro esempio di cosa può voler dire gestire le emozioni: accettarle perché sono innate, sono qualche cosa di positivo e non dobbiamo criminalizzarle però il Tema è "nella comunicazione con l'altro cercare di gestirle".

Quando noi abbiamo emozioni di base, in cui le nostre reazioni sono simili a quelle di un animale, come un cane che quando si arrabbia o ha paura reagisce come facciamo noi quando siamo arrabbiati o abbiamo paura; se andiamo a vedere le manifestazioni fisiche sono simili: quando uno ha paura cerca di scappare, si ritrae, si rannicchia o abbaia, alza la voce... Se però vogliamo avere intelligenza emotiva e quindi capacità di accettare queste emozioni ma anche di gestirle, proviamo a vedere la differenza tra subire le emozioni e gestirle.

Usare le emozioni

Essere consapevoli delle proprie emozioni significa poterle usare come "informazioni" su quanto sta accadendo

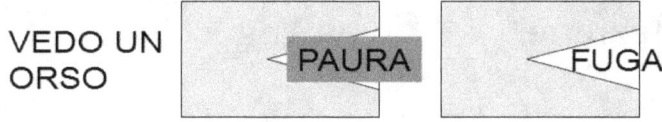

La sequenza evidenzia una reazione automatica:
<u>dall'emozione al comportamento;</u>
<u>dov'e' la mia liberta' di scelta?</u>

1

Qui c'è un esempio, vedo un Orso, ho paura, scappo: questa è una reazione automatica dettata dalle emozioni, quindi la paura è qualche cosa di positivo perché se vediamo un Orso, effettivamente è una minaccia da cui difendersi, ma è un comportamento un po' sbagliato perché davanti ad un Orso fuggire è rischioso, ci può aggredire. Usare bene le Emozioni vuole dire: vedere un Orso, avere paura, capire la sensazione di paura, capire che l'automatismo della paura ci fa fuggire ma, invece di fuggire, rimanere fermi. Ho paura, capisco che c'è una minaccia, che l'orso non è un cane, ma la mia libertà di scelta invece di farmi agire in modo automatico seguendo l'emozione del momento, può farmi pensare, nel periodo refrattario prima che si attivi la reazione automatica:" di fronte al pericolo oltre a scappare, cosa posso fare? Potrei fermarmi, stare immobile, che pare sia proprio il comportamento giusto di fronte ad un orso.." e così vale per una emozione tipo quella della rabbia :" sono aggredito, una persona mi dice una parola sgradevole, mi viene la rabbia che, una volta che è innescata, è un automatismo che fa sì che io aggredisca contro, quindi alzi la voce, abbia un tono sgradevole, mi salga la pressione, mi vada il sangue al cervello .....e quindi aggredisco...Curare l'Emozione come alleata vuole dire capire che io mi sto arrabbiando perché l'altro mi ha aggredito ed è una cosa vera, e giusta, quindi cova in me una rabbia, so che la rabbia mi porta ad un comportamento automatico che fa sì che io dica anche cose sgradevoli e mi comporti in modo sgradevole, però questo avvertimento che mi arriva dal mio corpo "sto per arrabbiarmi "e lo si sente, c'è un magico quarto di secondo in cui ognuno di noi può decidere, a casa con il marito o con la moglie " spacco un piatto o mi fermo?" c'è un magico quarto di secondo che ci permette di decidere se ci fermiamo o attacchiamo. Questa è la libertà di scelta, la libertà di dire "Io mi sono arrabbiato in questo momento, vedo l'impulso della rabbia, sto per riversare questo comportamento", la mia libertà di scelta fa sì che io possa arrabbiarmi urlando ma posso anche dire "adesso mi calmo, aspetto qualche secondo e cerco magari di reagire in un altro modo. Questo è "l'intelligenza Emotiva". Che cosa non è intelligente? negare che si è arrabbiati, che si è stati insultati o agire semplicemente in preda all'emozione. Le Emozioni sono molto innestate anche da come noi valutiamo gli elementi, le situazioni: vedere un Orso ci può mettere paura, ma se valutiamo che è dentro una gabbia, non abbiamo più paura: è una valutazione che facciamo nelle situazione. Ognuno di noi ha una soglia di innesto delle Emozioni a seconda della valutazione che fa delle cause scatenanti: per qualcuno la rabbia può essere scatenata da un comportamento, può valutare una osservazione fatta da un utente o dal Capo come offensiva, un altro invece può passarci sopra e ritenerla una questione da niente. Ci sono paure, tipo quelle dei serpenti, che sono molto diffuse; uno può aver paura di una farfalla o del buio, dipende un po' dalla valutazione che noi facciamo delle cose che ci stanno intorno. Qui c'è una frase che dice:" Per il suo amante una bella donna è una delizia, per un monaco una distrazione, per una zanzara un buon pasto!" Quindi noi gli eventi li viviamo in modo emotivo diverso a seconda di come il nostro pensiero li legge. Queste che vediamo adesso sono Emozioni che sono considerate Emozioni Innate perché comuni, da alcuni studi fatti, nelle loro espressioni, un po' in tutte le culture.

Emozione	Obiettivo positivo	Distorsione
Paura	Protezione	Angoscia
Rabbia	Azione	Depressione
Invidia	Crescita personale	Auto-svalutazione
Lutto	Autonomia	Auto-distruttività
Attaccamento	Autorealizzazione	Non espressione di sé

Per ogni emozione c'è un obiettivo positivo o una distorsione a dire che le emozioni sono tutte positive con un'idea di garantirci una sopravvivenza, una reazione adeguata agli stimoli però si può farne un uso anche distorto, per esempio: la paura ha una funzione importantissima di protezione, guai se non avessimo mai paura! Però la distorsione può essere un eccesso di paura, creare panico, angoscia; la rabbia è l'obiettivo che ci porta ad agire, spesso se non ci arrabbiamo non mettiamo in atto nessuna azione, quindi trovare un po' di rabbia, non colpevolizzarci sempre perché ci arrabbiamo può essere positivo. Certo, tanta rabbia non espressa o espressa troppo ci può portare a delle distorsioni. Anche la depressione può essere a volte un uso non adeguato della rabbia. L'invidia, un'altra emozione diffusissima nel mondo del lavoro dove stranamente non viene mai considerata una Emozione nel mondo del lavoro mentre invece è presentissima perché nel suo aspetto positivo l'invidia è l'ammirazione per l'Altro le cui caratteristiche ti piacerebbe avere: il fatto che sa l'inglese, che si rapporta bene con il Capo.... l'Invidia come nasce? Nasce per una cosa che vorrei avere anch'io, certo, per i suoi aspetti negativi non per niente è definita un -peccato capitale- perché tende a svalutare non solo se stessi ma soprattutto a voler danneggiare gli altri mascherandolo da "pensa di essere chi sa chi ma in realtà..., riesce così bene ma in realtà..." e quindi è un'invidia diffusa sul lavoro perché mette in atto comportamenti distruttivi verso se stessi e verso gli altri, pettegolezzi, malelingue. Poi c'è il Lutto: la perdita è una Emozione che può dare accesso ad una nuova autonomia, è un qualche cosa che ci può lasciare anche schiantati; l'Attaccamento e quindi tutte le relazioni affettivo amorose che ci permettono di esprimerci, di auto realizzarci ma se è eccessivo, anche in modo negativo, può essere anche una limitazione nell'espressione di sé.

L' altra volta abbiamo parlato delle relazioni Medico- Paziente e di tutti gli errori che si fanno.

Qui abbiamo messo un articolo, una ricerca in cui, anche in questa relazione l'intelligenza emotiva ha un'importanza fondamentale. Leggo un po' il contenuto di questo articolo:" per l' importanza che si riconosce al mondo delle Emozioni e le basi neuro-biologiche su cui si fonda ed ancora, per il fatto che propone una visione dell'uomo, per cui può migliorare se stesso imparando a conoscere le proprie emozioni e quelle degli altri perché l'intelligenza emotiva, poi dice, è una di quelle intelligenze che con l'età non smettono di crescere, anzi il quoziente di Intelligenza Emotiva è qualcosa che con l'età, se ci esercitiamo e vogliamo migliorare, può davvero migliorare....". Ci sono certi apprendimenti che noi, in età adulta ed avanzata, facciamo più fatica a fare, tipo imparare una lingua straniera....

"Il modello di Intelligenza Emotiva sostiene che nella gestione delle Emozioni impariamo proprio con l'esperienza e quindi fare l'esperienza, rifletterci, il passare degli anni ci può migliorare.

Il Modello dell'Intelligenza emotiva dunque è molto utile per avviare un discorso esperienziale sul tema della relazione di cura e dell'incontro tra Medico e Paziente". Questo discorso di riconoscere le proprie ed altrui Emozioni cercando di avere quasi una scorciatoia per capire il punto di vista dell'Altro, una scorciatoia che chiamiamo ' Empatia, cioè quella capacità di sentire cosa sentiamo noi, ma anche cosa prova nello stesso momento l'altro , Il Quoziente di Intelligenza Emotiva è considerato un po' alla base della nostra capacità di intessere relazioni diversificate, sul lavoro ed anche fuori, in contesti anche diversi, situazioni diverse, adattando la nostra Comunicazione a seconda che l'interlocutore sia una persona che ha strumenti o non li ha, che sia un nostro superiore o un nostro collega. Finisco questa introduzione con un brano di Film. In tutti i corsi sulla Intelligenza Emotiva i Film hanno un grosso ruolo perché il cinema usa proprio le emozioni e le loro rappresentazioni per farsi capire e, per tornare alla Comunicazione Medico Paziente, è un momento di una comunicazione in cui sarà una Violinista che va a parlare con un Medico che é anche un amico; vuole parlare con questo Medico perché ha scoperto di avere una malattia. Vorrei che voi ascoltaste e mi diceste nella risposta di questo Amico Medico (che quindi ha anche due canali di Comunicazione con questa persona) se vi sembra una risposta dotata di Intelligenza Emotiva. I punti in cui viene una vibrazione forte sono quando racconta del Violino, che è un ricordo che fa partecipare, poi anche quando questa Violinista, che è una grande Violinista che suona davanti a tutto un Uditorio, ti fa presente che corre il rischio di perdere l'uso di una mano e non sa quando. Lei comunica un dolore fortissimo che ci fa partecipare. Il Medico dà una risposta giusta, corretta," o le paure le affronti o soccombi!" Ma non c'è qualcosa prima che può dire per far capire che ha capito quello che Lei sta provando: se abbiamo dolore, questa è la risposta giusta? un po' asciutta! Durante la partecipazione Lui Le fa tutta una serie di domande su cose che non colgono il vero problema e poi studia una risposta su che cosa deve fare...; certo è mancata quella comprensione Empatica, emotiva che ti fa dire che ho capito.

Adesso di questo ci parlerà la Dr.ssa Chiara Poggi perché il tema che affronterà ora è spiegare come è difficile stare vicino al dolore dell'Altro, trovare le parole, a volte non sono parole ma partecipazione.

Dr.ssa Chiara Poggio

Il cuore del discorso è proprio questo. L'altra volta ci chiedevamo che cos'è che ci porta in errore nell'ambito della Comunicazione? proprio l'impatto con le Emozioni crea o una possibilità o un errore; in particolare il rapporto con il dolore ci può creare molte difficoltà; il medico una volta che ha un impatto cosi grande con il dolore, non riesce più a gestire, non riesce a restare Empatico perché l'impatto è troppo forte. Innanzitutto quello che è importante comprendere è che, qualunque sia il nostro ruolo, può anche essere un ruolo amministrativo, un ruolo che non è così a diretto contatto forte con il dolore del Paziente, però l'entrare in relazione con una persona che è sofferente, è già un impatto forte, anche se io devo solo fargli pagare un ticket. Poi ovviamente un tipo di impatto può essere più o meno forte ma comunque, anche nella Relazione più superficiale e con una persona sofferente, comunque ti muovono si muovono delle Emozioni. Questo era un costume che è stato ideato da un Medico francese nel sedicesimo secolo e doveva servire a proteggere i Medici dal contagio; tutta questa bardatura serviva a proteggere dai contagi fisici.

L'ho voluta mettere all'inizio di questo discorso perché è una immagine molto forte, di protezione, di barriera, ma non esiste solo il contagio fisico, c'è anche un contagio emotivo. Le Emozioni ci contagiano e allora, spesso anche se non ci bardiamo più in questo modo, l'impatto con il dolore ci fa salire queste difese automatiche, fa salire queste Bardature psicologiche che creano barriere nel rapporto con l'altro. Il contagio emotivo ed il contagio del dolore è forte in qualunque ruolo noi siamo. Che impatto ha su di me il dolore dell'altro? Questo non è mai banale anche in questo contesto mi arriva un impatto quindi anche in un contesto più asettico l'impatto del dolore dell'altro mi arriva e, proprio perché c'è un effetto di specchio, di riverbero, si attivano i miei neuroni specchio e quindi il dolore dell'altro attiva la mia esperienza di dolore e quindi il passaggio successivo è "che conti ho fatto io con la mia esperienza di dolore? L'impatto con il dolore dell'altro mi porta ad essere troppo vicino o lontano, che tipo di distanza riesco a creare nell'impatto con il dolore dell'altro? ovviamente, essere troppo vicino, l'eccesso di Empatia mi porta ad essere sopraffatto dal dolore, dall'emozione, dal senso di depressione e di angoscia ed anche questo non va bene, non potremmo sopravvivere in ambiente Sanitario se fossimo sempre così troppo coinvolti emotivamente; anche troppo lontano ovviamente non funziona perché rischiamo di perdere la capacità di comprendere l'altro ed accoglierlo nella sua realtà, finiremmo per essere come la mascheratura che vi ho mostrato prima, non concretamente ma emotivamente.

Qualunque sia il contesto in cui siamo, l'impatto con il dolore è forte. Se chi lavora in un reparto o ambulatorio si abitua a vedere tutti i giorni facce pallide, senza capelli, facce sofferenti non è portato ad entrare tutte le volte nella sua storia, non sarebbe possibile reggere !Questo però non è senza costi e non è che in qualche modo quell'impatto viaggi solo in superficie; bene o male, un po' di quella sofferenza, di quei volti arrivano dentro di noi, ce li portiamo dentro, ci danno delle sensazioni; che poi elaboriamo razionalmente, ci riflettiamo su, è un altro discorso ma comunque un impatto Emotivo c'è. Quale è la conseguenza di questo impatto Emotivo? Per difesa si può arrivare ad un eccesso di protezione quindi disinteresse, di non vedere più tutto quello che si incontra e quindi di perdere un contatto con quelle Emozioni. Se questo da una parte può proteggere, altrimenti con tutte queste Emozioni non si sopravvive, tutto questo ha un costo psicologico non indifferente! Se, alla fine, siamo protetti con una difesa eccessiva come il Medico del filmato, alla fine ci resta difficile non solo far passare le Emozioni negative ma anche quelle positive. E' come se si creasse una difesa dalle Emozioni che impedisce uno scambio, nel bene e nel male. Ci proteggerebbe dal male ma ci proteggerebbe anche dallo scambio di quelle positive dalla Relazione che può arricchire e può comunque dare frutti positivi dalle Emozioni che ci possono anche far crescere, ci possono dare positività. Questa è una frase tratta da un libro di Cosmacini, un Medico, una lettera scritta ad un possibile giovane Medico: "Non basta la sensibilità umana che certo hai e nemmeno la conoscenza delle Tecniche di Comunicazione, per quanto indispensabili, occorre una maturazione personale che è passa attraverso la cognizione del dolore, della sofferenza, della morte." Non voglio presentare una visione troppo pessimistica, non è questo lo scopo, ma passare attraverso la cognizione del dolore attraverso la meditazione, le risposte personali che ciascuno dà perché solo attraverso questo passaggio io posso essere un po' più libera da quella angoscia e quindi posso entrare in relazione con l'Altro, reggere il dolore dell'Altro senza scappare da quella relazione e quindi poter vivere in modo più positivo, costruttivo la Relazione.

Occorre sentire di appartenere alla stessa Umanità: il dolore dell'altro è un dolore esistenziale e in quanto tale mi tocca, non ne sono esente anche se sano e sereno. "Guaritori feriti, consapevoli della comune matrice umana, corporea e mortale che unisce, al di là dei Ruoli, Medico e Paziente". I Ruoli sono diversi: sano e malato, problemi e magari momenti di vita serena, ma, qualunque sia il Ruolo ed il momento che stiamo vivendo, il rapporto e l'elaborazione del dolore, qualche cosa che mi aiuta a entrare ed a comprendere meglio l'Altro ed a sentire che non siamo diversi, su piani diversi. Quindi è un invito a dare senso e valore anche ai momenti duri e difficili della vita con delle risposte personali. Le domande che l'impatto con il dolore suscita sono" perché? ... perché a me? ... perché esiste il male? ... Sono domande enormi, domande esistenziali. Non esiste una risposta unica, esaustiva a queste domande; esiste il percorso che ognuno di noi fa nel darsi delle risposte, risposte che poi cambiano nell'arco della vita che si approfondiscono di volta in volta, si evolvono. Quindi, solo se abbiamo fatto questo percorso riusciamo a stare accanto, a una giusta distanza, alle persone che soffrono. In qualche modo, quello che ci aiuta a stare accanto, a reggere questo impatto, è proprio il cercare di tenere sempre in equilibrio l'aspetto terribile della vita anche con un aspetto più positivo, più solare; si tende ad oscillare, ad essere più univoci tra una visione e l'altra .Nel momento in cui ho l'impatto con le esperienze dure penso che la vita sia terribile, nel momento in cui sto bene, sono felice si aprono prospettive nella mia vita ne colgo l'aspetto solare e meraviglioso; in realtà sono due momenti che convivono continuamente, si nasce e si muore e questo è un po' il cuore della vita. La convivenza, il trovare un equilibrio costante e continuo dentro di noi di questi aspetti perché altrimenti il dolore è così forte che ci tira giù. Vi ho portato un'altra frase che mi piace molto di Lou Salomé, tratta da uno scambio epistolare con Rilke: "dentro è come se tu fossi diventato un pezzetto di terra dove tutto ciò che cade, sia pure il frammento più piccolo, la cosa peggio riuscita, sozzura o rifiuto, deve trasformarsi uniformemente in nutrimento per il seme che vi è piantato ed allora poco importa se da principio sembra un mucchio di spazzatura rovesciato sull'anima, tutto diventerà terra, diventerà Te".

Con l'emozione che queste parole portano ci dicono che tutte le esperienze della nostra vita, anche le più difficili, tutti gli incontri, anche quelli quotidiani nel nostro lavoro, anche un rapporto veloce, più superficiale che possiamo fare con un Utente, anche se può essere un'esperienza dura, negativa,

in qualche modo può essere una esperienza che va a coltivare, a nutrire il seme che è dentro di noi che coltiva la nostra vita. Questo è un quadro di Hokusai, un pittore giapponese dell'800: è una delle tante immagini che si possono raccontare: c'è un uomo che pesca in un mare in tempesta, ben saldo su una roccia; mi è piaciuta perché racconta come, proprio all'interno di un mare in tempesta, ben saldo su una roccia, tenendosi però aggrappato, avendo dei riferimenti su cui poggiare i piedi, si può pescare qualcosa di positivo anche dalla tempesta della vita. Questo è preso invece dal Macbeth di Shakespeare: "date la parola al dolore, il dolore che non parla, sussurra il Coro, e gli comanda: -spezzati-!". Questo vale moltissimo nel rapporto con noi stessi e nell'impatto con il dolore. Spesso il dolore ci fa chiudere, ci toglie la parola, la reazione un po' immediata, come abbiamo visto prima nel filmato, è di accusare il colpo e rimanere senza parole, quindi il dolore spesso toglie la parola. Ma che cosa succede se poi le parole non arrivano, se non c'è la possibilità di esprimere questo dolore, che il dolore oppresso sussurra al cuore "spezzati". Il dolore che non trova le parole per dirsi, che non trova espressione, è distruttivo, ci fa male. Il poter dare una parola, poter esprimere, non è che risolve il problema ma ha un effetto fondamentale di trasformare l'Emozione così forte che ti prova in qualcosa che è mediato dalla riflessione. l'Emozione di pancia è esplosiva, l'Emozione raccontata, espressa, detta con parole, è un'Emozione che ha trovato un canale, che non dilaga, non tracima ma trova un canale di espressione che può irrigare i campi. Fa una differenza enorme. Il dolore diventa la bestia cattiva che rischia di mordere qualsiasi relazione. Questa è una espressione che mi è piaciuta perché nel momento in cui siamo troppo dentro a questi vissuti, abbiamo reazioni che rischiano di non essere mai costruttive, sempre un po' troppo dentro o troppo fuori, o morde noi, e ci facciamo male, o morde gli altri perché abbiamo modalità che possono essere o estremamente fredde o addirittura aggressive. Spesso l'aggressività nasce da un dolore percepito cui non si sa che risposta dare. L'aggressività a volte nasce dalla frustrazione, dal senso di impotenza che si prova, non solo dal punto di vista del Paziente ma anche dal nostro, di qui la necessità di elaborare questi temi è proprio per evitare che il dolore morda qualsiasi relazione; l'eccesso di Empatia, il desiderio di identificarmi con la sofferenza dell'Altro, mi fa sentire in balia di Emozioni che mal controllo. Anche questo è un vissuto spiacevole, sgradevole: nessuno ama sentirsi in balia delle proprie Emozioni anche, paradossalmente, quando sono molto belle, e ogni volta che l'Emozione agisce in modo preponderante, che abbiamo la percezione di essere in balia, questo non ci fa star bene, sono tesa e questo non mi fa entrare in relazione con l'altro. Nel Film di prima, nel momento in cui il Medico, spaventato, addolorato dalla sua emozione, mette in atto un comportamento che è più freddo e quindi perde un po' la relazione con Lei. Il cattivo rapporto con il dolore è quindi causa di molti errori relazionali, in qualunque ruolo professionale noi siamo. Ci possono essere errori causati dal dolore, l'ascolto di un Paziente frettoloso, per chiudere in fretta, per non entrare troppo nel carico che sentiamo che l'altro ci può portare, la scarsa Empatia, oppure posizioni dogmatiche, autoritarie, (si fa così... le cose si affrontano in un altro modo... Bisogna fare...), oppure il rifugiarsi nel proprio ruolo professionale..., nelle cose concrete da fare, trasmettere ansia, preoccupazione...quando le persone che abbiamo davanti sono molto sensibili ai nostri sguardi ed al tono della nostra voce. Un Medico che sembra preoccupato può trasmettere ansia invece di rassicurare questo può accadere in entrambi i ruoli, da Paziente ma anche nel momento in cui gestiamo il rapporto con Pazienti. Parlare troppo, spiegare, ascoltare poco l'altro quindi rifugiarsi ancora in parole che non sono di Comunicazione non sono parole che entrano in relazione, ma sono parole che vogliono tenere il tono della Relazione in superficie. Spesso l'ansia fa parlare molto, porta a dire proprio per non tenere, per non sentire il contatto, in quel momento, con possibili vuoti o con possibili emozioni. Medico e malato, pur parlando dello stesso malessere corrono il rischio concreto di non potersi più comprendere, l'incomunicabilità genera frustrazione ed è questa forse una causa non secondaria, sottovalutata, della diffusa insoddisfazione che circonda la medicina di questi ultimi anni: due mondi che non si parlano e non si vedono. Nel momento in cui l'Utente viene con il suo mondo di richieste e di aspettative, se ognuno parla solo delle sue aspettative i due mondi non si incontreranno mai: c'è un tale gap tra le due aspettative che è impossibile ravvicinarle. Spesso le difficoltà che si creano nella Comunicazione sono proprio legate a questi due mondi che viaggiano e ciascuno porta avanti le proprie ragioni, le proprie motivazioni reali, oggettive, ma è un piano da cui non si esce; il problema è che questo piano genera frustrazione, quindi aggressività o depressione o fuga, comunque un piano che non è costruttivo. L'unica possibilità è che, attraverso l'Empatia, attraverso il canale della comprensione del punto di vista dell'altro, andare a prendere l'altro dov'è. Io non posso trascinarmi dietro una persona recalcitrante perché continuerà a scalpitare, a farà resistenza e faremo una fatica immane entrambi con scarsi risultati. Io posso solo cercare di andare a prendere l'Altro dov'è, farmi spiegare da Lui che cosa vuole e poi da lì partire ed accompagnarlo. Questo implica che per stare dentro una relazione io devo avere questa disponibilità interiore, dialogare con il dolore dell'Altro; solo attraverso questo io posso recuperare uno spazio di libertà dal contagio emotivo. Se io ho elaborato il mio personale rapporto con il dolore, riesco a stare accanto al dolore dell'Altro senza che ciò mi porti o troppo dentro o troppo fuori e riesco a recuperare una possibilità di dialogo e di comprensione più lucida, una distanza che può anche permettermi di aiutare l'Altro a venire verso di me, a portarlo, a fargli fare un pezzo di strada. Se io invece sono sopraffatto dal dolore, mi angoscia, perdo la mia lucidità e non riesco più a gestire quella Relazione nella maniera più efficace. Anche qui lasciamo la parola ai poeti: Dalla Decima Elegia di Rilke: "Noi che sprechiamo i dolori come li affrettiamo mentre essi tristi durano, a vedere se finiscono, forse, e sono invece la fronda del nostro Inverno il nostro sempreverde cupo, fumo dei tempi dell'anno segreto ma non solo tempo, son luogo, sede, campo, suolo, dimora". Una suggestione, parole che suscitano Emozioni, per dire che comunque l'impatto con il dolore è un impatto esistenziale, un impatto di vita anche creativo, che ci può portare a vivere più pienamente la nostra vita: non è che parlare di dolore significa uscire angosciati ma aprirsi alla vita, a tutte le possibilità della vita. "Mi è accaduto più volte, quando la possibilità di vita sembrava finita, parlando, parlando è scesa la quiete, se non l'avessi vissuta avrei pensato che era una panzana". Questa frase detta da Bartoccioni, un Medico malato di cancro, uno dei tre Medici che hanno scritto questo libro: "Dall'altra parte". E' un racconto di medici che si sono ammalati ed hanno raccontato la loro esperienza dall'altra parte, nel ruolo di Pazienti, questo per dire il potere della Parola. Talvolta, anche quando il Paziente può semplicemente dire qualche cosa che può sembrare piccola cosa, una piccola esperienza, è un momento che aiuta Lui e può in qualche modo anche arricchire chi gli sta di fronte; è chiaro che in una condizione in un rapporto in cui c'è più tempo, la possibilità di scambio è maggiore ma non bisogna sottovalutarla, anche se è minima. Di fronte al dolore ci sono tutte e due le componenti cognitive, emotive che viaggiano insieme, ci sono le parole che noi utilizziamo per spiegare, per riflettere, per comprendere e le parole che danno spazio, che raccontano le Emozioni. Ogni individuo , in misura diversa, ha bisogno di tutti e due i tipi di approccio, si aiutano i Pazienti anche dando corrette informazioni, hanno bisogno di sapere, di avere le giuste informazioni, di capire oppure hanno bisogno di contatto più Empatico, di parole che diano più spazio alle Emozioni ma tutti e due gli approcci sono importanti; anche il Paziente che riceve le corrette informazioni all'ufficio, allo sportello, se l'impiegato allo sportello riesce a dargli la giusta informazione, contribuisce a placare l'ansia, quindi, ciascuno contribuisce, nel suo ruolo qualunque esso sia all'interno dell'iter, del percorso del Paziente può avere anche una funzione di aiuto e di placare l'ansia accogliendo la sofferenza del Paziente anche in un semplice pagamento di Ticket. Questo è un detto francese rivolto ai giovani Medici: "curare spesso, guarire qualche volta, consolare sempre" è una suggestione importante. Qualunque sia il nostro ruolo all'interno della Sanità possiamo fare qualche cosa, anche una piccola parte, un piccolo granello di sabbia che possa poi può far crescere intorno la terra per il paziente.

Vediamo infine il Tema del Cambiamento
Una premessa importante: cambiare da soli è difficilissimo, è necessario essere aiutati (Dr.ssa Duccoli).
Dr.ssa Poggio
Provate a pensare ad un cambiamento, ciascuno per conto proprio, a qualche cosa che vorrebbe cambiare nella propria vita: parliamo di abitudini, per esempio fumare, andare in palestra, stare a dieta... Provate a pensare a qualche cosa che vi gira per la mente, un obiettivo che vi piacerebbe avere, migliorare la mia autostima, migliorare la concezione di me, purché sia un piccolo obiettivo senza rivoluzionare la propria vita perché bisogna fare un passo alla volta, un obiettivo alla volta. Una volta scelto pensate: "rispetto a questo obiettivo, quanto siete disponibili al cambiamento?". La scala è questa: da "non sono assolutamente pronto" a, "sono pronto", con tutta una gradazione, quindi ognuno di voi metta una crocetta sulla scala (sono 7); bisogna sbilanciarsi un po', o verso il non pronto o pochino più in là verso il pronto. Bisogna capire dove pendiamo di più, se sull'incerto oppure se abbiamo già qualche cosa che ci porta più verso il pronto; "disponibile" vuol dire che ho le energie, la voglia, per mettere in moto una serie di passaggi che dovrò fare per arrivare a quel cambiamento. Dobbiamo tenere insieme questi tre fattori; l'altra domanda è: quanto penso sia importante per me cambiare? Quel cambiamento, quell'obiettivo, quanto è importante? "Nessuna importanza o importanza massima". Segnate anche qui con una crocetta: --è importante così-così oppure è molto importante, oppure è importantissimo. Il terzo aspetto è sulla fiducia in sé: quanto penso di essere in grado di cambiare? "Sono pronto, disponibile, credo che vorrei tantissimo cambiare ma non ce la faccio! Tutti questi tre fattori, viaggiano insieme e le risposte possono variare moltissimo, una può essere al massimo un'altra può essere al minimo. Però dobbiamo avere chiari questi tre punti perché senza di essi non ci muoviamo, possiamo avere le migliori intenzioni ma poi crollare su qualche ostacolo, ma dobbiamo capire su quali ostacoli possiamo crollare, dove sono le fragilità, dove sono i problemi. A volte, se la madre non ha la fiducia di farcela, non capisce l'importanza, come le cambierebbe la vita il bambino bisogna spiegarglielo, oppure a noi, cambierebbe davvero la nostra vita? e lì, se siamo onesti, a volte ci proponiamo dei cambiamenti che non sono poi così importanti, stiamo bene lo stesso. L'importanza è una cosa che va elaborata cognitivamente ma tu puoi ritenerne importanti 10 e poi dirti: "ce la farò?" è difficile che ce la possa fare. Quello che posso dirti è che difficilmente ce la farai! Se vai in questa dimensione di impotenza, qualunque discorso sul Cambiamento non regge; piuttosto dovresti pensare come aiutare la persona ad aumentare la fiducia di farcela, partendo da piccole cose altrimenti la fiducia ti può crollare

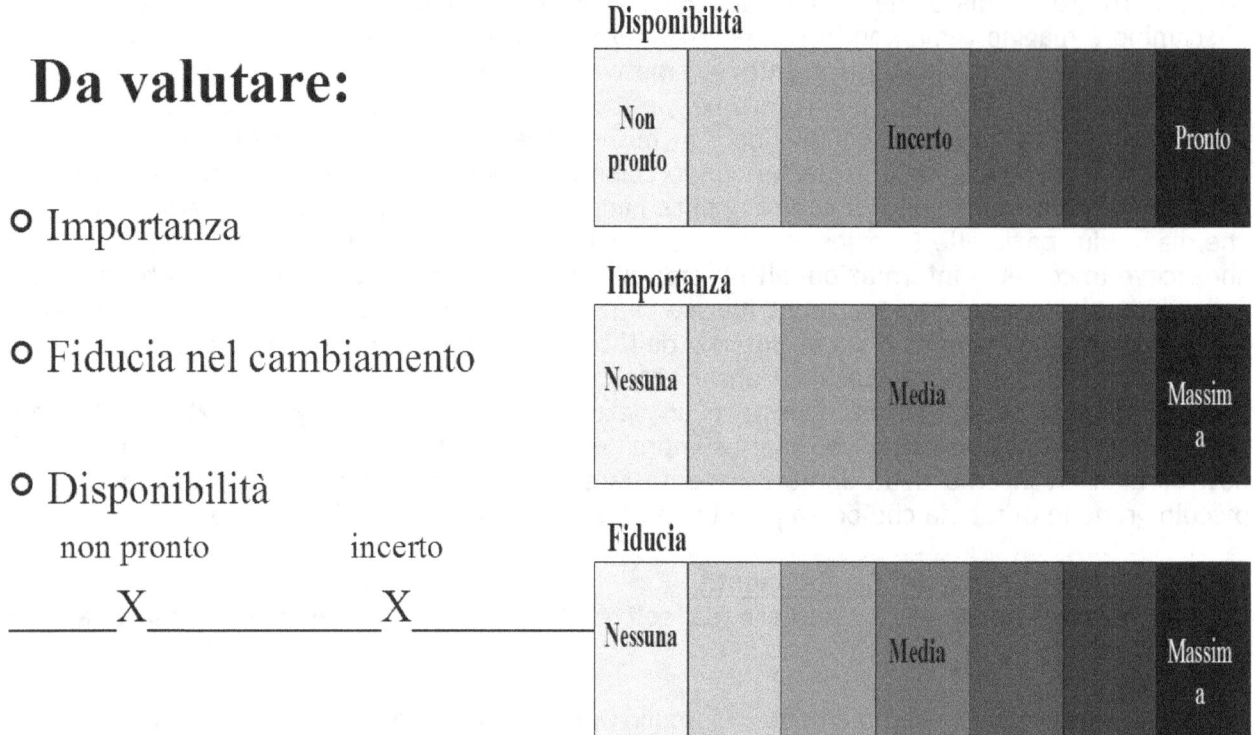

Da valutare:

o Importanza

o Fiducia nel cambiamento

o Disponibilità

non pronto   incerto

_____X_____X_____

Tutto questo percorso adesso noi lo facciamo esemplificandolo su di noi, ma è il tema di qualunque educazione alla salute, di qualunque "educazione al cambiamento". Quando io posso accompagnare qualcuno in questo percorso, lo posso fare per me, ma i temi, i nodi su cui mi devo concentrare sono questi. Disponibilità vuol dire il tempo, l'energia. Per quel che riguarda valutare l'importanza, bisogna entrare un po' dentro la questione: che cosa vuole dire? Qui fa un esempio di domande che ci si può fare: prendiamo l'esempio di mettersi a dieta, dell'andare in Palestra: "come vedi questo? Perché a volte siamo condizionati da "so che fa bene, penso che sia una cosa importante ma, tutto sommato, per quel che riguarda la mia vita, sto bene, non ho mal di schiena, faccio le mie cose, so razionalmente che è importante ma poi, per quel che riguarda la mia vita, questa importanza non è così alta! ...Il tema dell'importanza non è così banale perché spesso il piano più astratto è quello che riguarda la reale importanza della persona sono due volti diversi. Quindi bisogna sondare se veramente per quella persona è così importante cambiare.

Sulla Fiducia: anche qui, dare una scala numerica "quanto pensa di essere in grado di riuscire a cambiare da 1 a 10?" Che cosa blocca la nostra fiducia? Che cosa ci impedisce di avere fiducia nel Cambiamento?
Quali sono gli ostacoli che si vedono? L'elefante bisogna mangiarlo a bocconi, va spezzettato! Il problema quindi non possiamo affrontarlo in generale, in assoluto, perché non è una montagna scalabile con un passo solo, quindi bisogna solo spezzettarlo in tante tappe, in tanti aspetti ed affrontare un aspetto alla volta.

100

Importanza: *Perché?*	Fiducia: *Come? Che cosa?*	Disponibilità: *Quando?*
Ne vale la pena?	Sono in grado?	Devo farlo adesso?
Perché dovrei?	Come ci riuscirò?	E le altre priorità?
Che beneficio ne avrò?	Come me la caverò con x, y e z?	
Cosa cambierà?	Ce la farò se ...?	
A quale costo?		
Lo voglio veramente?		
Poi sarà diverso?		

Qui ci sono esempi di domande per entrare un po' più a fondo nel cuore dei vari Temi, per quel che riguarda l'importanza. Alcune domande che possiamo fare a noi stessi e che possiamo fare all'altro sono: "ma ne vale veramente le pena?". Sono domande molto semplici ma non sono scontate perché spesso noi ragioniamo per sentito dire, perché è giusto, perché va bene, perché è nell'ottica della nostra cultura... ma poi, quando andiamo veramente nelle convinzioni personali, ci caliamo nella storia della persona, i valori cambiano e quello che, culturalmente può essere veramente importante poi, per la storia della persona lo è molto meno. Mettere in chiaro tutte queste domande, fa emergere anche le interferenze che ci sono. Per esempio, rispetto allo smettere di fumare, ci può essere il beneficio che dà nel placare l'ansia ma se non entro anche nei benefici che mi porta la cattiva abitudine, non riesco poi ad aggirarli ed andare oltre; spezzettare ed analizzare in questo dettaglio le domande ci aiuta a capire meglio le interferenze, i problemi, gli ostacoli che noi possiamo avere nel mettere in campo il Cambiamento. Per avere un'idea di quanto è complicato leggo una frase: "Tutti coloro che apprendono, sviluppano una resistenza ad essere educati perché tendono ad affermare di fronte ad ogni nuovo discorso ciò che già sanno, che hanno vissuto e che in definitiva sono". Partiamo dunque da qui, da una resistenza, non partiamo da porte aperte per cui è facile. Ci fermiamo un attimo sui preconcetti che entrano in campo: spesso noi diciamo agli altri o a noi stessi "dobbiamo cambiare perché dobbiamo mangiare meglio, perché l'alimentazione sana non ci fa venire il cancro; la salute del Paziente è il più importante fattore motivante, basta dirgli che deve cambiare, che è importante per la sua salute, questo automaticamente gli farà cambiare abitudini": non è vero! Non siamo mai mossi da questo, non è sufficiente sapere che è importante, nessuno di noi è completamente motivato o demotivato al cambiamento, tutti noi siamo a metà strada, abbiamo qualche valore che va verso il 7, il 10 ma altri sono più spostati nel basso. Questi tre concetti, in qualche modo, ci impediscono dunque di guardare dove sono veramente le problematiche e gli ostacoli. Il Tema del Cambiamento, quindi, è di essere sempre centrati sull'altro quando devo accompagnare l'altro e su di me nel momento in cui devo guardare la mia parte, e quindi non pensare che l'altro deve cambiare perché glielo dico io, perché è giusto per la sua salute, ma devo andare a capire dov'è, secondo quelle domande di cui abbiamo parlato prima, e da lì partire, fare un percorso, anche a piccole tappe , magari, per quel che riguarda l'alimentazione, cambiare tutto può essere difficile; cambiare una abitudine, condire meno, usare l'olio anziché il burro..., piccole cose, piccole tappe che però possono essere raggiungibili e nel momento in cui sono raggiunte, danno la fiducia e fanno aumentare quel senso di auto-efficacia che consente di fare un passo successivo. Il grosso nemico del cambiamento è il senso di sfiducia, il pensare di non farcela ma i piccoli traguardi che riesco a raggiungere, i piccoli passi mi aiutano ad acquisire fiducia per fare quelli successivi.

L'attività fisica nella promozione della salute

M. Oliveri*, M.G. Silvestri**
*Consulente Dip. di Prevenzione Medico ASL della Provincia di Lodi; **Direttore Sanitario, ASL della Provincia di Lodi

"L'attività fisica promuove il benessere, la salute fisica e mentale, previene le malattie, migliora le relazioni sociali e la qualità della vita, produce benefici economici e contribuisce alla sostenibilità ambientale".

Questi i benefici derivanti dallo svolgimento di attività fisica (AF) descritti nella recente "Carta di Toronto per l'Attività Fisica"[1], pensata come strumento di advocacy[a], in cui si mette in evidenza l'importanza dell'investimento preventivo a livello di popolazione in termini di promozione dell'attività fisica, intesa come fattore modificabile per la riduzione del rischio per la salute; nel documento si enfatizza la necessità che le realtà territoriali operino in modo coordinato sia per offrire un network di servizi a tutti i cittadini sia per strutturare interventi sinergici in un'ottica economicamente vantaggiosa e politicamente efficace in termini di "guadagno di salute"[2].

Prevenire per mezzo dell'attività fisica: esiste davvero l'opportunità?
Già nel 2005 la WHO, nel report "Preventing Chronic Diseases: a vital investment"[2], enunciava che "in tutto il mondo troppe persone soffrono o muoiono a causa di malattie croniche come cardiopatie, ictus, cancro, malattie respiratorie croniche e diabete" rilevando che il fenomeno riguarda tutti i paesi"

Poco tempo dopo, al Congresso Internazionale sull'Obesità svoltosi a Sidney nel 2006, è stato chiaramente affermato che "per la prima volta nella storia la nuova generazione potrebbe avere una vita più breve dei propri genitori a causa delle malattie croniche cui l'eccesso ponderale contribuisce in modo determinante"[3].

Come ben illustrato nel report del WHO[2], le malattie croniche non trasmissibili originano in età giovanile e richiedono anche decenni per manifestarsi clinicamente, consentendo quindi opportunità di prevenzione attuabili in diversi setting e in più momenti della vita dell'individuo, fermo restando che quanto più è precoce l'intervento preventivo tanto maggiore sarà l'efficacia in termini di acquisizione da parte dell'individuo della capacità (empowerment[b]) di scelte consapevoli per la propria salute lungo tutto l'arco della vita.
In quest'ottica le raccomandazioni per la prevenzione delle malattie cronico-degenerative ed oncologiche orientano ad agire sulle aree di intervento riconosciute come prioritarie: il mantenimento del peso corporeo nella norma, uno stile di vita alimentare quantitativamente e qualitativamente adeguato, il contenimento del consumo di alcool, l'astensione dal fumo di tabacco e la pratica di attività fisica regolare.
L'analisi dei determinanti di salute evidenzia infatti che l'inattività fisica è il quarto fattore di mortalità attribuibile nel mondo[4] ed il sesto fattore in Italia determinante la "perdita di anni di vita in buone condizioni di salute", valutata in termini di DALY (Disability Adjusted Life Years) [5].
Più in particolare nel Piano Sanitario Nazionale italiano 2011-2013 si afferma che "per prevenire l'insorgenza di molte patologie e per prolungare, nella fase dell'invecchiamento, lo stato di benessere ed il mantenimento dell'autonomia e delle relazioni sociali è importante un buon livello di attività fisica".
Nello stesso, tra gli obiettivi preventivi con evidenze di efficacia nei confronti di malattie cardiovascolari non acute, di patologie oncologiche e di eccesso ponderale, si indica di attuare azioni di contrasto ai fattori di rischio promuovendo e/o implementando in particolare l'attività fisica controllata e le conoscenze, a livello di popolazione, sui benefici legati alla pratica di

attività adeguata e regolare[6].

Attività/inattività e mortalità

"In tutto il mondo sovrappeso e obesità causano più morti del sottopeso"[4]. L'inattività fisica è il quarto fattore causale di mortalità responsabile di più di tre milioni di morti nel mondo; in particolare si è stimato che l'inattività fisica sia responsabile di circa il 21-25% di tumori alla mammella e al colon, del 27% di diabete e del 30% del carico di patologie ischemiche[4].

Secondo quanto riportato nel Physical Activity Guidelines Advisory Committee Report 2008[7], l'evidenza scientifica della relazione inversa tra attività fisica e mortalità per tutte le cause è "forte", ed è riscontrata per uomini e donne, per tutte le età e le etnie; l'entità della riduzione del rischio di mortalità per tutte le cause è stimato intorno al 30% rispetto al rischio di soggetti meno attivi/inattivi.

Essendo l'effetto protettivo dell'AF esercitato sia in modo diretto sia indirettamente attraverso la riduzione della massa grassa ed il miglioramento della funzione cardiocircolatoria oltre che dell'assetto endocrino-metabolico, risulta complicata una valutazione precisa della riduzione del rischio rispetto ad ogni singola patologia; dai risultati degli studi osservazionali disponibili si può concludere, come riportato da più autori, che l'attività fisica ha "un'efficacia decisamente significativa nella riduzione di mortalità per tutte le cause", con una misura variabile della riduzione del rischio che merita di essere definita da ulteriori studi.

— Attività fisica e riduzione del rischio: razionale scientifico

L'OMS definisce come attività fisica "qualunque sforzo esercitato dal sistema muscolo-scheletrico che si traduce in un consumo di energia superiore a quello in condizioni di riposo"; non è necessario che l'attività fisica sia strenua perché sia benefica"[8].

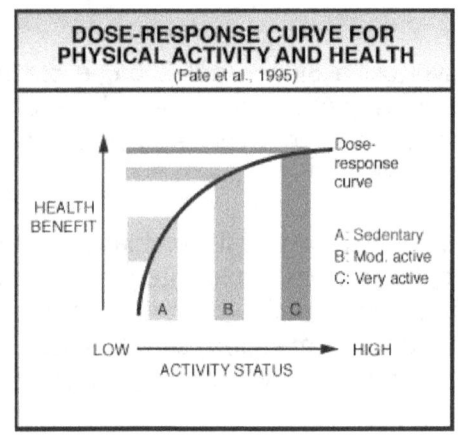

Fig. 1:
Pate., R.R. et al. Physical activity and public health: a recommendation from the Centre of Disease Control and Prevention and the American College of Sports Medicine. Journal of the American Medical Association

In questo senso attività quali camminare, andare in bicicletta, ballare, giocare, fare giardinaggio, ecc. sono da considerarsi attività fisiche, non implicando il concetto di "competizione" attribuibile invece alle attività sportive.

L'esistenza di un legame tra sedentarietà e aumento del rischio di malattie cronico-degenerative è stata stabilita in maniera convincente e sono, per contro, ampiamente dimostrati dalla letteratura scientifica gli effetti favorevoli conseguenti lo svolgimento di attività fisica regolare nel migliorare il profilo del rischio, attraverso una riduzione significativa dei più importanti fattori quali: eccesso ponderale, dislipidemia, insulino-resistenza, riduzione dei processi di aterogenesi e di infiammazione, miglioramento del metabolismo ormonale, riduzione del tempo di transito intestinale, meccanismi implicati sia nella patogenesi del danno vascolare e cardiaco sia nella patogenesi oncologica. E' inoltre ampiamente acquisito che l'attività fisica regolare ed adeguata è fattore protettivo indipendente: i benefici derivanti dal suo svolgimento sono indipendenti da variabili quali la nutrizione, la dieta, l'Indice di Massa Corporea (livello di evidenza forte)[7]; inoltre il miglioramento della condizione di salute, nella popolazione generale non affetta da patologie, è dose-dipendente a indicare che i benefici aumentano all'aumentare della quantità di attività praticata, fatta salva l'attività fisica portata a livelli estremi, che invece può risultare strenuante (Fig.1).

E' quindi indicato di avere come obiettivo il raggiungimento di una quantità globale di attività fisica che si avvicini ai livelli raccomandati, svolta con ripetitività, piuttosto che lo svolgimento di attività fisiche brevi o non continuative ma di intensità elevata.

– La pratica dell'attività fisica: dati epidemiologici

Nonostante la rilevazione dei dati relativi alla pratica dell'attività fisica sia ancora oggi piuttosto "laboriosa" soprattutto a causa della complessità di definirne univocamente il significato, differenziando tra attività fisiche "auspicabili", attività fisiche con effetti preventivi clinicamente rilevanti ed attività sportive, emerge da ogni indagine l'allarmante livello di sedentarietà delle popolazioni. Secondo i dati della WHO pubblicati come aggiornamento 2008 "Physical inactivity: a pubblic helath problem", a livello mondiale il 31% della popolazione di età maggiore a 15 anni non raggiunge il livello minimo di attività fisica individuale necessario per il raggiungimento di obiettivi di salute, con punte di inattività del 50% per le donne e del 40% per gli uomini.

I dati ISTAT pubblicati su "La pratica sportiva in Italia" relativi all'anno 2006[9], riportano che il 41% della popolazione di età superiore a 3 anni dichiara di non praticare sport né qualche attività. La sedentarietà aumenta all'aumentare dell'età: a partire dai 65 anni più della metà della popolazione si dichiara sedentaria.

Secondo i dati dell'Organizzazione Mondiale della Sanità pubblicati nel 2006[8], la popolazione italiana risulta prevalentemente inattiva, come rappresentato dal Grafico 1 in cui si rileva che solo il 25% dei soggetti di età > 15 anni risultano essere fisicamente attivi.

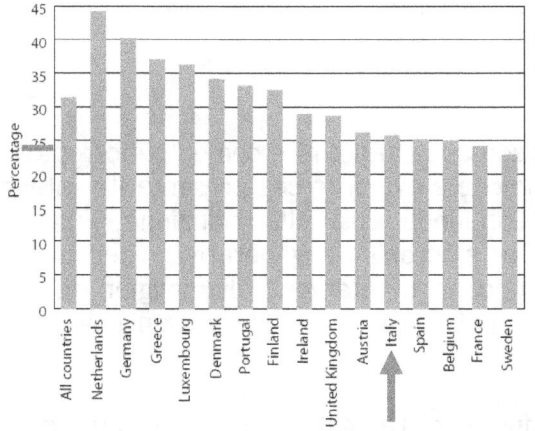

Grafico 1: soggetti di età>15 anni sufficientemente attivi nei paesi dell'Unione Europea, 2002.

Da: Physical activity and health in Europe: evidence for action. WHO, 2006

Secondo le più recenti rilevazioni di Eurobarometro[10], attualmente l'Italia si colloca al 3° posto in Europa per stile di vita sedentario: solo il 3% di soggetti di età>15 anni dichiara di praticare regolarmente "attività fisica o sport", il 26% afferma di praticare attività fisica o sport con qualche regolarità, il 55% non pratica mai alcun tipo di attività.
In Italia così come in tutti i paesi europei le donne sono più sedentarie degli uomini, a tutte le età[9,10].

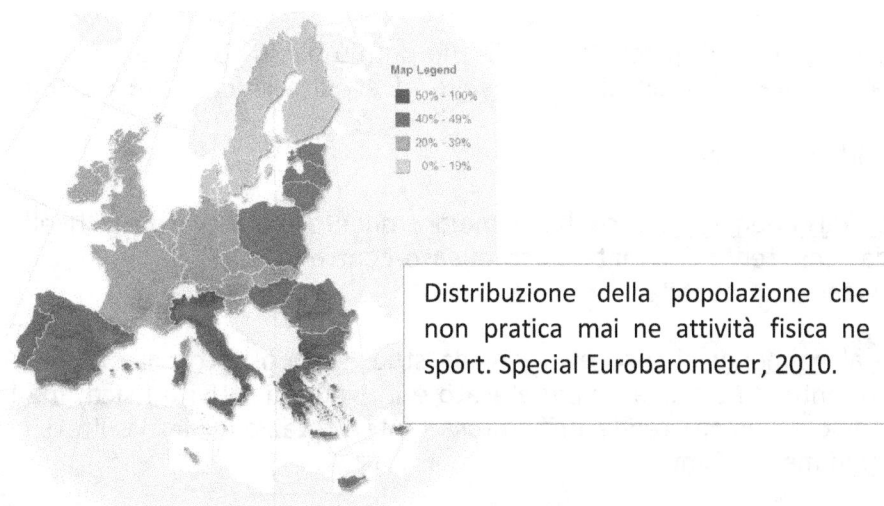

Distribuzione della popolazione che non pratica mai ne attività fisica ne sport. Special Eurobarometer, 2010.

Effetti dell'attività fisica sulla salute

L'influenza esercitata dall'attività fisica regolare sulla riduzione del rischio di patologie è particolarmente rilevante: sono convincenti le evidenze scientifiche degli effetti protettivi diretti e indiretti da essa esercitati, nel corso di tutte le fasi della vita, come rappresentato nel Grafico 2 [11,12]:

Grafico 2:

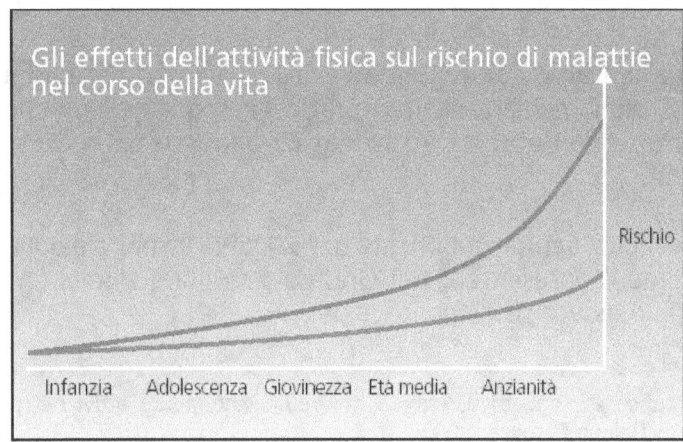

---- livello di rischio di malattia negli stili di vita inattivi

---- livello di rischio di malattia negli stili di vita attivi

At least five a week. Evidence on the impact of physical activity and its relationship to health. A report of the Chief Medical Officer, Department of Health, UK 2004.

BenAttivi. La prescrizione dell'attività fisica nella terza età. Progetto per la promozione dell'attività fisica nella Regione Veneto[12]

La lettura dell'ampia bibliografia scientifica in merito consente di definire come "pleiotropica"[c] l'azione dell'attività fisica nei confronti della salute poiché è evidente che presenta il vantaggio di agire su più fattori contemporaneamente, contribuendo così alla riduzione, in modo simultaneo, dei rischi nei confronti di più patologie cronico-degenerative; pertanto la promozione dello stile di vita attivo è considerato uno degli interventi di maggior efficacia preventiva a livello di popolazione, agendo sul rischio di patologia secondo le seguenti evidenze:

- TUMORI [13]: le evidenze scientifiche suggeriscono che l'attività fisica è o può essere protettiva nei confronti delle patologie neoplastiche in generale e che l'inattività è associata ad un più alto valore di incidenza di cancro e mortalità. Si riporta la sintesi delle evidenze scientifiche per tumori in diverse sedi:

  ➢ Tumore del colon-retto: studi prospettici dimostrano un rischio ridotto per un maggior livello di attività fisica, frequenza ed intensità, esclusi i livelli estremi
  Livello di evidenza: convincente, più forte per il cancro al colon rispetto al cancro al retto.

  ➢ Tumore al seno: studi prospettici indicano un più basso rischio di cancro nelle donne in post-menopausa che praticano un più alto livello di attività fisica, con una relazione dose-risposta.
  Livello di evidenza: probabile

  ➢ Tumore dell'endometrio: il rischio è minore quanto più elevato è il livello di attività fisica, con evidenza consistente derivante da studi caso-controllo
  Livello di evidenza: probabile

  ➢ Tumore al polmone: ci sono evidenze da studi sia prospettici sia caso-controllo che mostrano un rischio tanto minore quanto più elevato è il livello di attività fisica, ma la relazione tra attività fisica, imc e tumore rende difficoltosa l'interpretazione dei risultati (non ci sono evidenze dei plausibili meccanismi).

➤   Tumore del pancreas: c'è evidenza scientifica suggestiva/limitata per una relazione dose-risposta rispetto al rischio di malattia; è convincente l'evidenza che il rischio di neoplasia pancreatica aumenti all'aumentare della massa grassa corporea.

➤   Tumore dell'esofago: non c'è parere in merito ad una correlazione diretta attività fisica e cancro all'esofago; c'è per contro evidenza convincente che maggiore è la massa grassa maggiore è il rischio di adenocarcinoma esofageo.

➤   Tumore della prostata: l'attività fisica è associata alla riduzione del rischio di malattia avanzata o tumore aggressivo

Il panel di esperti del WCRF[13] concorda nel riconoscere che l'azione protettiva dell'attività fisica si attua attraverso meccanismi sia diretti sia indiretti, quali l'ottenimento della riduzione della massa grassa corporea ed è pertanto protettiva nei confronti del rischio di tumori ad essa correlati.

▪ Obesità: l'eziopatogenesi dell'obesità può ricondursi, in modo molto sintetico, a due principali "categorie" di   fattori, le cui interazioni ne complicano la patogenesi:

➤ Fattori genetici: predeterminano la facilità di accumulo di grasso e inducono alterazioni del comportamento alimentare e del dispendio energetico

➤ Fattori ambientali/comportamentali: quali fattori socio-culturali-etnici, farmacoterapie, stile di vita scorretto: sedentarietà ed errori alimentari

L' eccesso ponderale è fattore di rischio per molte condizioni patologiche e fattore di rischio indipendente per lo sviluppo di malattie metaboliche, malattie cardiovascolari quali coronaropatie e patologie cerebrovascolari; il grasso corporeo è inoltre correlato, con livello di evidenza scientifica convincente, all'aumento del rischio di cancro in diverse sedi (esofago, rene, pancreas, colon retto, mammella in post-menopausa, endometrio)[13].

Come ampiamente riportato dagli organismi sanitari preposti, il trattamento   del soggetto con eccesso ponderale è complesso, di lunga durata e prevede sia indicazioni di   comportamento   sia di corretta alimentazione, dal punto di vista qualitativo e quantitativo, oltre alla pratica di un'attività fisica   adeguata e regolare che, "favorendo il calo ponderale diventa essenziale nel ridurre i rischi per la salute, nel   migliorare lo stato di   benessere e nel mantenimento del peso raggiunto".

La revisione degli studi di correlazione tra attività e bilancio energetico, ha portato alla conclusione che l'attività fisica aerobica ha effetto favorevole nei confronti del calo ponderale, del mantenimento del peso raggiunto e della riduzione dell'adiposità addominale e intra-addominale[7], con livello di evidenza scientifica da moderato a forte e con entità variabile in funzione delle calorie introdotte con la dieta.

▪ Niddm[14,15]: numerose ricerche hanno evidenziato che l'attività fisica costituisce un utile intervento nella prevenzione e nel trattamento del diabete in quanto è in grado di aumentare la sensibilità all'insulina, ridurre i livelli circolanti di zuccheri, aumentare la concentrazione della proteina di trasporto del glucosio a livello muscolare (Glut4), aumentare la sintesi di glicogeno a partire da glucosio a livello muscolare, aumentare la capacità epatica di accumulo del glucosio e l'uptake di glucosio da parte del tessuto adiposo, ridurre i valori di emoglobina glicata indipendentemente dal peso corporeo, modificare in senso favorevole il metabolismo lipidico.

Vi è pertanto un forte consenso rispetto al ruolo preventivo dell'attività fisica rispetto all'insorgenza di   NIDDM, con pochi o nessun dato in conflitto; inoltre contribuisce a migliorare la qualità del diabetico sia di   tipo I che di tipo II.

● SINDROME METABOLICA[16,17]: diversi lavori scientifici riportano che in bambini obesi e normopeso l'esercizio fisico è in grado di migliorare l'insulino-resistenza indipendentemente da variazioni dell'IMC; inoltre l'associazione fra bassi livelli di esercizio fisico e insulino-resistenza si instaurerebbe precocemente, già nei bambini prepuberi, indipendentemente dal grado di obesità.

Per contro, l'esercizio fisico ha un'azione diretta di miglioramento della sensibilità insulinica indipendentemente dal calo ponderale. Dallo studio Diabetes Prevention Program si evidenzia che gli interventi sullo stile di vita sono più efficaci della farmacoterapia nel ridurre l'insorgenza di malattia.

La prima linea di intervento, in coerenza con l'American Diabetes Association (ADA) e con l'ATP III, deve pertanto prevedere la modificazione delle abitudini di vita, finalizzate alla riduzione dei singoli fattori di rischio sopra considerati e attuate attraverso riduzione del peso corporeo, corretta alimentazione e stile di vita fisicamente attivo.

Attività fisica regolare e calo ponderale si sono rivelati, ad oggi, gli strumenti più adeguati sia per prevenire sia per trattare la SM.

Sia per diabete di tipo II che per la sindrome metabolica, nel Physical Activity Guidelines Advisory Committee Report[7] è indicato che il livello di evidenza di correlazione inversa con il rischio di patologia è "forte"; l'entità della riduzione varia dal 30 al 40% in soggetti moderatamente attivi rispetto ai sedentari.

Non ci sono evidenze in merito al fatto che l'attività fisica possa aiutare a prevenire il diabete gestazionale.

• IPERTENSIONE[17,18,19]: l'ipertensione interessa circa il 40% dell'intera popolazione italiana, rappresentando il secondo fattore di rischio modificabile per la salute; è pertanto alto il livello di attenzione delle strutture italiane preposte all'attuazione di adeguate campagne finalizzate a modificare, a livello di popolazione, quei fattori presenti negli stili di vita che, con livello di evidenza scientifica, sono correlati all'aumento pressorio, tra cui il eccesso ponderale e stile di vita inattivo.

Recenti studi confermano che gli adulti che praticano attività fisica mediamente 5 volte a settimana consumando 300 Kcal/volta riducono del 17% il rischio di sviluppare ipertensione[18]. Si possono ottenere riduzioni della rigidità arteriosa e dei valori pressori sistolici e diastolici, ulteriormente ridotti quando il programma è in parallelo con adeguato trattamento dietetico personalizzato. In merito al calo ponderale si è potuto stabilire che, in soggetti con un sovrappeso superiore al 10% del peso ideale, una diminuzione del peso corporeo medio tra i 5-7 Kg può ridurre la pressione arteriosa mediamente di circa 10-20 mmHg, sia per la diastolica che per la sistolica

E' importante non incrementare le resistenze periferiche, riducendo al minimo l'utilizzo di pesi; in pazienti che non mostrano un buon controllo pressorio l'esercizio fisico è da sconsigliare ed eventualmente da proporre dopo attenta valutazione specialistica e/o adeguato trattamento farmacologico.

▪ CVD[15]: dalla letteratura scientifica si evince, in particolare, che il rischio relativo per eventi cardiovascolari si riduce in modo significativo praticando continuativamente almeno 3 ore settimanali di attività fisica adeguata, suddivise in tutti o quasi tutti i giorni della settimana.

Tra i principali fattori di rischio cardiocerebrovascolare vi sono l'abitudine tabagica, l'eccesso ponderale, l'inattività fisica, le dislipidemie: quadri caratterizzati da ipercolesterolemia totale, elevati valori di LDL-Col e bassi valori di HDL-Col, ipertrigliceridemia. Rispetto a questi ultimi, le modificazioni antiaterogene indotte dalle modificazioni endocrino-metabolico conseguenti all'esercizio aerobico consistono nella riduzione dei trigliceridi, nell'aumento del colesterolo "buono" (HDL-Col), in una lieve riduzione del colesterolo "cattivo" (LDL-Col) -più significativo quando all'esercizio è associato un calo ponderale-, nella riduzione delle particelle aterogene più piccole e dense. Da rilevare che non esistono in letteratura prove di modificazioni in senso pro-aterogeno indotte dall'esercizio fisico.

E' dimostrata la relazione inversa tra attività fisica e patologia coronaria, malattie cardiovascolari, infarto, ictus, ipertensione e dislipidemie aterogeniche, con livello di evidenza scientifica "forte". L'entità della riduzione del rischio è valutata dal 20 al 35% per CVD, CHD e stroke[7].

Ricerche sempre più approfondite confermano inoltre l'importanza del ruolo svolto dal miglioramento e/o ottimizzazione della funzione endoteliale nella riduzione di insorgenza e progressione dell'aterosclerosi e delle malattie cardiovascolari in generale, compreso lo scompenso cardiaco: vi è dimostrata correlazione inversa tra livelli di alcune tipologie di progenitori endoteliali nel sangue periferico e rischio cardiovascolare.

L'attività fisica è responsabile dell'aumento del numero di cellule progenitrici, essenziali nell'attività di riparazione dei danni, dell'aumento della velocità e della pulsatilità del flusso laminare e della conseguente produzione di ossido nitrico, sostanza con funzione antiaterogena, antinfiammatoria e antitrombotica, riscontrata a livelli clinicamente significativi già dopo 1 ora di attività regolare[15].

- OSTEOPOROSI [20,21,22]:

Per prevenire l'osteoporosi e le possibili fratture conseguenti è essenziale agire sui fattori che influenzano la salute dell'osso a tutte le età. E' oggi ampiamente accettato che l'osteoporosi non è solo conseguente alla perdita ossea tipica dell'età senile, ma che una crescita ossea ottimale nelle prime fasi della vita è importante per la prevenzione della patologia, che si può sviluppare anche senza che vi sia una accelerata perdita ossea in età adulta.

In quest'ottica l'ottimizzazione della salute dell'osso deve essere visto come un processo che, partendo dal raggiungimento di un adeguato picco di massa ossea, dura tutta la vita, per evitare che il normale declino della densità porti al raggiungimento della "soglia di frattura" in età precoce;

Esiste infatti un "livello di densità ossea" sopra il quale non si verificano fratture e sotto il quale invece l'incidenza di eventi fratturativi aumenta progressivamente. Questo valore di massa ossea viene denominato appunto "soglia di frattura".

I fattori determinanti il picco di massa ossea sono molteplici e associati in vario modo in ciascun   soggetto

➢ (Fattori genetici e familiarità, fattori ormonali, abitudini alimentari, stile di vita, malattie congenite, ecc); le indicazioni relative alla prevenzione dell'osteoporosi e delle sue complicanze suggeriscono di:

➢ Assicurare un adeguato apporto alimentare di calcio e vitamina d
➢ Svolgere una regolare attività fisica
➢ Correggere abitudini di vita dannose
➢ Ridurre il rischio di cadute

E' dimostrato che un'attività regolare ed adeguata consente di raggiungere gli obiettivi indicati dall'OMS, differenziati per i diversi momenti della vita:

In età evolutiva aumenta il picco di massa ossea,
In età adulta mantiene massa ossea raggiunta,
In età matura riduce la perdita ossea,
In età senile mantiene tono muscolare, prontezza dei riflessi ed equilibrio con conseguente riduzione del rischio di cadute.

Più in generale i meccanismi a cui si attribuisce l'efficacia nella riduzione del rischio sono così sintetizzabili:

➢ Stimolazione locale della formazione dell'osso con conseguente aumento della massa e del diametro dell'osso
➢ Rafforzamento delle sedi più "a rischio" di fratture
➢ Miglioramento di coordinazione, equilibrio, tonicità

Lo schema sotto riportato sintetizza molto bene i benefici derivanti dalla pratica regolare di attività fisica

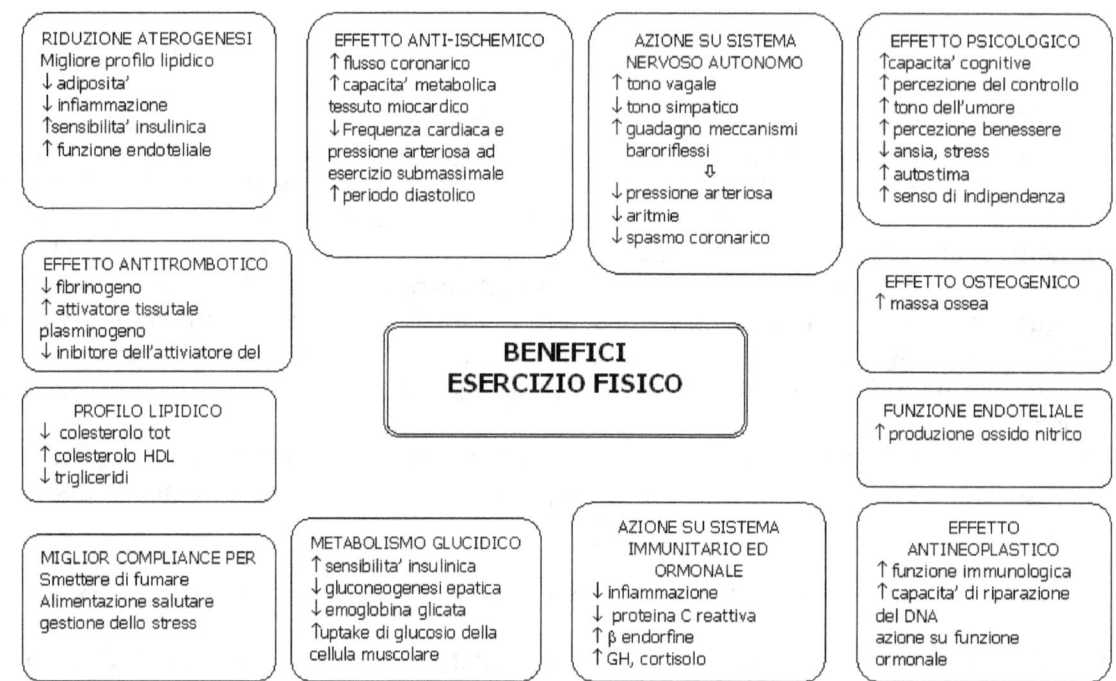

da: Pagani M, Luccini D. Modificazioni dello stile di vita: gli scenari possibili oggi. L'esercizio fisico.
VI Congresso Nazionale SIPREC; Genova 28 febbraio 2008

–

–

Il valore aggiunto dell'attività fisica

Oltre a questi effetti l'attività fisica e lo sport "contribuiscono ad evitare, nei giovani, l'instaurarsi di comportamenti sbagliati, quali l'abitudine a fumo e alcol e l'uso di droghe" [6].

Lo stile di vita attivo è infatti "un comportamento positivo con elevato potenziale di miglioramento della salute pubblica e con pochi rischi, che merita un ruolo centrale nelle strategie di salute di popolazione"[8], perché tende ad essere associata ad altri tipi di comportamenti protettivi quali il corretto stile di vita alimentare e l'astinenza dal fumo; i soggetti cioè che fanno propri i valori "sani" impliciti della pratica sportiva tendono a riproporli nei differenti ambiti della loro vita, riuscendo a ri-orientare i singoli comportamenti che caratterizzano lo "stile di vita" verso un unico nuovo obiettivo, finalizzato al raggiungimento sia di una nova forma fisica sia di una nuova ottica di approccio all'interazione tra la propria sfera psico-fisica-emotiva e l'ambiente.

Il ruolo del muscolo nel dispendio energetico

Le attività fisiche sono di importanza rilevante non solo a causa degli effetti sopra esposti ma anche per il mantenimento del tono e del ruolo funzionale del tessuto muscolare, con importanti ripercussioni sul dispendio energetico quotidiano.

E' noto infatti che la spesa energetica dovuta al metabolismo muscolare è una componente del metabolismo basale che può variare anche considerevolmente, ed è imputabile al turnover proteico, cioè dal continuo ricambio di proteine; l'energia necessaria per i processi metabolici implicati viene fornita dall'ossidazione dei grassi e la richiesta può variare in modo significativo in funzione della massa muscolare. Studi evidenziano che la capacità del tessuto muscolare di ossidare i grassi non è indebolita dall'aumentare dell'età ma dall'inattività fisica[23].

Le evidenze indicano che il mantenimento della massa muscolare è associato ad outcome favorevoli con l'avanzare dell'età[7]

Livelli raccomandati

E' prima di tutto importante rilevare che non vi è una "soglia" di attività al di sotto della quale non vi è beneficio per la salute; ogni attività fisica è importante ma è bene rilevare che il livello raccomandato sicuramente efficace nella riduzione dei fattori di rischio, sulla base delle evidenze scientifiche, è rappresentato dalle attività fisiche di tipo aerobico svolte con intensità moderata, di durata uguale o superiore ai 30 minuti/volta, svolte anche non continuativamente, per almeno 150 minuti totali a settimana. L'effetto immediato è limitato mentre l'effetto sul lungo periodo è fondamentale e cumulativo[24].

Attualmente la ricerca si focalizza a individuare in modo sempre più dettagliato la natura del legame tra attività fisica ed effetto protettivo, più che a confermare la già notevole quantità di dati di correlazione con la riduzione dei rischi.

Relativamente all'efficacia sul calo ponderale, un recente Position Statement dell'American College of Sports Medicine[25] indica che 150-250 minuti la settimana di cammino determinano una modesta perdita di peso; se associati ad una modesta ma non severa restrizione calorica migliorano il calo ponderale; dopo la perdita di peso il calo è mantenuto se si praticano 250 minuti di cammino la settimana.

Al di là di questa indicazione, lo stesso panel di esperti dell'American College of Sports Medicine precisano che per favorire il mantenimento del peso raggiunto, ogni individuo necessita di una personale "quantità efficace" di attività, finalizzata al raggiungimento dell'equilibrio tra introito e dispendio energetico, sulla base dello stile alimentare e di altri fattori che possono interferire con l'obiettivo prefissato. Chiariscono definitivamente che i livelli e le attività raccomandate sono da considerare "in aggiunta" alle attività fisiche routinarie ed "auspicabili" della vita quotidiana, quali per es. alzarsi, lavarsi, fare la spesa ecc., cioè la attività "basilari" per il mantenimento del tono muscolare e cardiocircolatorio.

Quale attività

Il walking (camminare) è stato descritto come un esercizio quasi perfetto in quanto camminare
- Con ritmo di 4-5 km/ora consente di raggiungere un livello di intensità di attività moderato, è economico, può essere fatto in compagnia, rispetta l'ambiente, può inoltre essere facilmente inserito nella quotidianità di ciascuno, rappresenta una attività socializzante, ha un basso impatto organizzativo e bassissimi costi di realizzazione, risulta potenzialmente appetibile ed facilmente praticabile dalle persone di ambo i sessi e di tutte le età. Per la sua semplicità esecutiva presenta anche il vantaggio di essere o di poter diventare una pratica sostanzialmente autogestita[26].

Relativamente alla prevenzione di patologia neoplastica, tra l'ampia bibliografia in merito, gli studi relativi al "camminare" indicano un aumento significativo del rischio di patologia neoplastica in soggetti con un più basso ritmo rispetto a quelli con ritmo più elevato; relativamente alla frequenza è riportato che più elevata è la frequenza delle passeggiate, minore è il rischio di malattia, escludendo livelli estremi di attività.

Relativamente al dispendio calorico studi scientifici condotti su soggetti in eccesso ponderale di età pre-puberale (9-11 anni) identificano la "camminata a passo svelto "come l'andatura alla quale "bruciare" la maggior quantità di grasso corporeo[27].

Il "camminare", identificandosi inoltre come lo sviluppo di una naturale capacità che non richiede tempi di apprendimento, abilità particolari e non ha limitazioni rispetto all'età, viene individuato come l'esercizio che meglio risponde alle necessità di tutti. Il fatto che siano necessari investimenti con connotazioni politiche ed economiche per il sostegno e lo sviluppo di un'attività che dovrebbe risultare spontanea, è indice delle molteplici difficoltà che si incontrano oggigiorno nel camminare all'aperto in ambiente urbano, in modo efficace, sicuro e gradevole. E' pertanto importante riflettere ed agire per ricreare in tempi brevi un rapporto città e cittadini, facilitante alle scelte di salute.

La Task Force on Community Preventive Services[24,28] individua come "fortemente raccomandati": gli interventi di informazione rivolti alla comunità, gli interventi di sostegno sociale nel setting comunità - ad es. facilitare la creazione di gruppi di amici o di contatti con altre persone per condurre specifici livelli di attività fisica e cambiamenti dello stile di vita relativi al singolo individuo, gli interventi di carattere politico ed ambientale -ad es. creazione o facilitazione dell'accesso alle strutture in cui si pratica attività fisica in associazione al attività di informazione.

– **I programma di attività fisica: requisiti di efficacia**
Le raccomandazioni sulle prove di efficacia suggeriscono in ogni caso che, qualsiasi attività fisica si intraprenda, il programma debba essere personalizzato secondo un gradiente di "salute/efficienza fisica"[28,29,30], differenziando gli obiettivi a seconda della posizione individuale, orientando a strutturare programmi individuali che siano:

➢ Semplici e piacevoli
➢ Graduali e concordati con il soggetto
➢ Ripetitivi e continuativi sul lungo periodo
➢ Pensati per valorizzare la quantità globale di esercizio più che livelli di sforzo estremi
➢ Programmati con fasi alterne di lavoro/recupero
➢ Monitorati con follow-up concordati
➢ Favorenti la motricità spontanea o non specifica, anche se inizialmente non raggiunge i livelli raccomandati

In particolare rispetto al cammino, si ricorda che per mantenere un ritmo adeguato ad un'efficacia clinicamente riconosciuta, è necessario camminare mantenendo sempre la capacità di parlare ma non la capacità di cantare.

INIZIATIVE DI PROMOZIONE DELL'ATTIVITÀ FISICA SUL TERRITORIO LODIGIANO

– **Il progetto "WALKING LEADER" (gruppi di cammino)**
L'ASL della Provincia di Lodi, in sinergia con AVIS Provinciale e in collaborazione con le amministrazioni Comunali aderenti hanno attivato un programma di promozione delle attività di cammino rivolto alla popolazione del territorio lodigiano, la cui sostenibilità, visibilità ed efficacia sta via via crescendo con il coinvolgimento di più organizzazioni e parti sociali, in cui la condivisione di esperienze e capacità in forma di network aumenta il sostegno offerto al gruppo dei camminatori.

Sulla base delle evidenze scientifiche sopra esposte, il progetto dei "gruppi di cammino" si colloca quindi come iniziativa che promuove l'attività del walking in gruppi di popolazione aderenti e guidati alla facilitazione dell'esercizio motorio da uno o più "leader", figura non necessariamente con competenze professionali specifiche che mette a disposizione in modo del tutto volontario il proprio tempo e le proprie capacità.

Le finalità e gli obiettivi specifici sono relativi alla riduzione della sedentarietà e all'aumento della motivazione allo svolgimento dell'attività fisica regolare e protratta nel tempo, al coinvolgimento di un gruppo sempre maggiore di popolazione in attività di cammino, alla visibilità sociale del progetto per ottenere una promozione indiretta dell'iniziativa in fasce di popolazione sempre più ampie.

– Secondo le indicazioni derivanti da studi di efficacia, è previsto sia un monitoraggio delle uscite di cammino - al fine di consentire una prima valutazione di impatto del progetto in corso – sia l'autovalutazione di alcuni parametri quali il peso corporeo e l'IMC, la frequenza cardiaca, il rilevamento della distanza percorsa e del tempo impiegato in una sessione di cammino standard per il gruppo, il mantenimento della capacità di conversare...ecc; la finalità di tali follow-up è di mettere a disposizione un elemento motivazionale (fornito dalla cadenza di un regolare autocontrollo) sia di incidere positivamente sulle abilità personali di azioni adeguate alla promozione della propria salute.

Coinvolgimento e formazione dei walking leaders (WL)
È prevista la realizzazione centralizzata di alcuni incontri dedicati alla formazione, motivazione e preparazione dei WL, con lo scopo di sostenere e rinforzare, su basi scientifiche, la motivazione ad uno stile di vita attivo, informare sui benefici conseguenti allo svolgimento dell'attività fisica e del cammino in particolare, informare e aggiornare sull'organizzazione prevista, discutere eventuali criticità o elementi di miglioramento.

Walking con fido: un elemento di facilitazione al cammino

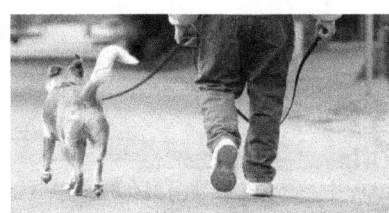

Il camminare in compagnia di un animale domestico quale il cane viene ad oggi ampiamente descritto come un supporto innovativo, con risvolti positivi per interventi di prevenzione del rischio di malattia in quanto gli animali offrono un elemento motivazionale particolarmente forte che, risvegliando il senso di responsabilità, garantiscono una sufficiente continuità riducendo il drop-out caratteristico dell'attività individuale con ricadute positive sull'efficacia del programma di attività motoria.

L'animale può inoltre relazionarsi con l'utente ed aiutarlo nel cambiamento dello stile di vita, fornisce sia compagnia sia uno scopo ad ogni passeggiata e la sua presenza offre un supporto emozionale prefigurandosi anche, in alcuni soggetti, come un elemento di sicurezza. Un ulteriore valore aggiunto offerto dalla presenza di un animale risiede nell' opportunità di interazione con altre persone, rendendo pertanto la compagnia di un animale domestico un elemento facilitante le relazioni sociali.

La vicinanza tattile e visiva con un animale da compagnia (pet) è in grado di arrecare non solo benefici emotivi e psicologici, ma anche fisici; tra quelli descritti e clinicamente rilevanti vi sono l'abbassamento della pressione sanguigna ed il rallentamento del battito cardiaco. Tutti gli elementi sopra descritti possono così agire in sinergia con l'attività fisica, verso il raggiungimento degli obiettivi di salute sopra discussi.

Gli interventi di informazione/comunicazione
Le raccomandazioni su prove di efficacia, indicate dal CDC[31] sono a sostegno di campagne di informazione e comunicazione supportati da strumenti visivi.

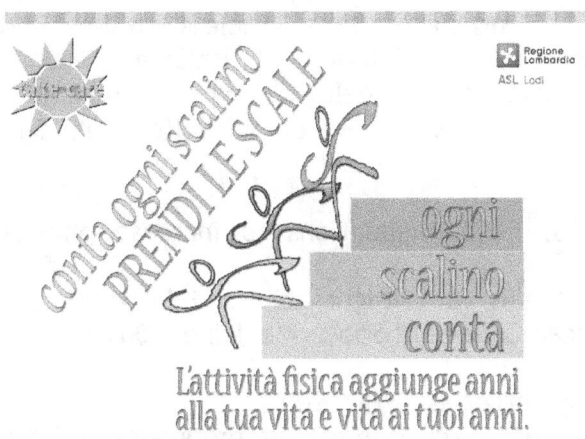

Si è pertanto provveduto alla creazione e divulgazione, con affissione in punti strategici, di locandine sulla promozione dell'uso delle scale e di manifesti sull'importanza di uno stile di vita attivo, descrittivi dei benefici derivanti da una vita attiva, delle opportunità che quotidianamente possiamo trovare per svolgere movimento e delle raccomandazioni sulla quantità globale di esercizio fisico efficace in termini preventivi.

—

— BIBLIOGRAFIA

1.   Global Advocacy Council for Physical Activity, International Society for Physical Activity and Health.
       The Toronto Charter for Physical Activity: A Global Call to Action, 20 Maggio 2010 - Traduzione italiana autorizzata, Dicembre 2010.

2.   Preventing Chronic Diseases: a vital investment. WHO 2005.

3.   Congresso Internazionale sull'Obesità. Sidney, 2006.

4.   Global Health Risk. WHO 2009.

5.   Rapporto sulla Salute Europea 2005-WHO, Italia.

6.   Piano Sanitario Nazionale 2011-2013. Ministero della Salute.

7.   Physical Activity Guidelines Advisory Committee Report, 2008. Washington, DC: U.S. Department of Health and Human Services, 2008.

8.   Physical activity and health in Europe: evidence for action. WHO, 2006. Da: Capersen CJ, Powell KE, Christensen GM. Physical activity, exercise and physical fitness: definition and distinctions for health related research. Public Health Reports, 1985.

9.   Indagine Multiscopo "I cittadini e il tempo libero"; La pratica sportiva in Italia". ISTAT, Giugno 2007.

10.   Sport and Physical Activity. Special Eurobarometer, Marzo 2010.

11.   At least five a week. Evidence on the impact of physical activity and its relationship to health. A report of the Chief Medical Officer, Department of Health, UK 2004.

12.   La prescrizione dell'attività fisica nella terza età. BenAttivi; Progetto per la promozione dell'attività fisica nella Regione del Veneto.

13.   Food, Nutrition, Physical Activity and the prevention of cancer: a global perspective. World Cancer Research Fund & American Institute for Cancer Research 2007.

14   IM Vuori, Public Health Nutrition 2007.

15   Linee Guida: la prescrizione dell'esercizio fisico in ambito cardiologico; Documento Cardiologico di Consenso della ask Force Multisocietaria, 2007.

16.   Ford ES. Risks for all-causes mortality, cardiovascular disease, and diabetes associated with the metabolic syndrome. Diabetes Care 28:1769-78,2005

17.   Brufani C., Cappa M. – Diabete In Movimento- n. 10, aprile 2007

18   American Journal of Public Health, Aprile 2007.

19.   ESH-ESC: Linee Guida 2007 per il trattamento dell'Ipertensione Arteriosa.

20. Del Toma E. Calcio, dieta e osteoporosi: primo passo nella prevenzione. L'importanza di latte e derivati in una dieta preventiva. Lega Italiana Osteoporosi & International Osteoporosis Foundation, 2003.

21. Linee Guida per La Prevenzione dell'osteoporosi. Ministero della salute.

22. S. Adami, F. Bertoldo, M.L. Brandi, C. Cepollaro et al. Linee Guida per la diagnosi, prevenzione e terapia   dell'Osteoporosi. "Guidelines for the diagnosis, prevention and treatment of osteoporosis". Reumatismo, Giornale   ufficiale   della   Società   Italiana   di Reumatologia - SIR ONLUS, 2009; Vol. 61 - Supplemento X. (da: Società   Italiana dell'Osteoporosi, del Metabolismo Minerale e delle Malattie dello Scheletro . www.siommms.it.)

— 23. The underappreciated role of muscle in health and disease. Robert R. Wolfe. Am J Clin. Nutr2006;84:475-482,   September 1, 2006.

24. Task Force on Community Preventive Services. Recommendations to increase physical activity in communities.   CDC-USA 2002.

25. Appropriate Physical Activity Intervention Strategies for Weight Loss and Prevention of Weight Regain for adults.   Position Stand of American College of Sports Medicine, 2009.

26. Physical activity through transport as part of daily activities. WHO, 2002

27.   Nutrient Oxidation during moderately intense exercise in obese prepuberatal boys. C.Maffeis et al., Journal Clinical Endocrinology and Metabolism, 2005 ; 90(1): 231-236.

28.   Task Force on Community Preventive Services, CDC-USA 2000

29. "Promozione delle attività di cammino per la salute", Ussl 20 Verona 2006

30. Diet and physical activity: a public health priority. Geneva, WHO 2006

31.   The Effectiveness of Interventions to Increase Physical Activity. A Systematic Review. Emily B. Kahn, Leigh T. Ramsey, Ross C. Brownson, Gregory W. Heath,,Elizabeth H. Howze, Kenneth E. Powel, Elaine J. Stone, Mummy W. Rajab,, Phaedra Corso and the Task Force on Community Preventive Services; Am J Prev Med 2002;22(4S)

Le ricette Take Care per una cena all'insegna della promozione della salute
Giovanni Allegro

Crudità di stagione in pinzimonio
2 carote, 3 coste di sedano bianco, 1 finocchio, 1/2 peperone rosso, 1/2 peperone giallo, 12 ravanelli, cavolfiore, pomodori ramati, q.b. succo di limone

Salsa: 3 C. olio, 1 C. aceto di riso, 1 pizzico di sale, 4 C. latte di soia, 1 c. senape.

Il pinzimonio di verdure è un antipasto (o contorno) leggero, fresco e molto salutare che consiste in un misto di verdure crude tagliate a bastoncini o pezzetti da intingere in un condimento fatto con olio e sale al quale si può aggiungere pepe, del succo di limone o dell'aceto; il condimento viene sbattuto con una forchetta in modo da formare un'emulsione.

Il pinzimonio di verdure è una pietanza classica e molto vivace che può essere preparata con verdure crude di ogni tipo e può essere servita ponendo le stesse in un'unica ciotola comune posta al centro della tavola dalla quale ogni commensale può prelevare le verdure da intingere nel proprio personale pinzimonio.

Taboulè di cous cous al basilico.
250 g cous cous, 1 pomodoro fresco a pezzetti, 1 cetriolo tagliato a mezza rondella, 1 C. di basilico tritato, succo di ½ limone, 1 c. sale marino

Tostate il cous cous a secco. In una casseruola, portate a bollore il brodo vegetale leggermente salato (1,5:1). Quando bolle versate il cous-cous che avrete precedentemente tostato e mescolate un po'. Quando l'acqua comincia ad essere sorbita, spegnete il fuoco e lasciate gonfiare. Fate raffreddare.

Intanto ponete la dadolata di pomodoro e cetriolo in una insalatiera, salate, aggiungete il succo di limone, l'olio extravergine, mescolate e lasciate macerare per 30 minuti. Unite il cous-cous e il basilico, mescolate e lasciate riposare ancora 30 minuti. E' un piatto molto rinfrescante e leggero, ottimo anche preparato la sera per il giorno dopo. Servite con un cucchiaino di olio aromatizzato con basilico e un pizzico di sale.

Tartara di salmone agli agrumi
300 g filetto di salmone freschissimo, 1 arancia, q.b. scorza di limone, olio extravergine e sale marino.

Procurate un filetto di salmone fresco privo di spina e di pelle. Aiutandovi con un asse e un coltello ben affilato, tagliatelo a pezzettini fino a ottenere un trito. Mettetelo in un contenitore di vetro, chiudete con il suo coperchio e ponete a raffreddare in frigorifero per almeno un'ora. Condite con poco sale e olio extravergine, spremete e unite il succo di mezza arancia. Mescolate bene e riponete in frigo altri 30 minuti prima di servire.

Insalata di taccole, cipollotti e fragole
400 g taccole, 1 cipollotto, 150 g fragole, 2 C. olio di oliva extravergine, 1 C. di aceto balsamico, sale

Lavate con molta attenzione e cura le taccole, staccando i piccioli e l'eventuale filo sul lato lungo e tagliando a V le estremità. Poi fatele bollire in acqua salata per 10 minuti. Intanto lavate le fragole, riducetele a quadratini e poi tagliate a rondelle i cipollotti. Non appena le taccole saranno pronte scolatele e mettetele in una ciotola con ghiaccio a acqua. Scolatele di nuovo non appena saranno fredde. Ponete in una piccola ciotolina l'olio e l'aceto balsamico e regolate di sale. In un piatto disponete le taccole a raggiera e guarnite questo disegno con le rondelle di cipolle e le fragole. Servite poi condendo con la salsina di olio e aceto.

Frittatina ai peperoni rossi
5 uova bio, 300 g peperoni, 1 spicchio d'aglio, 60 g di olive taggiasche denocciolate, 1 C. di capperi, 1 c. prezzemolo tritato, 1 pizzico di pepe nero e sale marino integrale.

Pulite e tagliare a dadini i peperoni. Tritate l'aglio e fatelo rosolare delicatamente in una

padella insieme a olio, e al pepe. Unite i peperoni, i capperi, un pizzico di sale e cuocete a fuoco basso con il coperchio.
Nel frattempo sbattete le uova con il prezzemolo e poco sale in una ciotola capiente. Aggiungete i peperoni e le olive a pezzetti. Versate il composto in una teglia da forno imburrata. Cuocete in forno a 180° per 20 minuti.

Frittatina di zucchine
5 uova bio, 300 g zucchine, 1 cipolla di tropea, 60 g di olive taggiasche denocciolate, 1 c. di origano, q. b. pepe e sale marino integrale.
Pulite e tagliare a dadini le zucchine. Affettate la cipolla e fatela sudare delicatamente in una padella insieme a olio e al pepe. Unite le zucchine, l'origano, aggiustate di sale e cuocete a fuoco basso rimestando di tanto in tanto. Nel frattempo sbattete le uova con poco sale in una ciotola capiente. Aggiungete le zucchine e le olive a pezzetti. Versate il composto in una teglia da forno imburrata. Cuocete in forno a 180° per 20 minuti.

Frittatina di asparagi
5 uova bio, 200 g asparagi, 1 patata, 1 cipolla bianca tritata, 1 pizzico di curcuma, pepe e sale marino integrale.
Pulite e sbollentate gli asparagi in acqua bollente salata, ponendoli in un pentolino con la punta rivolta verso l'alto. Devono rimanere croccanti. Tritate la cipolla e fatela sudare delicatamente in una padella insieme a olio, curcuma e pepe. Unite la patata, aggiustate di sale e cuocete a fuoco basso rimestando di tanto in tanto. Nel frattempo sbattete le uova con poco sale in una ciotola capiente. Aggiungete gli asparagi tagliati a rondelline e la cipolla stufata con la patata. Versate il composto in una teglia da forno imburrata. Cuocete in forno a 180° per 20 minuti.

Crocchette di ceci
300 g di ceci lessati, 1 cipolla rossa tritata, 1/3 di peperone rosso a dadini, 1 C. di pangrattato, 3 C. olio extravergine, 1 C. di prezzemolo grattugiato, 1 spicchio d'aglio tritato, 1 c. di cumino macinato, 1 c. di coriandolo macinato, 1/2 c. di curcuma, q.b. sale marino e pepe nero
Impanatura: 1 uovo, 3 C. di farina, 3 C. di mollica di pane di grano duro raffermo
Passate i ceci al tritacarne. Mettete la cipolla, l'aglio, il peperone, le spezie e il coriandolo in un mixer e tritateli finemente. Unite ceci e verdure, impastate bene unendo all'occorrenza un po' di pangrattato, aggiustate di sale e formate delle palline con il composto. Mettete l'uovo sbattuto in una ciotola, la farina e la mollica di pane tritata in due piatti. Formate delle piccole crocchette, passatele nella farina, poi nell'uovo sbattuto e infine nella mollica di pane. Passate le polpette in forno a 200° per circa 10 minuti, sfornatele e tenetele in caldo. Asciugatele su carta da cucina e servitele guarnendo con dell'insalatina e delle fettine di limone a spicchi.

Insalatina di ravanello
1 mazzetto di ravanelli, 1-2 C. acidulato di umeboshi.
Lavate accuratamente i ravanelli e affettateli. Poneteli in un pressa-verdure e conditeli con l'acidulato di umeboshi (senza esagerare, è molto salato). Chiudete il pressa-verdure avvitando la vite con il disco e lasciate riposare almeno 1 ora. Sgocciolate bene e servite. Ottimo per accompagnare preparazioni fritte.

Bocconcini di pollo speziati
500 g petti di pollo senza pelle disossati e tagliati a cubetti, 150 g di yogurt naturale, 150 g di insalata, 1 piccola cipolla tagliata ad anelli, 1 lime tagliato in 6 spicchi, 4 C. di succo di limone, 2 C. di olio extravergine di oliva, 1/2 C. di coriandolo fresco tritato, 1/2 C. di prezzemolo tritato, 1 c. di zenzero fresco grattugiato, 1/4 c. di paprika in polvere, 1/4 c. di curcuma, 1 c. sale marino, 1 ciuffetto di coriandolo fresco per decorare
Mescolate in una ciotola i cubetti di pollo con lo zenzero, la paprika, la curcuma, il sale, lo yogurt, il succo di limone, il coriandolo e il prezzemolo. Coprite e lasciate marinare almeno 2 ore. Sistemate il pollo in un solo strato in una teglia appena unta e pennellatelo con l'olio. Scaldate il grill del forno a calore medio e grigliate il pollo per 15-20 minuti, girando i pezzetti e pennellandoli ogni volta con poco olio. Servite nei piattini con un letto di gentilina, gli anelli di

cipolla, gli spicchi di lime e i ciuffetti di coriandolo fresco.

Vellutata di lenticchie al miso con erba cipollina

360 g lenticchie, 1 carota, 1 cipolla bianca, 150 g cavolo estivo, 1 gambo di sedano, 1 C. miso, 1 pezzetto di alga wakame, 1 C. olio extravergine, 1 C. erba cipollina tagliata sottile, q.b. sale marino e pepe

Tagliate le verdure a piccoli dadini e ammollate la wakame. In una pentola saltate le verdure in un po' di olio, aggiungete acqua calda a coprire, unite le lenticchie e la wakame. Coprite e cuocete per 35'. Sciogliete il miso in un po' di brodo caldo e versatelo nella zuppa. Servite con il verde del cipollotto tritato fine.

Riso integrale con sauté di frutti di mare e piselli novelli

270 g riso integrale thai rosso, 150 g calamari, 150 g triglia a filetti, 240 g vongole, 125 g cozze, 150 g cappesante sgusciate, 180 g pomodori pelati, 150 g piselli freschi, 60 g vino bianco, 3 C. olio di oliva extravergine, 2 C. brandy, qualche foglia di basilico fresco tritato, 1 o 2 spicchi d'aglio, un pizzico peperoncino

Pulite tutti i pesci, tagliate a riccioli i calamari, sgusciate e pulite con cura le capesante. Aprite vongole e cozze in una casseruola con un mestolo d'acqua e vino bianco. Fate cuocere qualche minuto e poi sgusciatele lasciandone qualcuna col guscio da parte.

In una casseruola fate rosolare uno spicchio d'aglio intero, unite peperoncino e basilico, se usate i gamberetti unite i carapaci. Sfumate con un po' di brandy. Aggiungete i pomodori pelati e il concentrato e fate cuocere per 20 minuti. Passate al cinese pressando bene, frullate e legate la salsa con metà dell'olio. Riducete sul fuoco se fosse poco legata.

Cuocete il riso in casseruola sufficiente acqua bollente insaporita con l'aglio e un pizzico di sale. Mantecate con poco olio, prezzemolo, basilico e peperoncino. Scottate in acqua bollente salata i piselli. Raffreddateli in acqua e ghiaccio. Saltate tutto il pesce rapidamente in una padella antiaderente con poco olio al rosmarino + aglio.

Impiattare con il riso al centro, la salsa intorno con dei dadini crudi e tiepidi di pomodoro. Adagiate sul riso il pesce e i piselli e servite.

Filetto di branzino gratinato

600 g di filetti di branzino, 100 g di pane raffermo, 6 pomodori ciliegini, 1 spicchio d'aglio, 2 filetti di acciuga, 3 C. olio extravergine di oliva, 1 c. capperi sotto sale, 1 C. di prezzemolo tritato, 1 c. di origano, q.b. pepe nero e sale marino.

Versate nel mixer il pane grossolanamente sbriciolato, il mezzo spicchio d'aglio sbucciato ed intero, i pomodorini ben lavati e tagliati a metà, il filetto di acciuga sgocciolato, i capperi ed il prezzemolo ben lavati ed asciugati, l'olio, sale, pepe ed origano. Frullate per un minuto.

Condite con poco sale e pepe i filetti di pesce, disponeteli su una teglia e spennellateli con olio extravergine. Distribuire uniformemente su ciascuno di essi il composto preparato e passare in forno caldo a 180° per 10 minuti.

Misticanza al sesamo con pomodori ciliegini alle olive e basilico

150 g di lattughino - valeriana - rucola, 1/4 di cipolla di tropea, 180 g di pomodorini, 3 C. olive nere, 3 foglie di basilico, 2 C. olio extravergine, 1 C. sesamo tostato, q.b. pepe nero e sale marino.

Mondate il lattughino, la valeriana e la rucola, lavate le insalate delicatamente, scolatele e asciugatele. Tostate velocemente in una padella il sesamo. Lavate e tagliate a metà i pomodorini. Disponeteli in una ciotola, aggiungete la cipolla affettata sottilissima, il basilico a listerelle e le olive nere. Condite con due cucchiai di olio extravergine, un pizzico di sale e mescolate. Condite le insalate a parte in un'altra ciotola con olio, aceto, sesamo pepe e sale. Servite disponendo i pomodorini sopra la misticanza.

Dolce di mandorle con ricoperto al cioccolato

1 litro di latte di mandorle, 150 g biscotti integrali tipo gallette, 120 g di crema di mandorle, 2 C. caffè di cereali solubile, 1 C. di cacao amaro, 3 C. di agar-agar, 2 c. di vaniglia in polvere, 3 cucchiai di maizena, 300 g di malto di grano, q.b. sale marino.
Copertura :100,00 g cioccolato fondente, 100 g di acqua, 40 g malto di riso

Ponete sul fuoco il latte di mandorle, 3 C. di agar-agar e 2 C. di cacao. Dopo 3 minuti, quando l'alga sarà ben sciolta, aggiungete vaniglia, sale, crema di mandorle e malto di grano. Mescolate bene finché tutto omogeneo. Sciogliete 3 C. di maizena in un po' di acqua fredda e versate sulla crema finché rapprende. Preparate una ganache portando a bollore 100 g di acqua. Spegnete e unite prima il malto, mescolate e incorporate il cioccolato sbriciolato. Disponete i biscotti su una teglia, inzuppateli con un po' di caffè d'orzo e versateci sopra la crema ottenuta. Aspettate che questa si raffreddi e decorate con la panache di cioccolato.

Il fumo di sigaretta

Dr. Roberto Boffi, Medico Pneumologo, Responsabile della Struttura Semplice per la Prevenzione e la diagnosi dei danni da fumo della Fondazione IRCCS Istituto Nazionale Tumori di Milano

Per cominciare a occuparsi di questo argomento, che è la prevenzione respiratoria, in particolare della prevenzione dai danni da fumo, bisogna partire da cosa si sa già: a questo proposito facciamo riferimento per esempio a medline, cioè bisogna andare a vedere chi ha veramente pubblicato su riviste recensite sull'Index medico, distinguere tra chi parla sulla base di dati scientifici e che invece parla in modo approssimativo. Il massimo esperto ed epidemiologo sui grandi numeri in questo campo, che pubblica dati raccolti su casistiche di centinaia di migliaia di persone, è Nino Kuenzli. Chi si occupa di ambiente non può non conoscere Nino Kuenzli. La prima diapositiva che vediamo è appunto di questo epidemiologo svizzero, che ha contribuito a risolvere grandemente il problema per esempio dell'inquinamento in California, poi ha lavorato a lungo a Barcellona, ... In questa diapositiva, adattata a sua volta da una teoria di un altro collega, Anderson, è indicato come poter migliorare il nostro rapporto con l'ambiente, quindi migliorare l'ambiente migliorando il nostro modo di stare in rapporto con esso.

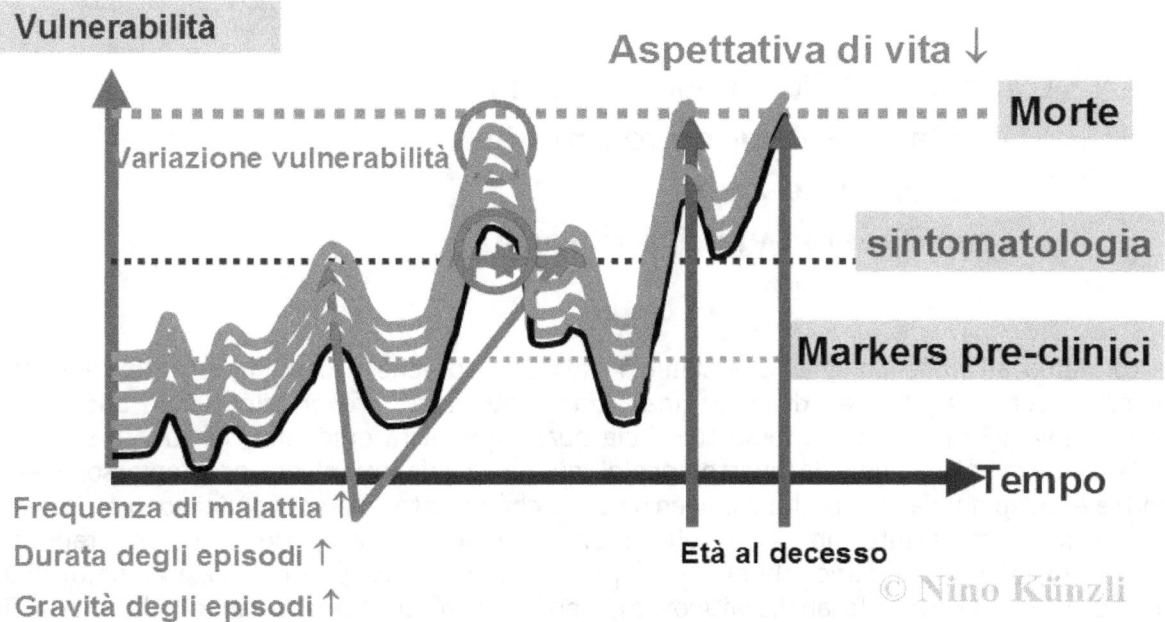

Gli organi più influenzati da questo rapporto sono quelli dell'apparato respiratorio, perché è lì la nostra porta aperta alle infezioni, all'inquinamento, così come all'ossigeno, cioè a tutto ciò che è attorno a lui e che entra dalle vie aeree. Questo ricercatore dice che ci sono una serie di parametri che influenzano questo nostro modo più o meno virtuoso di metterci in relazione con l'ambiente - e non ne facciamo qui un discorso etico ma puramente medico-scientifico, di salute - e ciò è legato allo stile di vita. Quindi ci sono i marker pre-clinici - è uscito alcune settimane fa uno studio importante di Tommaso Dragani, un nostro genetista, che ha scoperto una alterazione

121

genetica che sembra correlata con il fatto di fare più o meno fatica a smettere di fumare - quindi si va sempre più in questo campo della diagnosi precoce; poi ci sono i sintomi, i disturbi, c'è chi li sovrastima o li sottostima però sono già delle manifestazioni; e poi purtroppo c'è la malattia, fino eventualmente al decesso. Ognuno di noi ha un destino, scritto magari nel DNA, nella familiarità, più alta o più bassa, il rischio all'inizio non lo possiamo sapere, però possiamo modificare questa curva sull'andamento clinico: avere una curva rossa invece che nera vuol dire avere meno episodi sintomatici in una vita, per esempio di bronchiti o scompensi cardiaci, oppure cistiti, gastriti, ... invece per l'altra persona, nell'altra curva, questi episodi durano di più. Perché questa persona, che ha un comportamento virtuoso con l'ambiente, respira aria buona, in particolare, ma si può riferire anche all'alimentazione o altri aspetti dello stile di vita. Questo studio comunque è uno studio sull'ambiente e sul respiro: si vede che i sintomi sono ben diversi tra di loro e inoltre si prende anche in considerazione anche l'età del decesso: si accorcia se abbiamo un cattivo rapporto con l'ambiente, se lo roviniamo, inquiniamo. Ebbene non esiste nulla come il fumo che agisca in modo così marcato. Ci vogliono 10 anni per vedere l'impatto epidemiologico dello smettere di fumare, ma è anche vero che smettendo di fumare si vive mediamente 10 anni di più, e che non esiste nulla che ha un impatto sulla salute così marcato, sia sulla qualità sia sulla quantità della nostra vita. Quindi dobbiamo cercare di capire come poter aiutare le persone in un aspetto così importante per la loro vita. Ogni volta che noi abbiamo davanti un fumatore, se siamo un operatore sanitario a qualunque livello il fatto di fare o non fare un "minimal advice" per favorire la sospensione del fumo ha un impatto notevole sulla vita di questa persona, più di qualunque altra cosa si possa fare.

- **1/3** della popolazione dei Paesi industrializzati fuma

- **4,9 MILIONI** nel mondo uccisi ogni anno dal tabacco
  - **nel 2020: 10 milioni**
  - **nel XXI secolo: 1 miliardo** (proiezione dell'OMS)

- L'abitudine al fumo è in aumento:
  - nella **popolazione femminile**
  - tra gli **adolescenti**
  - nei **Paesi in via di sviluppo**

Se torniamo all'epidemiologia, e vediamo i dati OMS: perché è così importante combattere il fumo? Perché si tratta di una malattia realmente prevenibile, ma anche perché quantitativamente quella del fumo schiaccia qualunque altra epidemia, in quanto si parla di 1 miliardo di morti da fumo in questo secolo, quindi le dimensioni del problema sono elevate. Inoltre è un'epidemia in crescita esponenziale perché gli interessi economici sono altissimi, ed è in crescita - soprattutto in questi ultimi anni - in certe categorie che non erano ancora completamente sature come "clienti", cioè le donne, gli adolescenti e i Paesi in via di sviluppo. Questo è importante dirlo anche ai giovani, perché sono vittime di un gioco che arriva fino ai Paesi più sperduti e meno sviluppati. Bisogna far sentire il fumatore parte di una lotta mondiale, magari a sua insaputa. E' un'epidemia prevenibile, come dicevamo prima, ma purtroppo nessuno ce lo insegna, né a scuola, né in Università o nelle Specialità. Quello che sta succedendo adesso in Cina è - come si vede in una pubblicità della Philip Morris - successo negli anni '50 e '60 con i nostri nonni, e quindi con noi e i nostri giovani: siamo il risultato di logiche vincenti che sono nate già nel dopoguerra nell'Occidente, e che si sono solo rese un po' più subdole ora. Adesso le vediamo per esempio nei ragazzi del "Grande fratello" o in qualche altro "format", ma la logica è la stessa: continuare a farci fumare, perché ci sono tutti questi morti, purtroppo, annualmente e saranno sempre di più; i clienti quindi diminuiscono, e quindi le multinazionali del tabacco hanno bisogno di compensare con nuovi clienti. E' una logica che commercialmente non fa una grinza, ma che ovviamente non può essere la logica degli operatori della salute, in particolare di chi lavora all'Istituto Nazionale dei Tumori dove il 30% dei pazienti ricoverati ancora oggi sono lì per colpa del fumo. Inoltre, troppi di noi fumano, troppi infermieri, troppi medici: in America i medici che fumano sono il 2% attualmente, e invece troppi medici italiani fumano. La situazione degli infermieri è ancora peggio: per esempio, facendo la domanda a un corso infermieri in Istituto, il 70% dei giovani infermieri presenti hanno alzato la mano.

E vediamo quanti anche dichiarano di essere esposti al fumo passivo in ospedale, perché in ospedale si fuma, e questo è il primo problema. Ecco uno studio dell'Istituto dei Tumori, insieme a Stefano Nardini di Vittorio Veneto, dove abbiamo misurato a insaputa anche dei vari direttori di un ospedale veneto le polveri sottili con gli strumenti al laser che noi abbiamo. Abbiamo visto che all'interno di quell'ospedale in una giornata qualunque si fuma molto, con dei picchi altissimi di polveri sottili, per esempio dentro un cucinino, dentro lo studio di un primario... C'è la legge Sirchia, ma non la si rispetta, addirittura nemmeno negli ospedali. Se entriamo un po' nel pianeta fumo, le sostanze contenute nel fumo di tabacco sono tantissime: già il fatto che ne sia chimicamente conosciuto ben conosciuto solo un quarto dovrebbe far inorridire un fumatore, perché noi non abbiamo in realtà bene presente tutti gli ingredienti. Ci sono 62 sostanze sicuramente cancerogene per lo IARC, prodotte dalla combustione di una sigaretta, in più ci sono decine di sostanze irritanti, additivi chimici, ammoniaca, sembra anche sedativi della tosse per far cominciare a fumare i ragazzi senza che gli venga la tosse, e per far venire la tosse quando si smette di fumare, e chissà quante altre cose che non sappiamo o che cambiano in continuazione – ne mettono di nuove, negli anni poi vengono proibite - come le sostanze fruttate per le sigarette dei ragazzini in America, al melone, all'anguria, addirittura all'alcol, poi le tolgono perché esce una sentenza, poi ne mettono altre, e così via... Dobbiamo almeno saper dire ai fumatori: ce ne sono fondamentalmente di tre tipi, cioè la nicotina, il monossido di carbonio e il catrame, o condensato. Non facciamo confusione con il fumatore su queste cose, perché ci sono un sacco di informazioni distorte che arrivano al fumatore, quindi è fondamentale spiegargli i pregi e difetti di tutte e tre queste grandi categorie di sostanze. E soprattutto informiamolo sui pregi della sospensione, di una o di due, o meglio ancora di tutte e tre le sostanze. Per esempio, se siamo in Svezia e decidiamo di passare allo "snaff", che è un tabacco che si sniffa in Svezia e lì viene autorizzato e venduto anche in farmacia, per la riduzione del rischio da fumo, eliminiamo il monossido di carbonio ma non eliminiamo le altre due categorie di sostanze. Altrettanto succede se mastichiamo il tabacco invece di fumarlo: il rischio si riduce perché in questo modo abbiamo due sostanze su tre, ma non confondiamo la nicotina con il tabacco, con il monossido di carbonio e con le sostanze cancerogene. Le sostanze cancerogene vengono liberate anche dalla cannabis. Il fumatore deve essere ben informato su queste cosa. Il catrame (o condensato) è quello che può essere usato anche per altri scopi, come asfaltare i marciapiedi! C'è per esempio una pubblicità molto carina realizzata a Singapore, che mostra un marciapiede dove è scritto: "guarda fumatore, che questo è quello che te sei aspirato in tre anni!".

In un'altra immagine, vediamo un polmone normale e il polmone invece nero di un fumatore:

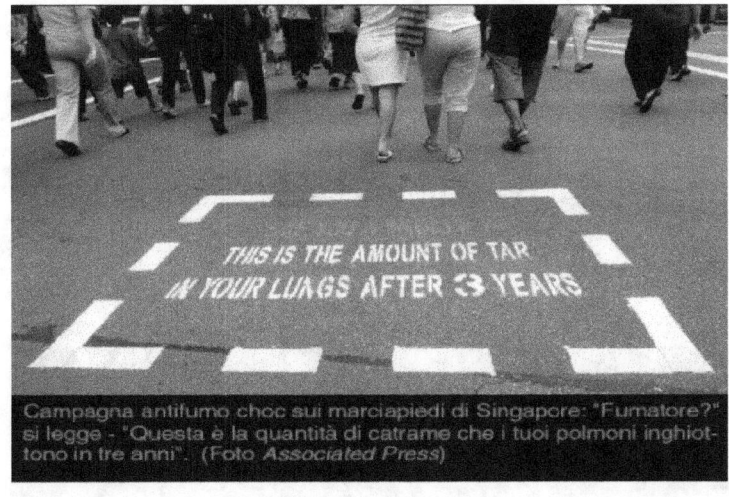

Campagna antifumo choc sui marciapiedi di Singapore: "Fumatore?" si legge - "Questa è la quantità di catrame che i tuoi polmoni inghiottono in tre anni". (Foto *Associated Press*)

purtroppo i polmoni neri non si vedono, ma se i fumatori vedessero come sono i loro polmoni, il colore, la forma che gli viene per colpa del fumo, questo li spaventerebbe più di molti discorsi! Questo è anche uno dei motivi per cui è così difficile smettere di fumare, perché i polmoni non si vedono, e non si vede nemmeno il cuore: anche lì si nota una netta differenza tra il cuore di un fumatore e quello di un non fumatore.

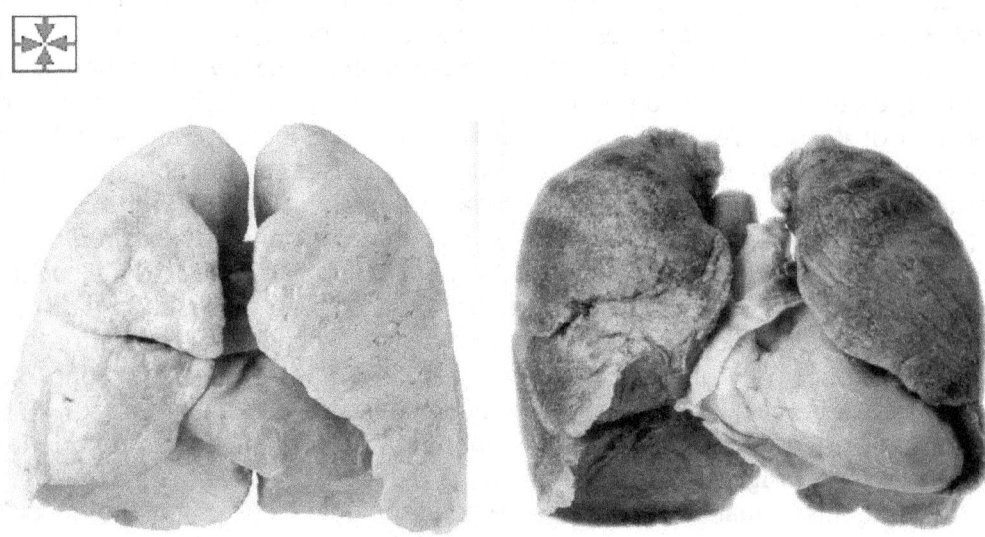

Boffi '10

Quello che si vede è per esempio la pelle, che fa meno paura però per alcune persone può essere di impatto, specie per i giovani. Per esempio un'immagine pubblicata su Tobacco Control, importante rivista del British Medical Journal, mostra la fotografia di una giovane che poi attraverso un software viene modificata in modo da mostrare come potrà essere la sua faccia si smette di fumare o se continua a fumare 25 anni dopo. Per un giovane è molto difficile capire quanto può essere importante la prevenzione nel fumo, e allora volte può essere più impressiva un'immagine di tanti altri discorsi. Per quanto riguarda i giovani, per esempio, abbiamo fatto una campagna nel 2004-2005, che si chiamava "Idee in fumo", insieme al Corriere della Sera. Abbiamo chiesto ai ragazzi di aiutarci a creare degli slogan per i propri coetanei, dei filmati, delle immagini che potessero aiutarli a smettere di fumare o meglio ancora a non cominciare. Per esempio un'immagine di una scuola modenese premiata è diventata una cartolina che viene distribuita da alcuni mesi in tutte le farmacie comunali di Milano, insieme a una tabella sui benefici della cessazione del fumo.

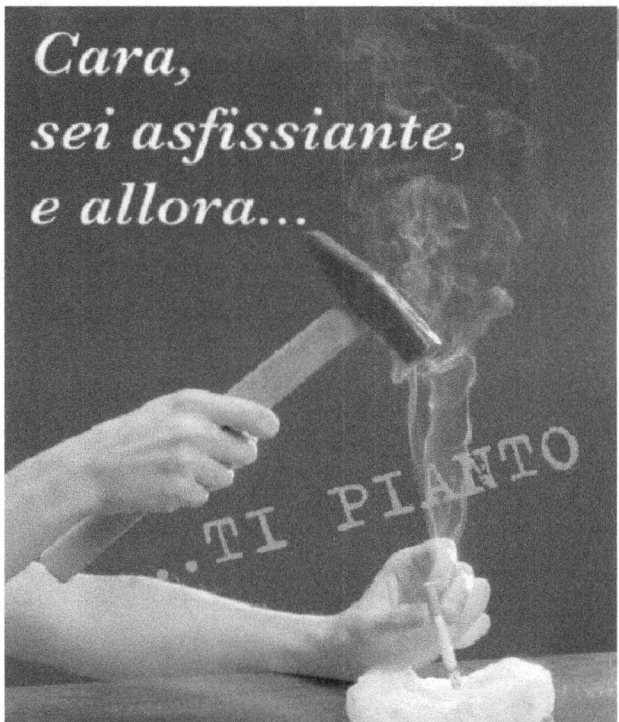
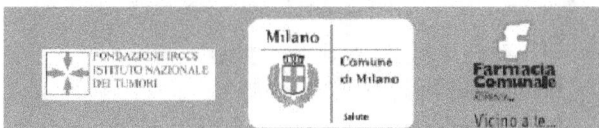
Perché una delle cose che non capiscono i fumatori - perché non gli viene detta - è quanto fa bene smettere di fumare già da subito. E' vero infatti che per ci vogliono 10-15 anni per avere un rischio uguale a quello di uno che non ha mai fumato, però ci sono anche cose che migliorano drasticamente, nel giro di poche settimane, come il rischio cardiovascolare, con la frequenza cardiaca che si riduce già dopo poche ore, e quindi per esempio la resistenza agli sforzi. Quindi ci sono dei benefici immediati che è bene sottolineare, oltre a quelli a lungo termine, dallo smettere di fumare.

Purtroppo tra i rischi del fumo ci sono anche i tumori, anzi ci sono soprattutto i tumori. Che il fumo sia la causa principale di tumore del polmone - nell'85-90% dei casi gli ammalati di neoplasie polmonari sono fumatori - lo si sa dagli anni 50, è cambiato solo un po' l'epidemiologia degli istotipi delle neoplasie polmonari. Fondamentalmente i tumori al polmone sono due tipi, microcitomi e non microcitomi: ci sono gli adenocarcinomi, gli squamocellulari oppure le forme miste, quelli a grandi cellule e i tumori neuroendocrini, però fondamentalmente essi dividono nelle due categorie microcitomi e non microcitomi. I microcitomi si sono nettamente ridotti negli anni, sono diventati più rari perché sono cambiati i tipi di sigarette, si vedono quindi molti meno microcitomi, che sono molto aggressivi ma anche molto chemiosensibili, mentre sono aumentati tantissimo gli adenocarcinomi bronchiolo-alveolari, quindi quelli periferici, probabilmente perché le sigarette di adesso emettono polveri più fini, soprattutto quindi per colpa delle cosiddette "light" e anche dell'inquinamento. Quindi vediamo tumori più periferici altrettanto pericolosi e anche fra l'altro meno sensibili alle chemio e alle radioterapie. Però purtroppo i dati sulla prevalenza, sull'incidenza e sulla sopravvivenza sono ancora molto tristi nonostante i progressi in campo di ricerca e diagnosi precoce, di terapie di vario tipo, ma purtroppo il tumore al polmone continua a essere un "big killer" e anzi si può ormai considerarlo "il big killer" perché ha staccato tutte le altre neoplasie, cioè quella al seno, al colon-retto e alla prostata, perché le donne fumano di più è perché gli altri tumori fortunatamente hanno nettamente migliorato la prognosi di mese in mese, invece qui siamo ancora un po' al palo, per colpa fondamentalmente delle malefiche polveri sottili liberate dalla combustione delle sigarette.

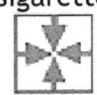

Dove si depositano le polveri sottili (PM$_{10}$, PM$_{2,5}$, PM$_1$, PM$_{0,3}$)?

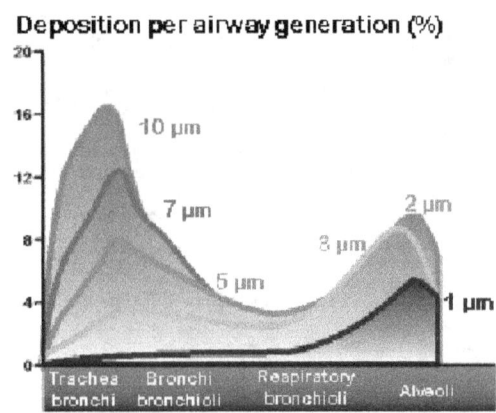

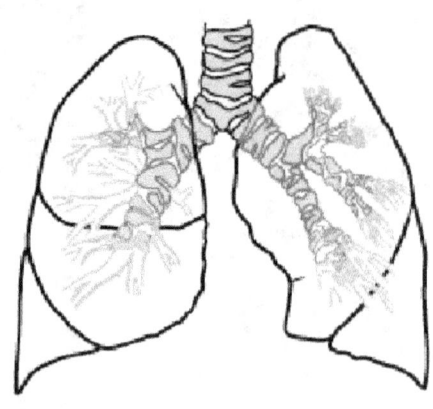

Boffi '10

Un altro argomento di grande interesse ovviamente è l'inquinamento. Se noi vedessimo le polveri sottili, il particolato, al microscopio elettronico, ce ne renderemmo un po' più conto che lo respiriamo. Però non si vedono. Il particolato fine ha delle caratteristiche fisiche e chimiche, però le cose più importanti e più conosciute sono le caratteristiche fisiche: il diametro fa la differenza perché il diametro determina il destino di queste micro-polveri nel corpo umano. Si parla di micron cioè 10 alla -6 metri, mentre le nano-polveri sono 10 alla -9 metri e sono pericolose anche quelle, però per i polmoni meno: il problema principale per quanto riguarda fumo e inquinamento sono infatti le micro-polveri, cioè quelle che vanno nei bronchioli respiratori e negli alveoli: hanno un diametro inferire a 10 alla -6 metri (cioè meno di 10 micron) e vengono prodotte soprattutto nei processi di combustione, quindi caldaie, inceneritori, diesel, fumo. Le loro caratteristiche di danno sono determinate, più che dalle sostanze contenute - perché non c'è molta differenza tra un diesel e una sigaretta - dalla loro dimensione, perché quella determina un assorbimento in zone diverse dell'apparato respiratorio. Ovviamente più vanno in profondità peggio è, perché vengono maggiormente assorbite e abbiamo meno sistemi di difesa e di espulsione a livello dei bronchioli respiratori e degli alveoli che a livello della gola. Il cosiddetto particolato respirabile è quello sotto i tre micron, quindi ricordiamoci che il PM10 e cioè quello di cui parlano tutti i giornali sono le polveri sotto i 10 micron, e il PM2,5 fa parte del PM10: non sono due cose diverse una è compresa nell'altra, quindi se noi calcoliamo il PM10 invece del PM2,5 è perché siamo ancora un po' arretrati nella valutazione, abbiamo degli strumenti - soprattutto a livello delle centraline fisse - poco aggiornati, per cui prendiamo dentro anche polveri meno pericolose. Se addirittura prendessimo le TSP, cioè la totalità delle polveri sospese, diremo delle assurdità, poiché una cosa che emette polveri sostanzialmente innocue non può essere considerata al pari di un'altra che emette polveri quasi tutte nocive come una sigaretta. Quindi dobbiamo distinguerle in base al diametro.

La scienza corre a fatica dietro le sostanze inquinanti. Vediamo dove vanno a finire queste polveri sottili: si farebbe prima a dire dove non vanno a finire, comunque gli organi più esposti ovviamente sono quelli delle vie aeree e poi anche il cuore, perché almeno in parte le polveri ultrafini, sotto 0,1 micron, vanno anche che nel torrente circolatorio, passano la barriera alveolo-capillare e quindi danno trombosi, tumori alla vescica, eccetera. Un altro nome che è bene ricordare è quello di Jim Repace, un fisico americano che lavorava all'ente nazionale di protezione ambientale (l'EPA). Negli anni 80 lui aveva messo a frutto uno strumento elettrico per misurare le polveri sottili, anche quelle respirabili, cioè riusciva ad arrivare a definire cos'era il PM; i suoi erano strumenti non proprio riproducibili, ancora un po' grezzi, però è stato il primo a fare degli studi nei ristoranti e nei bar in America negli anni 80 e aveva prodotto dei dati che dimostravano che il fumo inquinava più dello stesso inquinamento.

Allora è andato all'EPA, cioè dai suoi capi, in un'agenzia che può essere da noi per es. come l'ARPA, o l'Istituto Superiore di Sanità, e ha comunicato che i risultati di questo studio erano pronti e che avrebbe voluto inviarli a una rivista scientifica fra le più importanti, cioè Science, e ha detto loro che lo studio dimostrava che il fumo passivo inquina più dei motori. Però i suoi superiori praticamente gli hanno impedito di pubblicarlo, cioè gli hanno detto che se l'avesse pubblicato se ne sarebbe dovuto andare. A quel punto lui si è licenziato, e da allora ha un proprio sito internet, collabora con le maggiori riviste che si occupano di inquinamento e di fumo, è diventato insomma uno stimatissimo libero professionista. Da allora però, cioè dagli anni 80, c'è stato un muro di silenzio nella scienza su questo argomento, nessuno ha più parlato di questo suo studio. L'unico articolo in argomento che è stato pubblicato, e che abbiamo trovato anche un po' casualmente su una piccola rivista di settore, è del '98, su una rivista tedesca minore che si occupa di tecnologie: uno studio che dimostrava che in una stanza di 45 m2 sei sigarette inquinano ed emettono 1700 µg di PM10. Però questo studio è passato assolutamente inosservato, tra l'altro è uno studio - stranamente - di una multinazionale del tabacco, che evidentemente lo ha fatto per cautelarsi da cause che vengano intentate magari da associazioni o da singoli cittadini, che accusino queste multinazionali di non informarli adeguatamente. Allora, solo su queste riviste di settore, che tanto non legge nessuno, ogni tanto vengono pubblicati questi dati: quindi c'è stata una censura e una autocensura nei ricercatori, perché gli interessi sono troppo alti dall'altra parte, e anche le ditte farmaceutiche non ne hanno purtroppo mai parlato.

Allora noi cosa abbiamo fatto nel 2002, all'inizio in maniera un po' "artigianale", utilizzando varie competenze fisiche, mediche, chimiche, genetiche, ecc.: abbiamo fatto una misurazione - questa volta proprio in tempo reale, con gli strumenti che misuravano inizialmente ogni quattro minuti, poi ogni due minuti e oggi secondo per secondo - delle polveri sottili, con strumenti al laser. Abbiamo calcolato cosa succede, cioè quante polveri sottili vengono liberate con una sola sigaretta in una stanza, e questo è il risultato: 5.000 µg di PM10, quindi più di 100 volte i limiti di legge outdoor per una città. Di questo se ne è parlato in molti siti web in tutto il mondo. In un altro studio realizzato due anni dopo e pubblicato su Tobacco Control (quello di prima invece era stato pubblicato su Epidemiologia e Prevenzione) abbiamo confrontato tre sigarette, fumate una dopo l'altra in un box, e un diesel (un ecodiesel per l'esattezza) tenuto acceso per mezz'ora nello stesso box e abbiamo dimostrato che il PM10, il PM2,5 e il PM1 prodotti dalle sigarette sono nettamente superiori a quelli del diesel. E anche di questo hanno parlato i giornali, per esempio il Times, e questo è diventato una campagna di Pubblicità Progresso in certi Paesi del mondo. Per esempio qui si vede una pubblicità su un autobus di Ginevra che parla di questo studio: lo hanno messo come manifesto su un bus cittadino avvisando i fumatori di questi nostri dati. Quindi l'inquinamento non può essere un alibi. Ci sono dei colleghi anche illustri che dicono che "solo" il 4% dei tumori è dovuto all'inquinamento, ma noi preferiamo rispondere che non "solo" il 4%, ma "ben" il 4% dei tumori è dovuto all'inquinamento, e può essere una cosa abbastanza inquietante se viene sottovalutata, perché sull'inquinamento una persona ha meno strumenti per opporsi, a parte il fatto di andarsene a vivere da un'altra parte, cosa che però in genere non si può fare. Per cui il 4% è tantissimo, ma l'inquinamento non può essere comunque un alibi, soprattutto per i giovani, perché le due cose - fumo di sigaretta e inquinamento - si sommano o peggio ancora si sinergizzano tra loro. Come vediamo, nell'ambiente indoor il fumo vince sempre, e ricordiamoci che noi passiamo circa l'80-90% del nostro tempo al chiuso, quindi all'interno degli ambienti c'è come minimo l'inquinamento che c'è fuori più quello che produciamo noi stessi, con il fumo, con le braci, con le altre fonti di inquinamento (addirittura anche con l'incenso), cioè con tutto quel che può essere liberato da qualunque processo di combustione. Gli strumenti usati per rilevare l'inquinamento sono oggi nettamente migliorati grazie alla tecnologia: sono poco più grandi di un cellulare, quindi è anche facile utilizzarli in molti ambienti. Questo è un altro episodio che vi vorrei raccontare, anche per dimostrare come a volte non c'è bisogno sul fumo dei grandi strumenti, occorrono serietà e preparazione ma in fondo non servono poi degli investimenti così elevati: uno strumento del genere lo può comprare anche un'ASL, costa qualche migliaio di euro, non è un sistema particolarmente sofisticato. Questo episodio risale a un congresso internazionale di pneumologia a Copenhagen, eravamo circa in 12.000, al congresso europeo di pneumologia del 2005: c'era scritto nell'atrio della sede congressuale: "per favore pneumologi, non fumate". Noi abbiamo misurato per una giornata intera a questo congresso l'esposizione che subivamo alle polveri sottili facendo una vita normale da congressista, perché va detto che quello che fanno solitamente le centraline è di sottostimare la reale esposizione che noi abbiamo a questi agenti: è diverso tenere una centralina fissa lungo una strada e invece mettere addosso un rilevatore a una persona che va in metropolitana, dove l'aria purtroppo è spesso irrespirabile, o nei vagoni di treni arrugginiti, o peggio ancora se si è esposti al fumo. Poi abbiamo anche fatto il confronto con la media outdoor dell'aria di Copenhagen, che è molto buona, perché c'è tanto vento (e i danesi si sa vanno molto in bicicletta...). L'inquinamento emesso era veramente molto poco dentro il centro congressi e perfino nel parcheggio del centro congressi l'aria era ottima, ma c'erano due posti dove l'aria non era buona, anzi, era disastrosa: uno era dentro i ristoranti e bar, perché la Danimarca è purtroppo uno dei Paesi dove si può ancora fumare nei locali, e l'altro è davanti al centro congressi, ossia la tettoia all'aperto all'entrata del centro congressi: quindi il problema del fumo passivo esiste anche all'aperto, e lo hanno dimostrato anche altri studi. Per esempio in tutti quei luoghi che vengono chiamati "patios", cioè le tettoie, o i cosiddetti "canyons urbani", come li chiamano gli americani, cioè le stradine del centro storico della città, o le calli di Venezia, dove si raggiungono concentrazioni di polveri sottili molto alte. Non come per l'indoor, però il fumo passivo è un problema anche all'aperto, e comunque contribuisce all'inquinamento cittadino. Il risultato di questo nostro "esperimento" a Copenhagen è stato comunque che l'anno dopo al congresso europeo di Berlino - e da allora è sempre così - non si fuma più, perché in sostanza abbiamo "incastrato" l'European Respiratory Society in una sua incoerenza, e ciò con un dato scientifico inoppugnabile. Un'altra piccola grande scoperta è stata il cosiddetto "fumo di tabacco residuo" (o "residual tobacco smoke"): cioè quello che bisogna dire al fumatore è che, suo malgrado, lui inquina. La maggior parte dei fumatori attualmente escono fuori a fumare, non solo dai posti dove il fumo è vietato, ma anche da casa propria, o dalla propria macchina. Per esempio, alcuni nostri dati sulle ferrovie hanno dimostrato che nella carrozza degli Eurostar attigua a quella dei fumatori si avevano comunque concentrazioni di polveri sottili molto alte, perché la porta era sempre aperta e perché i fumatori stessi andavano fumare da un'altra parte, quindi c'era questo continuo viavai, e nella carrozza non fumatori attigua a quella fumatori c'erano magari 200-300 μg di PM2,5, e queste sono concentrazioni asmigene, tossiche, e poteva magari esserci in quella carrozza non fumatori un asmatico o una donna incinta, e queste sono concentrazioni che possono anche determinare seri problemi. Ciò avveniva perché a molti fumatori in fondo dà fastidio l'ambiente molto fumoso, tanto è vero che spesso accade questo continuo viavai anche fuori dai ristoranti o fuori dai bar. Noi abbiamo misurato le polveri sottili prima e dopo la legge Sirchia, pubblicando anche su questo: la qualità dell'aria era migliorata, però non trovavamo mai zero, cioè non trovavamo mai una totale assenza di polveri sottili e di nicotina all'interno dei locali dove non si poteva fumare: trovavamo sempre la nicotina e non capivamo da dove veniva; i livelli erano troppo alti, inoltre che c'erano dei picchi continui e non capivamo come mai. Ci è venuto un dubbio, e abbiamo verificato che questi picchi corrispondevano al rientro dei fumatori nei locali dopo aver spento la sigaretta. Allora abbiamo fatto degli esperimenti su una decina di persone, con un apposito strumento, per calcolare il wash-out, cioè il tempo di pulizia dei polmoni, ed è risultato questo (anch'esso pubblicato su Tobacco Control): ci vogliono circa due minuti-tre minuti per ripulire completamente i nostri polmoni dopo aver spento la sigaretta; questa è una scoperta comunque drammatica, perché vuol dire che per altri 2-3 minuti dopo aver fumato si continua a emettere ma anche ad assimilare queste polveri sottili. Quindi il commento dell'editore sulla rivista è stato: fumatori, va bene rispettare la legge, e in tutt'Europa e in tutto il mondo l'Italia è stata apprezzata per la sua legge, e uscire sempre a fumare fuori dai locali, però bisognerebbe anche stare fuori un minuto e mezzo-due dopo aver spento la sigaretta prima di rientrare nei locali chiusi, sia nei ristoranti o anche in casa propria o anche nella propria macchina, perché altrimenti queste polveri sottili che continuate a esalare rimangono lì almeno per 8-12 ore. Infatti le polveri sottili non se ne vanno, non sono un gas come il monossido di carbonio, e restano lì per parecchie ore. Un'altra scoperta che abbiamo fatto, sempre cercando di informare i fumatori con dei dati scientifici assolutamente attendibili e riproducibili, è stato partendo dal dato di fatto che un quarto degli asmatici fuma. Tutti gli studi sugli adulti, sui bambini e sui giovani asmatici vengono fatti su non fumatori, perché si sa che i fumatori non "rispondono" bene agli spray. Per tanti anni è stato ricercato il motivo per cui questo avviene: tra le varie cause quella più accreditata, che avuto più credibilità, è questa, cioè un meccanismo molecolare di inibizione di un enzima che sembra possa essere la causa principale della riduzione dell'effetto antinfiammatorio degli steroidi - in particolare gli steroidi per via inalatoria, che sono quelli ovviamente che si usano di più negli asmatici - e questo sarebbe il motivo per cui in questi pazienti tali farmaci non funzionano. Questo è un dato e ce ne sono molti altri, molti altri studi che dimostrano questo, ma queste cose ce le insegnano gli stessi fumatori: cioè i pazienti asmatici fumatori effettivamente si accorgono che quando in certe giornate per esempio vengono a contatto con dei fumatori il loro spray sembra funzionare di meno, e anche l'asmatico fumatore ce lo dice. Cominciamo ad andare a vedere come la farmacologia ha cercato di aiutare gli asmatici e i bronchitici cronici in questi anni. È vero che questo è un corso sull'oncologia, ma comunque bisogna tenere presente che la BPCO è a tutti gli effetti riconosciuta una patologia precancerosa (l'asma no, ma la broncopneumopatia cronico ostruttiva sì), quindi curare la BPCO vuol dire far venire a meno gente il tumore del polmone. Come vedete le nuove sostanze e i nuovi "device" hanno migliorato e anche raddoppiato l'assimilazione di queste polveri sottili. Attenzione, in questo caso stiamo parlando di polveri sottili buone, il PM ma il PM buono, quello del cortisone, della medicina: in questo caso, per esempio, una polvere di un turbohaler raggiunge una concentrazione di assorbimento del 32% contro un vecchio spray del 15%, che comunque è pochissimo, perché vuol dire che due terzi della sostanza che noi aspiriamo non arriva proprio al suo bersaglio. Però è sempre meglio di prima, che era solo un sesto o un settimo. Allora siamo andati a vedere nella cabina di laboratorio il profilo aerodinamico di uno steroide dei più nuovi, per esempio il fluticasone, e abbiamo visto che ha un buon profilo aerodinamico (ricordiamo che le polveri sottili respirabili sono quelle sotto i tre micron, quindi il PM2,5: come vediamo è ben rappresentato, ce n'è una quota anche un po' più grossolana che rimane in gola, però le polveri fini sono abbastanza ben rappresentate. In questo caso guardiamo cosa succede - è uno studio pubblicato sulla European Respiratory Monography sempre da noi - cosa succede in presenza di fumo, cioè se noi spruzziamo questa polvere o uno spray vicino a una sigaretta: cambia completamente il profilo aerodinamico, cioè le polveri più fini, quindi quelle più buone, non ci sono più, e noi assumiamo una sostanza che non arriva ai nostri polmoni.

Anzi peggio ancora, che fa più danni, perché aumentando le polveri più grossolane queste vengono assorbite più dalla gola e dalla bocca, quindi hanno più effetti negativi sistemici sul surrene, sul diabete, ecc., cioè più effetti collaterali da cortisone, anche sull'osso, perché si formano dei "cluster", degli aggregati, per cui le polveri più fini del fumo - che sono quasi tutte molto piccole - aggrediscono e avvolgono le polveri sottili del cortisone e quindi diventano polveri più grosse. Cosa succede poi a livello chimico non lo sappiamo. Un altro studio che abbiamo pubblicato meno di un anno fa è su Respiratory Research, sugli spray. Adesso vanno per la maggiore gli spray molto fini che non bucano l'ozono, sono delle soluzioni che hanno un ottimo profilo aerodinamico, però vediamo anche queste polveri fini che fine fanno in presenza del fumo: vengono annientate. Di questo ne hanno parlato anche i giornali e questa è una avvertenza che molti medici di famiglia hanno messo nel loro studio: un cartello che abbiamo fatto distribuire tramite anche le società scientifiche dei medici di famiglia, in cui il fumatore viene informato di questa cosa, affinché perlomeno sappia che il fumo gli fa male anche in questa maniera, inattivando cioè le sostanze che servono per respirare meglio. Teniamo presente che uno su quattro dei soggetti asmatici fuma nonostante la sua malattia, e magari si spruzza anche a volte lo spray proprio per poter fumare.

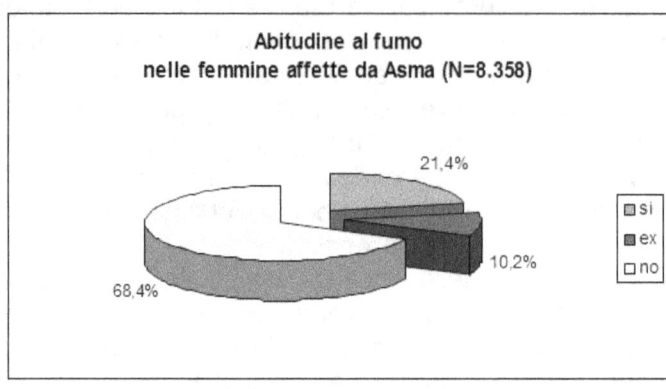

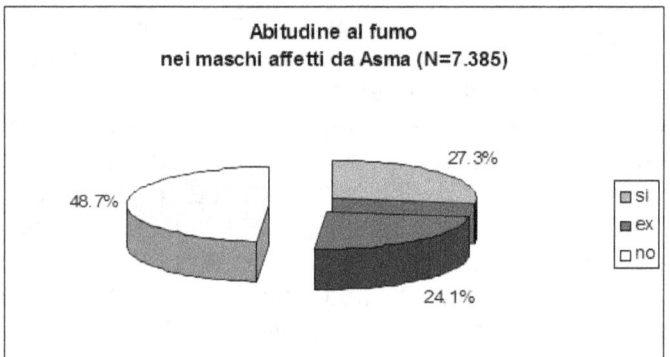

Asma e fumo:
i dati di
Health Search

Per cortesia di G. Invernizzi

Se poi andiamo nelle caratteristiche più specifiche di differenza tra fumo attivo e fumo passivo - questo è un altro nostro studio pubblicato su Epidemiologia e Prevenzione - possiamo dire, se vogliamo sintetizzare, che non c'è né tra fumo attivo e passivo, poiché sono due facce della stessa medaglia. Una terza faccia poi sarebbe anche l'inquinamento, comunque già queste due facce bastano e avanzano per cercare concretamente di combattere i loro danni. Fra l'altro noi medici e operatori sanitari in genere sull'inquinamento facciamo purtroppo più fatica ad agire individualmente sui pazienti con cui veniamo contatto, invece sul fumo attivo e passivo possiamo avere un impatto più grosso, sulla prevenibilità e sulla gravità delle loro patologie. Questa è una tabella in cui abbiamo cercato di sintetizzare le differenze tra questi due agenti inquinanti cancerogeni: sintetizzando, si può dire che a parità di concentrazione di polveri sottili il fumo passivo fa più male, è più dannoso perché è più concentrato; le polveri sottili, essendo più fredde, essendosene andati i gas tipo la nicotina e il monossido di carbonio, sono più concentrate. Quindi confrontando il fumo attivo e quello passivo, la stessa quantità di PM in caso di fumo passivo fa più male. Ma soprattutto la cosa brutta del fumo passivo è che è involontario: il fumo attivo è legato a una dipendenza ma è sempre un libero arbitrio, il fumo passivo no, è una vera e propria violenza della nostra volontà.

Le sostanze cancerogene di gruppo 1, come l'amianto, sono almeno 88 per lo IARC, e una di queste è il fumo passivo. Ovviamente non è che lo IARC, cioè l'agenzia della ricerca sul cancro dell'OMS, l'ha messo così a caso fa questi agenti: è stato il risultato di una serie di metanalisi che poi sono state raccolte da una commissione di esperti, su studi epidemiologici e studi sperimentali anche sugli animali, per esempio sugli animali dei fumatori che è stato dimostrato hanno una maggior incidenza oncologica (e gli animali non possono certo essere accusati di fumare di nascosto...), o anche studi epidemiologici sui coniugi dei fumatori che hanno percentuali molto più alte di incidenza di neoplasie polmonari, o sui lavoratori passivi, persone esposte almeno otto ore al giorno almeno a una sigaretta. Pediatrics, la rivista medica più importante di pediatria, ha dimostrato che sono stati ritardati gli studi sulla morte in culla, la cosiddetta SIDS, e sulla sua correlazione col fumo di uno o entrambi i genitori, per la corruzione degli scienziati che avevano fatto questi studi che non sono stati pubblicati. Quello che si sa adesso in teoria si poteva già saperlo negli anni 70-80, ma purtroppo qualcuno ha fatto in modo che questi dati non fossero divulgati.

Sono stato perito di una causa ormai conclusa, finita con un patteggiamento di cui abbiamo parlato anche in una pubblicazione di una rivista scientifica, l'European Respiratory Journal, in modo che tutto il mondo lo sapesse: questo è stato il primo caso di risarcimento per una morte da fumo passivo, per una crisi asmatica, in una banca milanese, la banca Paribas. C'è stata una condanna per omicidio colposo in primo grado, una assoluzione in appello e poi finalmente un'ammissione di errore e quindi un risarcimento economico alla famiglia. Questo ve lo segnalo per due cose: primo, per ricordare che si può anche morire di fumo passivo, e questo è stato il primo caso al mondo in cui è stato dimostrato che ciò è accaduto, non per un tumore ma per una crisi asmatica, in ambiente lavorativo. E poi perché comunque il messaggio è: non bisogna subire. Cos'è stata la legge antifumo in Italia: sicuramente un primo grande passo, però per ora è ancora solo un primo passo, e non basta, abbiamo bisogno tutti di altri studi scientifici, campagne di stampa adeguate, mobilitazione degli operatori sanitari e della sicurezza e dei medici competenti. In questa diapositiva presa dal congresso pneumologico europeo dell'anno scorso, questa è la situazione - secondo l'European Respiratory Society - delle leggi antifumo in Europa: ci sono dei Paesi ottimi che sono soprattutto quattro in Europa, cioè Irlanda, Inghilterra, Bulgaria (dove però ci sono anche pressanti campagne pro-fumo) e la Turchia; poi ci sono Paesi come l'Italia e la Francia, dove ci sono zone fumatori però con forti restrizioni, per cui pochi locali hanno predisposto la zona fumatori. Poi ci sono zone come la Spagna in cui la situazione non è buona: ci sono zone fumatori non suddivise, l'aria non è ottima ma nemmeno pessima, e poi ci sono invece dei Paesi ancora molto indietro sul fumo, come la stessa Austria dove si può tranquillamente fumare (ai miei pazienti asmatici non consiglierei di andare in vacanza lì, perché comunque si sottoporrebbero ad alte concentrazioni di polveri sottili che potrebbero aggravare la loro patologia).

Chiuso il discorso delle polveri sottili, passiamo al monossido di carbonio: è un gas inodore, incolore e insapore.

Parentesi sulle sigarette "light": gli studi epidemiologici dimostrano che il rischio cardiovascolare e oncologico è uguale, per cui è cambiato un po' l'istotipo del tumore, però per i casi di infarto, ictus e tumori sono uguali alle altre sigarette, quindi a livello di danno alla salute non servono a niente. C'è l'illusione che facciano meno male, ma non è per niente vero, gli studi sperimentali hanno mostrato che nelle light ci sono delle sostanze gommose che hanno un effetto tipo boomerang: cioè il fumatore sente che la light ha meno sapore e quindi tende ad aspirare di più la sigaretta. Quindi alla fine il danno uguale e anche la dipendenza è uguale, e se si misura il monossido di carbonio è ancora più alto con le light: 30, 40, 50 ppm di monossido di carbonio rispetto alle sigarette normali che mediamente danno 20 ppm alla misurazione dell'aria esalata dal fumatore. Non è un effetto immediato, però gradatamente uno si adatta e aspira di più.

Torniamo al monossido di carbonio. La cosa importante per fare diagnosi di fumatore è questa, cioè l'analisi del CO, del monossido di carbonio che ha un doppio significato: quello di diagnosi del fumatore, perché fa capire quanto uno è intossicato, quante sigarette fuma e come le fuma, ma è anche un dato per capire quanto uno è dipendente, perché se aspira tanto monossido di carbonio vuol dire che aspira molto le sigarette, quindi è molto dipendente.

La rilevazione di questo parametro è indispensabile nel fumatore, anche perché permette di dimostrare scientificamente che una cosa funziona o non funziona. Il monossido di carbonio è un dato scientifico, così come la cotinina urinaria, però in maniera infinitamente più semplice e più o meno con la stessa valenza. Anche la cotinina urinaria e nel sangue si elimina nel giro di due o tre giorni. Anche la nicotina nel capello è un buon dato, però è un esame un po' più difficile perché per misurarla ci vuole la gascromatografia.

Il capello (e il pelo) ha una "memoria" del fumo, che rimane per tutta la vita del capello: il capello cresce 1 cm-1 cm e mezzo al mese e quindi permette di vedere l'esposizione di mesi al fumo passivo, si vedono magari i centimetri in cui il soggetto è stato meno esposto e quelli in cui è stato più esposto. Ha una sola grande controindicazione: è molto specifico, ha il 100% di specificità, cioè se è presente vuol dire che uno fuma oppure è esposto, però non è altrettanto sensibile: la sensibilità è circa il 60%, cioè ci sono persone esposte al fumo che però non hanno traccia di fumo nel capello, perché magari fanno tante permanenti, messe in piega, trattamenti dal parrucchiere, e quindi a volte non lo si trova.

Una cosa che il fumatore deve sapere, è che non è "condannato" - soprattutto il giovane - ad avere danni da fumo. E' vero che fumare da giovani fa molto male, perché comunque arresti un meccanismo fisiologico, che è la crescita dell'apparato respiratorio. Però dopo due o tre giorni che si è smesso di fumare il monossido di carbonio se n'è andato, e quindi è come aver cambiato completamente benzina, e ci sarà più energia, più resistenza, più riflessi, più attività anche sessuale, cioè tutto quello che funziona con l'ossigeno nel nostro corpo si giova già dopo pochi giorni, in maniera totale, dalla sospensione dal fumo, perché l'emivita del monossido di carbonio è di circa 6-8 ore.

La nicotina, attenzione, non è il tabacco, ma la nicotina è quella che dà più dipendenza, cioè quella di cui si fa più fatica a liberarsi, quindi è veramente un grande nemico, può dare più dipendenza di altre droghe.

Che cosa è dimostrato che serva per combattere questa dipendenza così forte? L'unione che fa la forza, cioè medici di famiglia, specialisti, farmacisti, odontoiatri, igienisti dentali, infermieri, fisioterapisti... che devono cercare - nel rispetto naturalmente dei reciproci compiti e competenze - di combattere tutti assieme questa epidemia. Ci sono dei pazienti che hanno bisogno di un aiuto ulteriore, e allora questi vanno mandati ai centri antifumo: sono 375 in Italia, alcuni funzionano bene, altri un po' meno, molti sono magari solo sulla carta, altri invece lavorano più concretamente, però comunque ci sono.

I fumatori sono uno diverso dall'altro, anche se un po' si assomigliano, hanno delle analogie, però grosso modo possono essere suddivisi in quattro categorie: quelli "sani" (sani tra virgolette, perché un fumatore non può essere in assoluto sano, in quanto ha un problema, una dipendenza); quelli che hanno altri fattori di rischio oltre al fumo, per esempio la sedentarietà, o l'obesità, o l'ipercolesterolemia, che non è una malattia ma un fattore di rischio; quelli che hanno il diabete o la BPCO o i tumori; e i cosiddetti "recalcitranti", e questi è meglio che smettano subito e con il massimo supporto farmaco-psicologico: è difficile che questo lo possa fornire un singolo individuo, un singolo medico di famiglia o anche uno specialista, e allora meglio mandarli ai centri per il trattamento del tabagismo, che seguono determinate linee guida come ad esempio misurare il CO.

Seconda Parte

Una sola sigaretta fa male: c'è una correlazione tra il numero di sigarette e il danno. Nelle sigarette light questo calcolo non lo si può fare, invece la riduzione paga sia in termini cardiovascolari sia in termini oncologici: cioè fumare poco è meglio che fumare tanto. Però non esiste una soglia minima, questa è la differenza grossa con l'alcol o con altri tipi di sostanze dannose. Quindi una sigaretta fa male, non è come un bicchiere di vino che non fa male. Fa male l'uso del tabacco, in qualunque modo lo si assuma, soprattutto se lo si aspira bruciato cioè con la combustione. Anche recentemente è uscito uno studio

sull'American Respiratory Journal, di cui hanno parlato molto anche i giornali: uno studio che è stato fatto su 121 fumatori volontari a New York, che sono stati sottoposti a broncoscopia: è uno studio fondamentale perché ha dimostrato che anche poche sigarette (questi pazienti sono stati infatti suddivisi in categorie in base al numero di sigarette fumate) danno un piccolo danno genico a livello cellulare. Quindi il danno c'è, poi si può riparare o meno, però anche poche sigarette fanno male a livello proprio bronchiolare. Inoltre ci sono studi epidemiologici, fatti nella popolazione di Framingham (quelli da cui sono emersi anche i fattori di rischio cardiovascolare) e anche questi studi dimostrano che anche una sola sigaretta fa più male che zero sigarette, soprattutto a livello cardiovascolare e trombotico. Quindi non esiste una soglia minima per il fumo; è chiaro che meno sigarette fumate, e soprattutto meno sigarette realmente aspirate, daranno un danno minore.

Vediamo ora le tecniche validate per smettere di fumare: sono sostanzialmente di due tipi, cioè farmacologiche e psicologiche. Quella psicologica è la terapia comportamentale. Poi ci sono i farmaci, che hanno dimostrato un'efficacia statisticamente significativa, cioè almeno doppia rispetto al placebo. Fino al 2000 le uniche terapie dimostratesi efficaci erano la terapia nicotinica e il bupropione, o eventualmente l'associazione di queste due sostanze.

Vediamo la terapia nicotinica: è importante conoscerla perché è una terapia da banco, quindi molte persone la assumono da sole, magari a volte anche in maniera sbagliata, a un dosaggio sbagliato e per un tempo sbagliato. Per la terapia nicotinica esistono sei tipi di cerotti, due tipi di gomme da masticare, un tipo di inalatore e tre tipi di confetti, quindi non c'è una sola terapia nicotinica, ma molti tipi diversi, anche se la sostanza è la stessa. Si conoscono i pregi e difetti di ognuna di queste. Ci sono i cerotti da 16 ore o da 24 ore: di solito si usano di più quelli da 16 ore, che si mettono al mattino e si tolgono alla sera; invece per chi fuma anche di notte e quindi ha paura magari della sindrome da astinenza notturna ci sono anche i cerotti da 24 ore. Poi ci sono due tipi di gomme, da 2 e da 4 mg. L'inalatore ha un dosaggio unico, e i confetti sono disponibili da 1, da 2 e da 4 mg. Per il fatto che si tratta di prodotti da banco, anche chi non è un medico può prescriverli, per esempio l'igienista dentale, o un infermiere, o anche un farmacista. Tutte queste terapie vanno assunte per almeno due o meglio tre mesi, di solito si consiglia una riduzione di un terzo del dosaggio mensilmente. Per esempio, se uno inizia con un cerotto da 15, che corrisponde a 30 sigarette al giorno, il primo mese, il secondo mese le ridurrà di conseguenza, gradatamente. Per quanto riguarda le gomme, l'inalatore e i confetti, sono terapie adatte a persone che psicologicamente preferiscono l'autogestione piuttosto che il farmaco da prendere fisso, come il cerotto. Con il cerotto, non si può dare una scadenza a intervalli di tempo, ma si stabilisce un tetto giornaliero da non superare, e anche quello da ridurre di un terzo mensilmente: per esempio, per un paziente che fuma 20 sigarette al giorno, e magari fuma la prima sigaretta al mattino presto – quindi è un fumatore fortemente dipendente - poniamo di partire col cerotto: si inizia con 15 mg, che corrispondono a 30 sigarette al giorno, o 10 mg che sono 20 sigarette. Se invece preferisce le gomme, allora bisogna calcolare cosa corrisponde in gomme a 20 sigarette. Per il cerotto bisogna moltiplicare per due, cioè 15 mg uguali a 30 sigarette, 10 mg uguali a 20 sigarette, 5 mg uguali a 10 sigarette, perché è più assorbito. Per le gomme invece il rapporto è 1:1, quindi 2 mg uguali a due sigarette, 4 mg uguali a quattro sigarette e così via. Quindi per 20 sigarette diremo al paziente che può assumere massimo 10 gomme da 2 mg al giorno. Per l'inhaler si tratta di cartucce che corrispondono a circa due sigarette l'una, perché ne viene assorbito circa un quinto, quindi si rischia al limite di sottotrattare il paziente, più del contrario: per esempio, si possono consigliare un massimo di 10 cartucce al giorno il primo mese, massimo sei il secondo mese, massimo tre il terzo mese. Per i confetti il dosaggio vale come le gomme: tanti milligrammi corrispondono a tante sigarette. La terapia nicotinica dà raramente il rischio di abuso e di dipendenza: il cerotto praticamente mai, l'inalatore e le gomme nel 10% dei casi, cioè c'è un rischio del 10% di avere difficoltà a liberarsene; allora in quel caso il paziente va poi mandato in un centro antifumo. In gravidanza, l'evidenza è un po' meno sicura. Si può sintetizzare così: è meglio non fumare in gravidanza, ed è anche meglio non assumere la terapia nicotinica in gravidanza; però è sempre meglio, piuttosto che fumare, assumere la terapia nicotinica. Certamente, comunque, anche di terapia nicotinica in gravidanza meno se ne dà meglio è, quindi bisogna scegliere il dosaggio più basso possibile e per il tempo più basso possibile, perché la nicotina passa la barriera placentare, è un vasocostrittore e quindi toglie un po' d'ossigeno al feto. L'evidenza è invece sicura per i pazienti cardiopatici, quindi non c'è problema a dare la terapia sostitutiva nicotinica a questi soggetti.

Vediamo ora il bupropione: è un antidepressivo, sono compresse che vanno prese per due mesi, smettendo di fumare dall'ottavo giorno; è il farmaco più anoressizzante e più stimolante che c'è per smettere di fumare; controindicazioni: non è sempre ben tollerato, da molti non è comunque gradito il fatto che sia un antidepressivo, e poi non è sempre ben tollerato perché può dare insonnia, agitazione, e se un paziente è ansioso può anche provocare panico; cioè non è in fin dei conti un buon antidepressivo, però è comunque un gran farmaco. Fino all'introduzione della vareniclina era il farmaco più forte che c'era per smettere di fumare. Rispetto alla vareniclina ha un altro vantaggio, cioè il fatto di poter associare al bupropione la terapia nicotinica, perché le due sostanze non sono in contrasto. Quindi si può associare per esempio la terapia con bupropione presa con regolarità, per due mesi, e al bisogno qualche gomma, qualche confetto, qualche inalatore o anche il cerotto. Tuttavia insieme cerotto e bupropione si usano poco, si preferisce piuttosto dare qualcosa al bisogno. Il bupropione è un farmaco che viene metabolizzato per via epatica, per cui bisogna stare soprattutto attenti alla funzionalità epatica, consigliare al fumatore di stare attento a quello che mangia e a quello che beve, in particolare agli alcolici.

Per chi vuole, si può anche ricorrere alla fitoterapia: ci sono delle erbe, come l'iperico, che hanno dimostrato una efficacia anche se un po' blanda. Però questa pianta è un antidepressivo leggero, e c'è un prodotto anche con associate all'iperico la passiflora e la valeriana. E' stato dimostrato che l'iperico funziona, non è fortissimo, non ha nessun impatto sull'alimentazione e quindi non è dimagrante, e per certi pazienti - soprattutto quelli che amano le medicine naturali - può funzionare, specialmente con dei cocktail tipo associazioni di iperico, passiflora e valeriana.

Infine la vareniclina, farmaco che adesso va per la maggiore: è un agonista parziale, una sostanza fatta apposta per spiazzare la nicotina: agisce sui recettori principali della nicotina, non gli unici ma i principali, quindi si lega in maniera molto forte con questi recettori e quindi poi se un paziente fuma sta male. Quindi è il primo farmaco che spiazza selettivamente la nicotina, però non è un antagonista e basta, è un farmaco che fa anche stare un po' bene i pazienti. E' un farmaco generalmente ben tollerato, va assunto per almeno tre mesi, è costoso ma più o meno come tutti i farmaci per smettere di fumare (questo è quello che costa di più perché va preso per tre mesi, quindi alla fine dei tre mesi si spendono poco più di € 300, che però in fondo è il costo di un pacchetto di sigarette al giorno). Ci sono studi che hanno dimostrato una percentuale di cessazione molto alta con questo farmaco, quasi 50%. Il principale effetto collaterale è la nausea, di solito lieve o moderata, di solito non determina l'interruzione della terapia e si verifica soprattutto nelle prime due settimane, che sono quelli in cui si può ancora fumare. Le attenzioni consigliate dalla FDA per la vareniclina riguardano le persone con disturbi psichici: essendo un farmaco che è un po' "violento" nella sua azione, perché se poi uno fuma mentre sta assumendo questo farmaco sta male, è sconsigliato soprattutto nelle persone con depressione grave o problemi psichiatrici importanti, o abuso di alcol, perché c'è il rischio che come reazione questi problemi si aggravino. Comunque, come il bupropione, la vareniclina richiede una ricetta medica, quindi può prescriverla solamente un medico.

Viene eliminata per via renale, quindi la cosa fondamentale per la vareniclina è consigliare di bere molto, anche 2 litri di acqua al giorno, così anche i suoi effetti gastroenterici si riducono quasi sempre a zero. Gli aspetti positivi da sottolineare ai pazienti riguardo l'uso della vareniclina sono il fatto che è di origine naturale, quindi si sa bene che viene da un'erba dell'Europa dell'est - non come le sigarette in cui non si sa bene cosa c'è dentro - e che possono fumare ancora per 15 giorni: tante volte, sembra incredibile ma è così, il fumatore decide di scegliere la vareniclina proprio perché può continuare a fumare per altre due settimane...

Le linee guida inglesi mostrano che comunque l'azione migliore è la cosiddetta "terapia integrata" farmaco-psicologica.

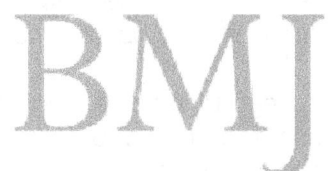

CLINICAL REVIEW
Managing smoking cessation

Paul Aveyard and Robert West

BMJ 2007;335;37-41

Prescribing smoking cessation drugs

Bupropion

Start bupropion while smoking and quit smoking in the second week. Use 150 mg per day for six days, then 150 mg twice a day for eight weeks. Take the evening dose early to avoid wakefulness. Causes 1 in 1000 to have a seizure, which needs discussion with patient.

Nortriptyline

Start nortriptyline while smoking, increasing the dose from 25 mg to 75 mg. Quit while taking the maximum dose and continue for 8-12 weeks, tapering down at the end. Reassure patients that side effects abate in time and fewer than 1 in 10 patients stop because of side effects.

Varenicline

Start varenicline while smoking. Comes in a starter pack escalating the dose from 0.5 mg daily to 1 mg twice a day by the second week. Quit in the second week. Continue for 12 weeks. Most people experience mild to moderate nausea, which can be reduced by taking varenicline after food and with water. Take the evening dose early to avoid wakefulness. Side effects abate with time and fewer than 1 in 10 patients stop the drug.

Nicotine replacement patches

Put the patch on smooth, hairless skin. Avoid using the same site for all patches. Put the 24 hour patches on the night of the last cigarette. If it slides off, tape it on with micropore. Skin reactions are common: check site rotation, use an emollient or hydrocortisone cream, consider changing the make of patch or switching to another form of nicotine replacement.

Boffi '10

Quello che non è indicato qui è perché non è stato dimostrato essere efficace. Quindi, a parte questi trattamenti che abbiamo elencato, tutti gli altri non hanno dimostrato di essere efficaci. Quindi se un paziente sta utilizzando per cercare di smettere di fumare una sigaretta elettronica, lasciategliela, però non prescrivetela, perché non è stato dimostrato che sia efficace. Ci sono due tipi di sigarette elettroniche: quelle con la nicotina e quelle senza nicotina. In America hanno ritirato dal commercio quelle con la nicotina perché è stato visto che la nicotina a contatto col vapore acqueo può diventare cancerogena, quindi libera delle sostanze dannose sia per chi la aspira sia per chi gli sta vicino. Possiamo dire in maniera un po' schematica che ci sono due tipi di sigarette elettroniche: quelle dannose e quelle inutili. E non è poi così sicuro che siano così innocue anche quelle senza nicotina, perché si surriscaldano, c'è una pila dentro, e si libera una sostanza che probabilmente è un po' tossica. Quello che si sa adesso è che non sono sostanze che hanno dimostrato un'efficacia statisticamente significativa né una totale innocuità.

Come possiamo fare ad aiutare anche pazienti oncologici a smettere di fumare? Siamo un Centro per la cura dei tumori, per cui vengono anche molte persone che hanno questa patologia, 9 volte su 10 per colpa del fumo nel caso delle neoplasie polmonari. E spesso nel continuare o non continuare a fumare vedono poi deciso il destino della riuscita o meno delle terapie.

Anche per quanto riguarda altri pazienti, per esempio di ortopedia, di ginecologia, di chirurgia...: l'abitudine al fumo è per esempio un fattore di rischio importante e decisivo per le complicanze polmonari postoperatorie in seguito interventi di chirurgia toracica di ogni tipo, quindi non solo oncologica, ma anche cardiochirurgica. E c'è una buona reversibilità del rischio: se un paziente ha smesso di fumare anche da poco ha una prognosi migliore di chi ha continuato a fumare fino a poco prima.

E' importante sottolineare la reversibilità di questi danni sullo smettere di fumare, per una serie di motivi: il principale è il monossido di carbonio, il monossido di carbonio diminuisce l'ossigenazione dei tessuti e aumenta il rischio di aritmie, che sono spesso una complicanza soprattutto negli interventi toracici; poi i fumatori sono più a rischio di infezioni polmonari; anche le ferite hanno una maggiore difficoltà a guarire perché c'è meno capacità riparativa dei tessuti e più infezioni, e addirittura più metastasi in tumori come i melanomi che non sono fumocorrelati ma si giovano delle infezioni tissutali per diffondersi. Ci sono degli interventi che si tendono a non fare o rimandare addirittura in chi continua a fumare: per esempio una ricostruzione mammaria dopo mastectomia quasi sempre fallisce se un paziente continua a fumare, e questo è uno degli interventi che da noi all'Istituto Nazionale dei Tumori si preferisce non fare se una paziente continua a fumare. E anche il fumo passivo ha un impatto sui rischi chirurgici.

Vediamo un articolo pubblicato dagli anestesisti: questa categoria medica vede una tangibile differenza di decorso fra i pazienti che fumano e che non fumano, allora in questa rivista specifica parlano di "momento tangibile", che è quello della chirurgia, in cui sfruttare a buon fine questa situazione per fare in modo che il paziente smetta di fumare, proprio perché prima di un intervento chirurgico è un momento in cui smettere di fumare è assolutamente indispensabile.

In oncologia spesso ci si trova di fronte a un muro di omertà, di pigrizia, o di paure da parte dei medici e degli infermieri, come se non si volesse parlare di questo argomento per non "dare fastidio" ai pazienti oncologici che hanno già il grave problema del tumore... però va tenuto presente che possiamo cercare di aiutarli a combattere questo tumore, consigliandogli di smettere di fumare. Dobbiamo curare le persone, non i tumori, anche perché non possiamo più permetterci di curare solo i tumori, perché fortunatamente due terzi delle persone con malattie oncologiche sopravvivono a cinque anni. Quindi noi non dobbiamo curare solo il tumore, ma occuparci della persona nel suo insieme, altrimenti il nostro intervento sarebbe assolutamente limitato. Certamente fare questo non è facile, richiede competenza e umanità, ma è importante perché questo poi fa aumentare anche l'autostima del fumatore, la sua volontà di combattere e di sentirsi anche partecipe alle cure che vengono fatte. Dal 2002 abbiamo iniziato un intervento all'Istituto Nazionale dei Tumori che si chiama "Progetto Ulisse", di accompagnamento alle cure per i pazienti e per i loro familiari: non è facile, richiede un impegno costante però questo vale per il fumo, per il movimento, per l'alimentazione... Le persone anche con problemi oncologici spesso riescono ad attingere a delle risorse insperate proprio nei momenti più difficili, e a volte è più facile ottenere degli obiettivi come smettere di fumare quando si è ammalati che non in altri momenti più sereni della vita. E soprattutto, chi siamo noi per decidere che una persona non è capace di provare a smettere di fumare, se lo vuole? Questa non è una iniziativa "inventata" dall'Istituto dei Tumori, ci sono studi pubblicati su riviste importanti che dimostrano che queste cose si possono fare sui pazienti oncologici, cioè aiutarli a smettere di fumare. Anche se, come vediamo in un'altra diapositiva pesantemente autocritica, la maggior parte degli studi clinici- così come dicevamo prima per l'asma - anche in campo oncologico continuano a essere condotti sui non fumatori, oppure non si chiede nemmeno ai pazienti se fumano, perché viene considerato un accanimento, o comunque sollevare un problema che poi non abbiamo tempo o voglia di affrontare nelle sue concrete soluzioni...

Questo può valere in campo sintomatico perfino nel tumore più grave che c'è, il tumore del polmone, e anche in un tumore polmonare avanzato inoperabile: cioè, guardando i sintomi dei non fumatori e dei fumatori, tutti tranne il dolore e l'emottisi mostrano una differenza statisticamente significativa tra chi fuma e chi non fuma più.

Un altro dato importante: noi facciamo le valutazioni pneumologiche spirometriche in ragazzi giovani e adulti che hanno avuto da ragazzini o bambini un linfoma di Hodgkin, che è ormai una malattia vinta, però viene usato nella chemioterapia dei linfomi di Hodgkin uno schema terapeutico in cui si usano farmaco molto pneumotossici come la bleomicina, e anche un po' cardiotossici. Bisogna avvisare il paziente che se fuma durante la chemioterapia o durante la radioterapia, ha un rischio 18 volte superiore di ammalarsi di tumore al polmone. Quindi è molto importante questa informazione, pubblicata su Lancet nel 2005: uno poi può anche decidere di continuare a fumare, ma deve sapere che ha un rischio molto alto di avere un tumore al polmone. La stessa cosa vale per il tumore al seno: le donne che hanno fatto un intervento - ormai meno demolitivo rispetto alle vecchie mastectomie - cioè la quadrantectomia seguita da radioterapia (detta anche QUART) , se continuano a fumare hanno un rischio molto più elevato di avere un tumore polmonare dalla parte del polmone in cui hanno fatto la radioterapia.

Un altro grosso problema nella radioterapia è l'efficacia, non solo la tossicità. La radioterapia ha bisogno di ossigeno per funzionare meglio, quindi se il paziente fuma mentre è sottoposto a radioterapia, questa rischia di essere meno efficace, perché trova un tessuto meno ossigenato e quindi meno attivo; almeno tre giorni prima di iniziare la radioterapia è quindi meglio smettere di fumare.

Per la chemioterapia: un articolo pubblicato sul Journal of Clinical Oncology sui microcitomi, i tumori più chemioradiosensibili, dimostra che la sopravvivenza di chi continua a fumare dopo la diagnosi è la metà di quella di chi smette di fumare dopo che ha avuto la diagnosi di microcitoma. Non esiste un chemioterapico - nemmeno nel microcitoma, che dei tumori polmonari è il più chemiosensibile - che abbia una efficacia così alta rispetto ad un altro.

Purtroppo, nonostante queste evidenze, si continua anche adesso a non inserire con regolarità nei trial clinici oncologici la valutazione dell'abitudine tabagica, al massimo lo si chiede all'ingresso nello studio e basta.

Teniamo presente che ci sono poi danni polmonari non oncologici, come le fibrosi e le interstiziopatie. Soprattutto nei fumatori, che poi possono anche essere danni precancerogeni, ma già di per sé determinano un peggioramento della qualità della vita, perché la fibrosi polmonare può portarli ad un peggioramento della loro vita, al bisogno dell'ossigeno e comunque, anche senza sviluppare una seconda neoplasia, avere un grosso peggioramento delle loro condizioni di salute.

Questa è una nostra esperienza pubblicata sul Giornale Italiano di Psico-Oncologia, su un trattamento fatto su una ventina di pazienti oncologiche mediante tecniche di rilassamento, supporto psicologico, per cercare di aiutarle a smettere di fumare. Partendo da queste esperienze psicologiche, abbiamo anche dovuto affrontare delle sindromi di astinenza da nicotina a volte importanti. In questi casi, prontamente riconosciuti, con una terapia nicotinica adeguata sono state risolte, nel giro di pochi minuti, in maniera drastica le loro problematiche. I sintomi di queste crisi da astinenza vanno da insonnia, agitazione, ansia, crisi respiratorie... tutti risolti con la terapia sostitutiva nicotinica che noi abbiamo la fortuna di avere da anni, insieme agli altri farmaci antifumo, nella farmacia del nostro ospedale a disposizione gratuitamente per i pazienti ricoverati. Abbiamo fatto un intervento strutturato in questi anni sui pazienti ricoverati: abbiamo una psicologa che al bisogno va al letto del paziente, quindi quello che chiediamo ai nostri infermieri è di individuare pazienti fumatori ed anche quelli che desiderano smettere o ridurre il fumo, scrivere ogni volta nella cartella infermieristica i dati tabagici, fare un minimal advice e poi dire loro che, per chi vuole, c'è la psicologa che misura il monossido di carbonio, fa i questionari motivazionale e sulla dipendenza dalla nicotina, se serve dà la terapia sostitutiva nicotinica, con la controfirma del medico del reparto, e poi fa un counseling anche telefonico, a seguire. La cartella infermieristica dell'Istituto prevede che chiediamo a tutti i pazienti, ricoverati per qualunque motivo (ricovero, day-hospital o radioterapia), tramite l'infermiere: "Fumi? Sì - no - quanto." Minimal advice: "Vuoi smettere? Sì. Adesso? Sì. Con un colloquio con la nostra psicologa?" E in questo caso, viene fornito anche questo servizio farmacologico gratuito.

Questo è un articolo su una rivista geriatrica, che dà questo messaggio, condivisibile: alcuni di noi non propongono ai nostri pazienti di smettere di fumare perché abbiamo paura di aumentare il senso di colpa e lo stress, ma secondo l'autore il paziente dovrebbe essere informato di questo intento, altrimenti è come togliere la responsabilità di decidere e non aiuta, non responsabilizza la persona nel suo percorso.

Una nostra review pubblicata quest' anno su Annals of Oncology mostra che gli oncologi finalmente prendono atto del problema. Di 16 Istituti di ricerca italiani che fanno parte di "Alleanza contro il cancro ", che quindi coinvolge tutti gli Istituti oncologici importanti d'Italia, solo tre hanno il centro antifumo, 2 di questi sono privati e uno solo pubblico, il nostro. Noi soli abbiamo la terapia per smettere di fumare in farmacia e ci sono perfino delle carceri, almeno 2, che hanno la terapia sostitutiva nicotinica in infermeria. Di questo studio vi segnalo queste due o tre frasi: "Noi dobbiamo essere responsabili della nostra buona pratica clinica, dobbiamo cercare di allearci con le vittime della dipendenza al fumo, e non giudicare, tanto meno i pazienti già ammalati, ma allearsi a loro, non voltarsi dall'altra parte e non essere moralisti ma cercare di essere chiari ed utili. I fumatori vogliono chiarezza e utilità in quello che viene loro proposto, non moralismo, non superficialità."

Alcune precisazioni su domande del pubblico:

I pack years, indicano quanto uno ha fumato nella sua vita. 20 pack years, vuol dire almeno per 20 anni un pacchetto al giorno, ma se fumi 10 sigarette al giorno invece di 20, allora gli anni devono essere 40 per avere 20 pack years. E' il numero delle sigarette globali che fumi in una vita, portandole tutti ad un pacchetto al giorno; si presumeva che 40 sigarette al giorno per 10 anni fossero uguali a 10 sigarette al giorno per 40 anni. Recentemente si è visto che non è così: è molto peggio fumare 10 sigarette al giorno per 40 anni che 40 sigarette al giorno per 10 anni, perché la durata è più importante della quantità giornaliera. Si continua comunque ad usare per comodità il pack years, però sul danno da fumo quello che conta molto è per quanti anni si è fumato.

Per valutare un fumatore è importante non basarsi solo sul numero di sigarette ma sul test di Fagerstroem: si basa su 6 domande: 1°) Quando fumi la prima sigaretta al mattino, vale 3 punti se fumi entro 5 minuti, 2 punti se fumi tra 6 e 30 minuti, 1 punto se fumi tra 31 e 60 minuti, 0 punti se fumi dopo un'ora, perché chi aspira tanto fuma subito al mattino. L'altra domanda che vale 3 punti è "Quante sigarette fumi?", Meno di 10: da 0 a 9 - 0 punti, da 11 a 19, 1 punto, da 20 a 30, 2 punti, sopra i 30, 3 punti. Se fumi più di 30 sigarette e fumi subito al mattino hai già un punteggio di 6, cioè sei un forte fumatore anche se non rispondi alle altre 4 domande che sono: "Per te la prima sigaretta del mattino è la più importante di tutte? Fai fatica a non fumare dove non si può? La prima ora del mattino è quella in cui fumi di più? Fumi anche quando stai male e sei costretto a letto? Sono caratteristiche dei forti fumatori, se rispondi sì a tutte, fai un punteggio 10 di Fagerstroem, il massimo.

Per quanto riguarda la "morte in culla" non è ancora molto chiaro il meccanismo sottostante: gli studi principali sono stati fatti sul cuore, si è visto che in più della metà dei casi, circa il 70% ci sono delle placche aterosclerotiche in questi sfortunati bambini. Comunque non c'è una sola causa, oltre al fumo passivo è stato inserito anche l'inquinamento come possibile agente causale. Ci sono anche tante cose, anche sull'inquinamento, che forse non sappiamo ancora. Questo è comunque un "nervo scoperto" delle multinazionali del tabacco, come l'asma. Penso che si potrebbe fare di più nell'ostetricia e nel campo informazione, e creare centri informazione anche per i papà.

Un altro campo fondamentale con il quale io cerco di collaborare è quello degli odontoiatri, perché molti pazienti che vanno dagli igienisti dentali a farsi fare la pulizia o la lucidatura dei denti, da noi non vengono; ci sono odontoiatri illuminati che gli interventi di implantologia non li fanno in chi continua a fumare. Ricordiamoci che i dati, come vedete, sono di una dichiarazione da parte dei fumatori, secondo i dati ISTAT, di volontà di smettere di fumare alta: due terzi dei fumatori dichiara di voler smettere di fumare ma di non riuscirci ed ecco elencati i motivi di quelli che ci riescono (troppo pochi, perché i fumatori sono 11,3 milioni in Italia): alcuni dicono di esserci riusciti perché il loro medico glielo ha raccomandato; ma il merito del medico c'è stato solo nel 3,6% dei casi! L'85% dei fumatori che è riuscito a smettere, ci è riuscito in realtà da solo.
Ognuno deve trovare il suo metodo per smettere di fumare, attingendo a delle esperienze a delle risorse passate, proprie e degli altri, trovando insomma la sua strada.
Una proposta di iniziativa: siccome in farmacia ci vanno tutti, abbiamo creato 5 centri antifumo in altrettante farmacie comunali di Milano: sono stati formati 10 farmacisti, 2 per ogni farmacia antifumo, hanno tutta la terapia per smettere di fumare, la terapia sostitutiva nicotinica e le altre, e misurano il monossido di carbonio gratuitamente. In ognuna di queste 5 farmacie, una volta la settimana va una psicologa dell'istituto, per monitorare l'attività dei farmacisti e per gestire i casi più difficili. Questo progetto può essere un'apertura al territorio per l'Istituto Nazionale dei Tumori, un inserimento concreto della prevenzione danni da fumo sul territorio.

Dr. Valter Spiller
Counseling e fumo di sigaretta

Psicologo, psicoterapeuta in servizio al Dipartimento per le Dipendenze di Genova.

Il motivo per cui sono qui non è collegato alla mia appartenenza al Dipartimento per le Dipendenze, ma al fatto che da più di quindici d'anni mi occupo di un particolare modello di intervento nel campo della relazione professionale di aiuto. Se qualcuno di voi si è occupato di Counseling, probabilmente avrà conosciuto il Counseling Motivazionale. Insieme ad altri colleghi stiamo portando in giro un modello di intervento che fa del Counseling, in generale, e del Counseling Motivazionale, in particolare, un interessante aiuto ai sanitari che si occupano di suggerire, indicare, accompagnare e consolidare un cambiamento del comportamento, degli atteggiamenti, dello stile di vita di una persona.

Della specificità del fumo di sigaretta parleranno i colleghi che mi seguiranno, per cui il mio intervento vuole avere prevalentemente come obiettivo il Counseling Sanitario ovvero quel particolare tipo di intervento che gli operatori sanitari svolgono, quando hanno a che fare con problematiche specifiche della loro professione. Infatti le tre aree del progetto "Take Care", Attiva la vita, Alimenta la salute, Liberati dal fumo, hanno evidentemente a che fare con gli stili di vita.

Perché il Counseling? Nell'ambito sanitario, quasi tutti noi siamo stati abituati a pensare che l'intervento sanitario sia prevalentemente basato sulle nostre capacità e conoscenze. Questo modello, che è in gran parte vero, per la stragrande maggioranza degli interventi in cui c'è un problema acuto e grave, ha dimostrato nel tempo una grande limitazione quando i problemi sanitari sono legati a stili di vita. Nelle situazioni di crisi è davvero la competenza del professionista che fa la differenza, perché la quasi totalità delle azioni prescindono dalle scelte e dalla volontà del paziente (pensiamo a quanto possa essere paradossale che in un Pronto Soccorso un paziente si metta a negoziare con il medico il modo di ridurre la frattura e di suturare una ferita!). Quando si tratta invece di stili di vita, ossia quando la capacità, la possibilità, il desiderio e tutto ciò che riguarda il cambiamento è di competenza del paziente, il modello centrato sulle competenze del sanitario è destinato miseramente a fallire. Le competenze del sanitario tendenzialmente sono competenze di tipo cognitivo, culturali, e quando io metto in campo le mie competenze culturali, sia che esse siano di conoscenze, o di capacità concrete, tendenzialmente do indicazioni, consigli, prescrizioni. (vedi Figura 1).

Figura 1

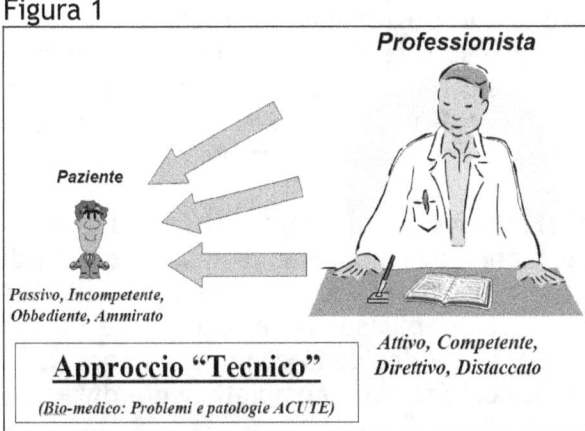

Il linguaggio che usiamo in questo ambito è significativo. Se prendete le pubblicazioni sanitarie di venti anni fa, gli interventi dei Sanitari si chiamavano Prescrizioni. E questo termine indica un comando, quindi tendenzialmente un ordine. La decisione è del sanitario e così pure la direzione: il paziente deve eseguire, obbedire, o come si dire quando si parla di "aderenza alle terapie", di "Compliance", deve avere la capacità, maggiore o minore, di adeguarsi alle decisioni che ha preso un altro. Andando avanti nel tempo le Prescrizioni sono diventate

Consigli. Il consiglio è meno direttivo della prescrizione, comincia a mettere in gioco l'idea che "Io ti consiglio una cosa, poi tu fai come vuoi, la decisione, la responsabilità è tua". Ultimamente si sta usando un altro termine, la Raccomandazione, qualche cosa che, pur indicando una direzione, lascia ancor più la responsabilità al paziente, alla sua capacità di orientarsi in quella direzione.

Figura 2

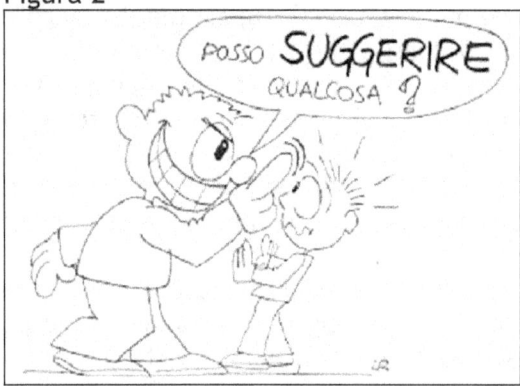

Noi siamo stati abituati a pensare, e io cercherò di modificare questa impostazione, che un buon intervento legato agli Stili di vita non salutari (considerando le tre aree di interesse del progetto "Take care" ovvero Alimentazione, Attività fisica e Fumo di sigaretta), dipenda dalle conoscenze dell'Operatore. Se fosse così, se fosse sufficiente un approccio centrato sul sanitario (e sulle sue competenze), sarebbe stato sufficiente un Corso sui danni dell'Alimentazione, della Sedentarietà, e del fumo.

In questa breve serie di incontri vorrei proporvi un altro punto di vista. Nell'approccio centrato sul sanitario, io studio, imparo, mi faccio una rappresentazione sufficientemente fondata a livello scientifico di quello che le persone devono fare; e i miei interventi saranno fondati sul dire alle persone che cosa devono fare, per avvicinarsi a questa rappresentazione, costituita da una serie di immagini che riguardano uno stile di vita sano: niente salumi, ma sport ed attività fisica, niente fumo, ma...

Se fossimo nella situazione di un chirurgo di fronte ad un ammalato inconsapevole, basterebbe questo, avremmo fatto il cento per cento del nostro lavoro. Quando la medicina si occupa di stili di vita, nella migliore delle ipotesi (ossia quando fondiamo scientificamente il nostro intervento), abbiamo fatto metà del lavoro!

Le persone, soprattutto in merito agli stili di vita, cambiano e prendono la decisione di cambiare in base alle proprie motivazioni personali e queste possono coincidere con le nostre oppure no, possono essere più o meno lontane dalle nostre. Visto che il programma "Take Care" si occupa non di situazioni acute, ma croniche, le persone cambiano stile se decidono di farlo, in quanto rispetto all'alimentazione, all'attività fisica, al fumo di sigaretta, al consumo di alcolici, allo stress di derivante dal perseguimento di obiettivi troppo elevati, tendenzialmente le persone utilizzano gli stessi meccanismi che usano per scegliersi il partner, l'automobile, il lavoro e, quindi, tendenzialmente fanno quello che vogliono.

Un intervento da esperto, che indica un percorso chiedendo al paziente solo di aderire ed adeguarsi, si sa, non funziona. Le persone fanno quello che vogliono. Quando si parla di Stili di vita, entra in campo un passaggio obbligato: "che cosa posso fare io, intenzionalmente, per aiutare l'altra persona a decidere di modificare intenzionalmente la sua situazione?"

Se è vero che sugli Stili di vita, in realtà, sono le persone che decidono come e cosa acquisire delle nostre raccomandazioni, entra in campo un compito del Sanitario completamente diverso e completamente slegato dalle sue conoscenze.

Noi da anni parliamo di "personalizzazione degli interventi" e se è importante che ciò che la persona considera possibile o meno per se, diventa prima di tutto essenziale comprendere la sua rappresentazione della situazione.

Questo è un problema nuovo per il Sanitario che tratta con stili di vita non salutari: capire il punto di vista dell'altro, conoscere la sua posizione, "andarlo a prendere" nel posto in cui è. Sappiamo infatti che qualsiasi indicazione, qualsiasi raccomandazione io faccia, se prescinde dal punto di vista dell'altro, non serve a niente. I Sanitari hanno spesso chiara la mappa di dove occorre portare il paziente, del punto di arrivo. Non è detto che abbiano altrettanto chiaro che per accompagnare un paziente alla meta devono prima comprendere da dove parte. Il termine nodale è Comprendere. E' una cosa su cui noi tutti, psicologi e non, abbiamo fatto pochissimo Training. Quanti dei presenti hanno fatto formazione specifica che abbia aiutato a comprendere il punto di vista dell'altro? Un corso di comprensione della rappresentazione dell'altro? Un corso di comunicazione o di relazione?

Questi sono aspetti che introducono quella particolare competenza professionale, utilizzata in tutto il mondo e solo da pochi anni introdotta, che si chiama Counseling ovvero la capacità di mettere in atto specifiche abilità relazionali che mi consentano di comprendere in maniera sufficientemente adeguata il punto di vista dell'altro, per modellare su questa persona il mio intervento sanitario.

Queste capacità, che introduce abilità relazionali nell'intervento sanitario, è normalmente contenuta in quello che si chiama Counseling Sanitario, in cui la costruzione di una rappresentazione scientificamente fondata è comunque importante ma passa in secondo piano. L'obiettivo non è solo comunicare quello che io so, quello che io penso, quello che io valuto, chiedo, prescrivo. E' altrettanto importante - se non addirittura di più, inizialmente - avere delle capacità di centrare l'intervento sulla persona, ossia di farsi una rappresentazione sufficientemente fedele del punto di partenza dell'altro, per poter modellare l'intervento sulle caratteristiche che ha la persona per quel problema e in quel momento lì.

Queste sono abilità professionali sulle quali la formazione ufficiale ha posto l'attenzione solo recentemente, purtroppo. Sono le abilità del Counseling Sanitario. Se un Sanitario dà un consiglio e il consiglio viene recepito, basta quello. Io propongo una raccomandazione, la persona è pronta per conto suo, perché è già arrivata pronta a mettere in pratica le raccomandazioni del Sanitario, e va bene così; non c'è bisogno di altro. Se non è così però, non è un problema del Paziente, ma del Sanitario che deve trovare il modo per accompagnare, guidare la persona al massimo risultato possibile in quel momento, anche se la persona non è pronta ad eseguire la raccomandazione. Questi sono i casi che di solito sono considerati "difficili". In realtà non sono difficili di per se, sono semplicemente più lontani dalla nostra rappresentazione orientata alla salute. Un pochino più estranei rispetto ad essa. Immaginiamo una persona che ci dice: "mi piace fumare, voglio continuare a fumare, non mi parli dei danni del fumo!"; dobbiamo porci una domanda: quanto è distante questa rappresentazione da quella di un Sanitario sinceramente impegnato a mettere in atto le raccomandazioni del progetto Take Care? Parecchio direi, ma questo di per se non rende il paziente "difficile", la pensa solo diversamente da noi, ha una rappresentazione della sua realtà che include le cose che noi escludiamo ed esclude quelle che noi includiamo. Può esserci utile pensare che non è "difficile" ma che è semplicemente "lontano"! Quindi ci sono Pazienti vicini alla rappresentazione del Sanitario e pazienti lontani. Questi ultimi dovranno fare più strada, avranno bisogno di più tempo, più indicazioni, più decisioni, ecc.

Perché Counseling Sanitario Motivazionale?

Questo modello di Counseling ha una caratteristica specifica rispetto ad altri approcci. Come la stragrande maggioranza delle tecniche di "Consulenza professionale", si basa sul presupposto che l'intervento deve essere "centrato sulle caratteristiche della persona" ovunque essa sia, vicina o lontana. La parte centrata sulla persona è comune a tutti. La parte originale è quella che descrive l'intervento come "orientato", ossia basato sugli elementi che stanno dentro la rappresentazione del paziente che lo orientano naturalmente nella direzione desiderabile da me. Mi spiego meglio. Nella rappresentazione di ciascun paziente ci saranno elementi che lo avvicinano alla mia visione (ciò su cui siamo d'accordo) ed elementi che lo allontanano (ciò su cui abbiamo idee diverse): Il Counseling Motivazionale sottolinea l'importanza di andare a catturare, in qualche modo, gli elementi presenti nella visione del paziente che sono naturalmente orientati verso di me. Questo lavoro sugli elementi interni della motivazione del paziente viene considerato l'elemento fondamentale del Counseling Motivazionale.

Non è uno stile direttivo, non è prescrittivo, è centrato sulla persona, è uno stile orientato e ha come obiettivo quello di andare ad evocare, a tirare fuori gli elementi presenti nella rappresentazione dell'altro, che naturalmente spingono nella mia direzione e che sono banalmente, gli elementi che motivano la persona a cambiare.

Gli elementi della motivazione non sono neutri, hanno delle caratteristiche ben precise. Il Counseling Motivazionale ha due obiettivi specifici, entrambi legati a questo aspetto. La prima che vorrei trattare è: cosa motiva le persone a cambiare. Quali sono gli elementi della motivazione, i nostri alleati nella rappresentazione dell'altro, che ci vengono in aiuto per orientare la persona nella direzione che vogliamo. Il secondo obiettivo riguarda il come motivare le persone. Ossia in quale modo noi possiamo avere in mente ed utilizzare questi elementi per aiutare le persone a motivarsi. Ricordiamoci che le persone fanno quello che vogliono, per cui il mio aiuto non è motivarle, ma aiutarle a motivarsi, a trovare le loro buone ragioni per cambiare.

Figura 3

Gli "elementi" della motivazione

Preoccupazioni e insoddisfazioni - Bisogno

Consapevolezza del problema - Ragioni

Importanza e valori personali - Desiderio

Fiducia e ottimismo - Capacità

Decisione e volontà - Impegno

Cerchiamo ora di prendere in esame che cosa motiva una persona a cambiare, quando e perché. Dopo aver raccolto le vostre indicazioni è chiaro che i fattori motivanti possono essere molteplici: in queste vostre indicazioni c'è quasi tutto quello che è contenuto nel modello motivazionale. E in che modo noi possiamo utilizzare questi elementi della motivazione per aiutare le persone a   motivarsi?

Un primo elemento ha come contenuto l'insoddisfazione, il malessere, il disagio, le preoccupazioni e la sottolineatura degli aspetti negativi del posto in cui sto. Chiamo questa area il bisogno di cambiare.
Avete citato la conoscenza e consapevolezza del problema, le informazioni adeguate. Queste non sono stati emotivi, ma elementi cognitivi che attivano comportamenti di difesa, che mettono in evidenza i problemi. Questo aspetto, legato al riconoscimento di un elemento problematico, che crea sofferenza, è un momento necessario, anche se non sufficiente. Chiamo questa area le ragioni per cambiare
C'è un terzo elemento tra i fattori elencati: migliorarsi, un obiettivo importante, stare meglio, adeguarsi ad un modello. Questo elemento ha a che fare con i propri desideri. Chiamo questa area il desiderio di cambiare.
Ma basta star male, essere consapevoli di un problema o desiderarlo per cambiare? Sembra proprio di no. E' necessaria qualcos'altro, la forza, una certa consapevolezza delle nostre capacità, la fiducia nelle nostre capacità di riuscire a farcela. Questo è l'elemento che mancava, perché per quanto si possa desiderare una cosa, se manca la fiducia di poterla realizzare non si arriva da nessuna parte.
Chiamo questa area la fiducia nelle proprie capacità di cambiare.
E con questo siamo a quattro: quattro elementi necessari per costruire la motivazione. Ora possiamo fare l'ultimo passo per rendere concreto il cambiamento: la decisione e l'impegno a fare qualche cosa, accettare in qualche modo una sfida rispetto ad un obiettivo, è possibile se sono insoddisfatto della condizione in cui sono (bisogno), se capisco quale è il motivo per cui sono insoddisfatto (ragioni), mi pongo l'obiettivo di raggiungere qualche cosa di diverso (desiderio) e sono fiducioso di riuscirci (fiducia). Solo allora metto in campo la mia volontà e

prendo una decisione nella direzione del cambiamento. Chiamo questa area l'impegno a cambiare. Abbiamo completato la descrizione del modello degli elementi della motivazione.

Come operatori sanitari penso che dovremmo mettere le persone nelle migliori condizioni possibili, per provare a modificare i propri comportamenti (e possibilmente riuscirci!), a prendere una decisione, ad impegnarsi in una direzione e a mantenerla. Pensate, rispetto a tutto quello che abbiamo detto finora, quanto è importante avere la percezione di che cosa c'è prima di arrivare ad essere pronti a provarci. Il Counseling Sanitario Motivazionale per la parte "centrata sulla persona", dovrebbe aiutare i Sanitari a comprendere la complessità della motivazione al cambiamento ed agire intenzionalmente per evocare gli elementi già presenti, per aiutare a riconoscere e rinforzare quelli meno presenti per arrivare, insieme alla persona, a prendere la decisione di provare ad impegnarsi. Per fare questo c'è bisogno di una "teoria della motivazione", ciò che abbiamo visto finora nei suoi elementi della motivazione; occorre anche una "teoria del cambiamento", ossia un modello che indichi come si aiutano le persone a motivarsi.

La teoria della motivazione proposta indica che gli elementi motivazionali sono l'insoddisfazione, la consapevolezza, la fiducia, il desiderio e l'impegno. Se io provo intenzionalmente ad orientare una interazione con il paziente in questa direzione provando ad evocare questi elementi, se la qualità della relazione è sufficientemente buona, la persona parlerà delle sue insoddisfazioni, consapevolezze, desideri, ecc. e quindi, farà da sé, un lavoro di auto-motivazione.

Ad esempio, le persone a cui si prospetta un cambiamento orientato alla salute partono spesso da un malessere, una preoccupazione. Se dobbiamo interrogare una persona rispetto a questo elemento, dobbiamo chiedere: "che cosa non ti piace della tua situazione? Che cosa ti fa star male? Che cosa non va bene della tua attuale situazione? Cosa ti preoccupa?" Nel caso in cui la persona parli di un cambiamento già effettuato, le stesse domande prendono la forma di "Che cosa ti preoccupava della situazione precedente? Che cosa ti rendeva insoddisfatto della condizione che hai cambiato?" Quando facciamo domande di questo genere noi sappiamo che ci occupiamo di quel particolare elemento della motivazione che abbiamo chiamato "bisogno di cambiare".

Il secondo elemento è legato alla conoscenza, alla consapevolezza, alle pressioni esterne e a tutto ciò che mi fa riconoscere che c'è un problema. Se voglio indagare su questo, devo interrogare la persona per capire quale idea ha sui motivi del suo disagio o, qualora fosse una cosa passata, chiedere da dove nasceva il problema, quali erano le "ragioni del cambiamento".

Possiamo voler comprendere in quale direzione le persone vogliono muoversi, i loro "desideri personali". Per fare questo, dobbiamo interrogarle sui loro valori, su cosa fa pensare loro che il cambiamento è desiderabile ed importante, su quali sono gli elementi legati ai vantaggi del cambiamento.

Il passo successivo sarà vedere le opportunità praticabili, la fiducia in se stessi, il credere di potercela fare, la fiducia in qualcuno, il confidare nelle proprie forze. Abbiamo visto che il modello motivazionale chiama quest'area "fiducia" nelle proprie capacità.

Quando questi quattro elementi sono presenti nel modello è molto probabile che la persona senta che è arrivato il momento di cambiare e, quindi, si arriva alla decisione, all'impegno, alla volontà. Le indicazioni, il momento giusto, le opportunità si colgono appieno solo se c'è tutto quello che precede. Il modello motivazionale sostiene che la persona ha intrinsecamente elementi attivi per ciascuna area (esiste cioè una certa quota di ciascun "elemento della motivazione": Noi possiamo lavorare intenzionalmente per favorire la decisione, ma anche la fiducia o il desiderio se non sono naturalmente presenti.

Recentemente è stato messo a punto da ricercatori americani un modello, che verifica in maniera sperimenta le la consistenza del modello motivazionale. E' stato realizzato con una ricerca su un cambiamento specifico legato alla interruzione o riduzione significativa del bere alcolici.

Alcuni anni or sono fu stato realizzato un grosso progetto, chiamato "Project Match", che aveva l'obiettivo di valutare se esistevano degli interventi che efficaci di altri, scegliendo fra i tre modelli validati a livello mondiale: il modello Motivazionale, il modello della facilitazione ai Dodici Passi (Alcolisti Anonimi) e il modello Cognitivo-Comportamentale.

Questi erano, infatti, i tre Modelli che avevano maggiore peso nella letteratura scientifica. Il confronto ha avuto un risultato, dal nostro punto di vista, scontato. Non esiste un modello che funziona meglio degli altri. Le variabilità di efficacia fra i professionisti che utilizzano lo stesso modello è molto più ampia della variabilità fra i vari modelli. In pratica se si instaura una relazione che funziona con la persona, il modello utilizzato passa in secondo piano, e quello che succede nel "qui e ora", diventa significativo.

I ricercatori hanno selezionato tutte le persone che hanno effettivamente modificato il loro comportamento, hanno riascoltato e codificato i colloqui. E' emerso che tanto più frequentemente le persone dicevano esprimevano decisione e impegno verso il cambiamento ("non voglio più bere, ho deciso di smettere, sono pronto ad impegnarmi"), tanto più era probabile che ci riuscissero veramente. Oltre a ciò, forse piuttosto ovvio, è emerso un passo successivo, che rappresenta l'aspetto più significativo. Analizzando a cosa era correlato l'impegno al cambiamento i ricercatori hanno ritrovato quattro elementi significativi: il <u>bisogno</u> di cambiare, le <u>ragioni</u> del cambiamento, il <u>desiderio</u> di cambiare e la <u>capacità</u> di cambiare; sono esattamente gli stessi elementi che nella pratica clinica vengono considerati importanti nella direzione del cambiamento.

Questo indica una sorta di "modello a due stadi", in cui lo stadio finale è decisione, volontà e impegno, e lo stadio intermedio è il lavoro su preoccupazioni, insoddisfazioni, consapevolezza, importanza, valori personali, fiducia e ottimismo.

Questo modello, che ha una rilevanza clinica e una consistenza statistica, è uno dei motivi per cui il Counseling Motivazionale, a livello di prove di efficacia, è attualmente ad un livello particolarmente elevato con numerose rewiew internazionali, che dimostrano per il Counseling Motivazionale risultati statisticamente significativi. C'è in altre parole una rilevanza scientifica internazionale che giustifica il fatto che la scelta vada in questa direzione piuttosto che in altre. Questo modello è facilmente sovrapponibile alla nota teoria degli Stadi del Cambiamento che descrive la motivazione come una successione di fasi, tanto è vero che le nostre ricerche sull'alcol hanno portato a descrivere il modello, utilizzando gli Stadi del Cambiamento esattamente in maniera sovrapponibile. In questa direzione possiamo dire che se non c'è alcun elemento motivazionale, possiamo dire che la persona è in "Precontemplazione", ossia non è pronta a cambiare. Se ci sono i primi due elementi (tendenzialmente) che possono portare al cambiamento, la persona prende in considerazione il cambiamento ed è in una fase di ambivalenza, di "Contemplazione". Se incominciano a comparire forti desideri, valori personali, la persona va avanti nella Contemplazione, inizia a pensare al cambiamento e si prepara a metterlo in atto entrando in "Determinazione". Quando, poi, compare la fiducia, la capacità, l'ottimismo sufficiente, la persona muove i primi passi, si impegna a farlo entrare in "Azione".

Il limite forte del Modello degli Stadi del Cambiamento deriva dal fatto che il modello ci dice che le persone tendenzialmente sono in un determinato posto ma non ci dice nulla del perché ci sono arrivate e del come fare, per farle andare avanti. Il Modello Motivazionale aggiunge a questo semplice schema il <u>motore del cambiamento</u> ossia gli elementi della motivazione, che in professionista può attivamente utilizzare per accelerare il processo naturale di cambiamento.

La maggior parte delle persone che iniziano a fumare, smettono prima di morire ed è improbabile che una persona inizi a fumare a sessanta anni. E' abbastanza probabile che un fumatore che ha iniziato a fumare a 20 anni, a sessanta non fumi più. Il percorso naturale è la norma. Il nostro problema di Sanitari è se possiamo trovare qualche cosa che acceleri questo processo. Il Modello Motivazionale fa proprio questo, lega la progressione delle fasi ad alcune attività specifiche.

Nelle nostre ricerche il passaggio dalla preoccupazione, dalla non contemplazione, dalla non consapevolezza alla consapevolezza, è prevalentemente legato alla capacità di "sollevare il problema", di definire questa cosa come un problema e, quindi, di lavorare sulle preoccupazioni, sul disagio, sul malessere, sull'insoddisfazione a esso legata e sul riconoscere che c'è qualche cosa che non va. Questo è l'elemento centrale. Può sembrare una banalità, ma, ancora adesso, la maggior parte delle campagne sul fumo sono concentrate sui danni del fumo, come se il problema reale fosse la consapevolezza dei danni!

E' in libreria da un po' di tempo un libretto, che ha avuto un notevole successo. Non essendo il primo libro sul fumo mi sono chiesto quale è il motivo di un successo così grande. Il motivo più evidente sta già nel titolo, perché "E' facile smettere di fumare se sai come farlo", indica quale è l'elemento critico per la maggior parte dei fumatori, data la presenza di tutti gli altri tre elementi: la <u>fiducia</u>, cioè è facile, è possibile, ce la si può fare. Lavora sull'elemento mancante, è un libro dal titolo molto motivazionale, che va esattamente a completare gli elementi motivazionali. Ci sono dei modi motivazionalmente efficaci per sollevare il problema, per rendere più probabile che la persona se ne vada dalla consultazione, avendo in mente che accanto al pensiero che non c'è nessun problema, c'è anche il pensiero che il problema esiste.

Attuare le strategie adeguate al momento giusto è fondamentale. Il Counseling Motivazionale dice di realizzare la strategia giusta per la condizione che la persona ha, di comprendere quali sono gli elementi motivazionali, in cui la persona è, di adeguare l'intervento alla "posizione motivazionale" in cui la persona si trova. Questo modello consente di fare, un matching, un po' più accurato, tra quello di cui la persona ha bisogno per muoversi e quello che noi pensiamo sia opportuno che essa faccia per andare nella nostra direzione.

A questo punto entrano in capo le abilità relazionali che rendono possibile entrare nelle aree critiche della persona senza suscitare particolari resistenze. Agire in questa direzione vuol dire avere una particolarissima attenzione sul "come" aiutare la persona a motivarsi, quindi, passare dal cosa motiva le persone a cambiare al come motivarle.

Dr. Valter Spiller
Counseling e fumo di sigaretta - seconda parte

La settimana scorsa eravamo arrivati a chiamare con "nome e cognome" quelle che nella frase di Pascal venivano chiamate "le ragioni che le persone utilizzano per motivarsi al Cambiamento". Nelle indicazioni della ricerca scientifica uscito emerge, in modo molto chiaro, che sono questi gli Elementi Motivazionali che normalmente le persone utilizzano per farsi forza, per costruire una azione orientata al cambiamento.

Vorrei iniziare, come promesso la volta scorsa, con una piccola esperienza che dovreste condurre tra voi, una cosa molto breve per sperimentare come sia possibile calare questo modello nella realtà di ciascuno di voi. Vi propongo due temi differenti per partire dall'esperienza: pensate ad un vostro specifico comportamento, un atteggiamento o che avete recentemente modificato, o che avete intenzione di modificare a breve... Qualcosa per cui potete affermare: "Ho recentemente modificato questa cosa ed ho intenzione di continuare così!". Oppure anche: "Ho intenzione di modificare il mio......e presto lo farò (entro un mese, due al massimo)". Una intenzione che avete assolutamente in mente che diventi una pratica. Una cosa intorno alla quale siete, rispetto al modello degli stadi del Cambiamento che vi ho mostrato la settimana scorsa, intorno alla soglia del Cambiamento, o poco prima perché avete deciso di farlo e non l'avete ancora fatto, o poco dopo perché avete deciso di farlo e lo avete appena fatto.

Confrontatevi a due a due su questa esperienza: un partecipante comunica all'altro l'argomento scelto. Quale è il compito dell'altro? Capire quali sono gli elementi che hanno portato l'altro a questa decisione, in uno dei modi più semplici, che è quello di "interrogare la persona", chiederle di rispondere a domande specifiche rispetto a questo argomento. Utilizziamo lo schema che vi propongo, in cui ci sono tre, quattro esempi di domande per ciascuno degli elementi. Per esempio, se la cosa che ho recentemente incominciato a modificare è il mio "regime alimentare", le domande possono essere: Che cosa non ti piaceva del tuo regime precedente? Quali sono state le preoccupazioni che ti hanno portato a prendere questa decisione? Che cosa ti rendeva insoddisfatto della tua situazione? Stiamo in questo modo facilitando l'esplorazione dell'elemento "insoddisfazione, preoccupazione ".
Prendiamo il "desiderio" e "l'importanza" la polarità opposta, come abbiamo già visto. Dove vuoi andare...che cosa vuoi ottenere, quale è il risultato che desideri?
Attraverso questa "esercitazione" pratica provate a vedere se è possibile toccare con almeno una domanda tutti e cinque gli elementi, far parlare la persona rispetto ai cinque Elementi Motivazionali, sia che si tratti di un comportamento già cambiato, per il quale le preoccupazioni si riferiscono ovviamente al passato, sia che si tratti di un comportamento che si intende cambiare

Finita questa interazione, invertite le parti: chi prima ha parlato, ascolta, ovvero "facilita", chi ha invece facilitato, parla.

L'esito desiderato della facilitazione della evocazione degli Elementi Motivazionali, di per sé è un processo motivante, se poi emergono con chiarezza elementi positivi, è ancora più motivante perché avvicina ai desideri e alla fatica per raggiungerli; questo è, molto chiaramente, un processo virtuoso.

Nel gergo della psicologia del cambiamento, l'aspetto legato alla fiducia e alla capacità viene chiamato "Autoefficacia", ossia la fiducia nelle proprie capacità di raggiungere un obiettivo specifico in un tempo determinato.
Le fonti di Autoefficacia sono molte, alcune sono assolutamente interne: di fronte ad una occasione di cambiamento si utilizza una delle fonti di fiducia in precedenti esperienze di successo.
Chi ha parlato di una propria decisione che presto verrà, ha nominato assai spesso l'importanza

(Desideri) e l'impegno (Volontà). Si sono fatti una "diagnosi motivazionale" da soli. Che cosa renderà più sicura l'intenzione di queste persone? Essere aiutata a trovare elementi di fiducia che possano sostenere l'impegno che si accingono a prendere. Questo è aiutare la persona, attraverso la evocazione dei suoi propri Elementi Motivazionali.

Nella stragrande maggioranza dei casi, quando voi vi trovate di fronte una persona che vi chiede una Consulenza viene spontaneo dare per scontato che quella persona ha deciso ed è pronta ad impegnarsi a farlo. Questo era il vecchio modello, che inizia ad essere superato. Questo modello sostanzialmente dice: "o sei motivato o non lo sei. Per la tua motivazione non posso fare niente. Quando sei pronto vieni da me, ti darò indicazioni e tu le seguirai. Io non posso fare niente per costruire la tua motivazione, te la devi costruire per conto tuo, io ti aiuto a passare all'azione dandoti consigli, indicazioni, ecc.... Se poi tu non riesci sono affari tuoi, se non ti impegni non mi riguarda, io il mio lavoro l'ho fatto!"

Il modello motivazionale propone cose ben diverse! Se devo iniziare una consulenza, prima faccio un check-up per vedere se c'è tutto ciò che serve, e se non compare niente rispetto ad un Elemento dico: "Attenzione, qui c'è qualche cosa che non quadra, occorre approfondire, chiedere incoraggiare, evocare gli elementi mancanti". Il Counseling Motivazionale dà una dritta su dove si deve guardare quando si ha intenzione di sostenere una persona nei propri cambiamenti.

Un modello di intervento dovrebbe essere utile qualsiasi siano le condizioni in cui la persona arriva, e se così è, avrete delle persone con le quali dovrete evocare delle consapevolezze o produrre in qualche modo un malessere, qualche disagio, avrete persone che questi elementi li hanno ben chiari, ma hanno bisogno di farsi chiarezza rispetto agli obiettivi che vogliono raggiungere, avrete altri che hanno l'obiettivo chiaro ma non sanno come fare quindi sono poco fiduciosi di riuscirci, altre ancora che hanno la fiducia di riuscirci ma non hanno l'occasione per prendere la decisione e che alla fine decidono di provarci. Che cosa evocare? Gli Elementi Motivazionali, ovviamente.

Ok ma COME?
Partiamo dal presupposto che una relazione che non funziona non è in grado di evocare nessun elemento perché la persona tendenzialmente si chiude, si difende... Per questo è chiaro che ci saranno modalità che funzionano per favorire il cambiamento e modalità che non funzionano, modalità che facilitano e modalità che ostacolano la comprensione e la motivazione al cambiamento.

Se è vero che le persone si convincono delle ragioni che sono aiutate a scoprire e non di quelle che sono loro messe in testa dagli altri, le nostre conoscenze e capacità devono essere orientate nella direzione di aiutare l'altro ad evocarle in se stesso ed è quindi fondamentale instaurare una relazione positiva, di collaborazione, di rispetto e di curiosità.

Un esempio di due modi diversi di chiedere alla persona qualcosa può essere il seguente: posso chiedere "cosa non le piace di questa situazione?"; oppure posso chiedere "perché c'è qualche cosa che non le piace in questa situazione?". Sono entrambe domande, hanno lo stesso scopo, ma la struttura della domanda mette il paziente in situazioni sicuramente diverse. La prima è una modalità che facilita l'evocazione, la seconda è una modalità che la ostacola.

Evocare gli elementi motivazionali ha l'effetto di dare valore a quello che c'è, non a sottolineare quello che manca, come siamo abituati a fare! Quando dicevo che il Counseling Sanitario Motivazionale è un'integrazione che non sostituisce assolutamente il Metodo delle "5A" intendevo che aiuta a non rendere "maltrattante" una indicazione, perché tanto più è centrata sulla persona, sulle sue caratteristiche, le sue capacità, sui suoi valori, tanto più è facile che la persona le riconosca come proprie e non si difenda da esse.

Affrontiamo dunque il "Come". Una delle tentazioni più frequenti è quella di pensare che sia nostro compito sottolineare gli aspetti di motivazione utili ai nostri pazienti, sottolineando noi gli elementi motivazionali: "sono preoccupato per...", "questo è un problema perché...", "sarebbe importante per Lei che...", "sono fiducioso che Lei ce la farà perché...", "penso che sia arrivato il momento di impegnarsi...". Cerchiamo di diventare persuasivi, di far fare agli altri quello che sarebbe meglio che loro facessero, siamo quindi centrati sulla nostra rappresentazione (Agenda), e solitamente la qualità della Relazione decade, il rischio è di diventare antipatico, "maltrattante".

[Viene visionato un video] Commenti: Che cosa disturba, secondo voi, che non va bene nelle caratteristiche relazione che abbiamo visto?
[Partecipanti] E' una estorsione, è terroristica, minacciosa, giudicante, distaccata, non ha in mente l'altra persona, manca partecipazione, manca considerazione, ascolto, calore umano, empatia. Il professionista viene visto come una persona distaccata, critica, non ascolta, è supponente, biasima.... La paziente di conseguenza si giustifica, è in difesa,

Avete descritto la paziente come una persona che non ha nessuna motivazione (nessun elemento motivazionale) proprio in mente. Bene vi leggo il suo mandato che le ho comunicato prima della simulazione: "sei un'impiegata che lavora da tanto tempo in una Ditta, hai tre figli, un marito molto impegnato che spesso è fuori casa e sei andata dal Medico perché hai cominciato a prendere un'abitudine che è quella di esagerare con l'Alcol. E' una cosa che non ti piace, sei insoddisfatta della situazione. Riconosci che questa cosa incomincia a creare problemi, tra i quali quelli digestivi, vorresti fare qualche cosa rispetto a questo ma hai la percezione che questo non è il momento di farlo". Come vedere dovevano essere presenti nella sua testa almeno i primi tre elementi motivazionali: sei insoddisfatta, riconosci che è un problema, vorresti fare qualche cosa di diverso, (non ho citato la fiducia), sicuramente non hai deciso di fare qualche cosa e non sei pronta ad impegnarti. Tre su cinque ci sono. Dove sono finiti?

Noi abbiamo fatto una diagnosi pensando che queste cose non ci siano nella testa del paziente e perciò diciamo che il Paziente non è motivato, ma abbiamo completamente trascurato il fatto che quello che abbiamo osservato è l'esito di una relazione che non funziona. Il "Come" questa persona è stata trattata, ha cancellato che cosa aveva nella testa. Io sono sicuro che quando si è seduta lì, se il Medico le avesse detto:" Signora, ci sono degli esami completamente sballati, sicuramente c'è qualche cosa che non va a livello fisico, mi dica, "che cosa c'è che non va in questo momento nelle sua vita? C'è qualche cosa che la preoccupa? mi dica."
Appena apre bocca, invece, il Medico dice una cosa che qualifica la Relazione come una Relazione di tipo negativo. La prima cosa che ha detto era:" Lei ci ha messo tanto tempo!" un rimprovero. I rimproveri sono orientati a dare valore alle persone o al biasimo ed alla critica? La cornice relazionale all'interno della quale questo video si sviluppa, è una cornice esattamente all'opposto del "rinforzare, dare valore, ...". Qui è squalificare, sottolineare gli errori, tutto ciò da cui la persona si difende ovviamente non parlando, dicendo cose vaghe, resistendo al cambiamento.
In questo seminario siamo partiti dal Cosa motiva le persone a cambiare, ma vedete bene che Come si aiutano le persone a motivarsi, diventa più importante.

Questo esempio mi serve per indicare che le due aree a cui fare attenzione in relazione alle modalità (al "come") nella relazione sono legato ad una specifica attenzione ad eliminare il più possibile gli elementi che creano ostacoli nella comunicazione, e potenziare al massimo gli elementi che promuovono una buona qualità della relazione.

Ciò che fa diventare "maltrattamento" una buona intenzione è semplicemente il modo in cui questa si manifesta; se la finalità è evocare, occorre "far venir voglia alla persona di parlare" dei propri Elementi Motivazionali. Nella relazione, alcune modalità sono chiamate "trappole". Sono situazioni in cui la Persona, invece di essere invogliata a parlare, è invogliata a stare zitta. Queste trappole, che sono descritte in modi diversi, le abbiamo chiamate "Atteggiamenti" perché si tratta in genere di un modo di fare. Ad esempio molti pensano che per far parlare una persona, bisogna fare una raffica di domande, un interrogatorio, in realtà in questo modo la voglia di parlare diminuisce. Un atteggiamento di tipo investigativo, di tipo intrusivo, indagatorio, è un atteggiamento che va nella direzione opposta, seppur è anche vero che uno dei compiti dell'operatore sanitario è spesso quello di raccogliere informazioni. Se però raccolgo informazioni con un atteggiamento indagatorio, ne raccolgo meno, ottengo il risultato opposto.

Gli investigatori non cercano i pregi delle persone ma i reati (difetti), le cose che non vanno, l'investigazione è spesso orientata al male.

Un altro atteggiamento che non fa venire voglia di parlare è quello che viene chiamato atteggiamento valutativo; il prototipo relazionale è: tu mi racconti la tua situazione ed io ti dico che cosa ne penso. L'atteggiamento valutativo ha grossi limiti: propone "etichette" (ossia Diagnosi), spesso sotto forma di critiche e biasimo. Infatti la valutazione, quando sottolinea gli aspetti negativi, molto spesso diventa un vero e proprio rimprovero. Purtroppo noi sanitari rischiamo di avere un atteggiamento di questo genere, e questo non aiuta; le persone che si sentono valutate e si difendono, si giustificano, propongono le loro buone ragioni per aver fatto così (ossia si convincono delle ragioni del NON cambiamento).

Andiamo avanti; Noi, molto spesso, abbiamo il compito di aiutare le persone ad essere consapevoli di cose di cui non lo sono; le informazioni Sanitarie che spesso noi abbiamo, hanno come obiettivo quello di prendere un comportamento e legarlo, in qualche modo, ad una conseguenza, e questo legame a noi è chiaro perché l'abbiamo intuito, perché lo abbiamo studiato. Ma per la persona è spesso un legame sconosciuto. Spesso il nostro compito è intuire e anche proporre connessioni non espresse. L'Atteggiamento interpretativo è porta a proporre direttamente la connessioni che abbiamo in testa noi, quelle che abbiamo intuito, ma che la persona non riesce a fare e la sente come una fastidiosa interpretazione, ossia una intrusione nei fatti suoi. Ad esempio se definisco una persona "golosa" ho un atteggiamento valutativo (etichetta negativa), mentre se descrivessi il suo comportamento come il risultato di una "insoddisfazione nei rapporti affettivi, compensata con il cibo", avrei un atteggiamento interpretativo, magari anche vero (non direi una grande novità, ma non posso sapere se è vero), ma è molto probabile che finisca in un campo che la persona non è disposta ad entrare, anche se fosse una connessione plausibile, potrebbe avere come risultato una resistenza, una difesa.

Anche se crediamo troppo al nostro ruolo dell'esperto possiamo cadere in una trappola pericolosa. Se immaginano di conoscere le risposte ai problemi, dobbiamo solo "capire" a quale problema ci si trova di fronte per scegliere quale soluzione applicare. Forniamo consigli (non richiesti...), pareri, suggeriamo strategie, diamo esplicitamente avvertimenti basati sulle nostre competenze professionali, rischiando di non tenere conto delle reali capacità del cliente. Queste "manifestazione di competenza", se attuate in modo e in tempi non opportuni, provocano un pericoloso distacco, una passivizzazione del paziente.

Esiste poi un tentativo di sostenere il paziente nelle sue difficoltà, tentando di incoraggiarlo. Ma se questo avviene minimizzando le difficoltà o proponendo incoraggiamenti generici diventa una trappola: un atteggiamento consolatorio, che appare come un sostegno finto, generico, di circostanza.

Quale è l'esito di queste trappole? Che ci spingono in una particolare modalità di relazione, che è il contrario della collaborazione: si chiama atteggiamento confrontazionale. La confrontazione è una relazione simmetrica, di lotta in cui io dico una cosa, tu dici il contrario, io dico, un po' più forte, il contrario di quello che dici tu, tu ridici, ancora più forte, il contrario di quello che dico, e così via, a sostenere posizioni opposte con sempre maggior forza. Visto che come sanitari abbiamo il compito di promuovere la salute, in questo gioco al paziente non resta che difendere la malattia!

Ritorniamo un momento al video. La persona allora era davvero priva di elementi motivazionali? Assolutamente no, ma l'atteggiamento confrontazionale del medico l'ha spinta a negare tutto quello che veniva sostenuto del medico, e a difendere quindi tutto quello che andava nella direzione opposta, ossia nella direzione contraria alla salute. Il contrario di un modello cooperativo: ci sono due forze opposte che si elidono a vicenda e il risultato è zero.

Se ci accorgiamo che siamo finiti nella Confrontazione, occorre interrompere ciò che stavamo facendo (indagini, consigli, ecc....) e andare nella direzione della comprensione del paziente (perché se voglio far smettere la persona di opporsi a me, io devo smettere di contrappormi), smetto cioè di essere orientato e ritorno ad essere centrato sulla persona. L'unico modo che io conosco per uscire dalla Confrontazione è abbandonare la parte orientata ed andare nella direzione della centratura sulla persona.

Una esperienza di centratura sulla persona voi l'avete con l'esercizio sulle domande, utilizzando particolari tipi di domande. Uno dei modi per rimanere centrati sulla persona o per ritornare ad essere centrati sulla persona, è quindi domandare (evocare), sapendo però che alcune domande funzionano a questo scopo ed altre no. I tipi di domande che vi ho suggerito sono domande che invogliano a parlare e hanno una struttura ben precisa e si chiamano domande aperte.

Ci sono domande che chiudono, quelle che vengono chiamate anche nei questionari domande chiuse, ossia domande a cui si può rispondere Sì o No. Vengono considerate domande che non aprono anche quelle che richiedono informazioni: le domande informative. Tra le domande chiuse ce ne sono altre che noi spesso usiamo: le domande chiamate indagatorie, ossia quelle che ti chiedono la ragione per cui succede una cosa (perché, per quale ragione...), e le domande alternative, che propongono già una alternativa possibile (o...o...).

Figura 1

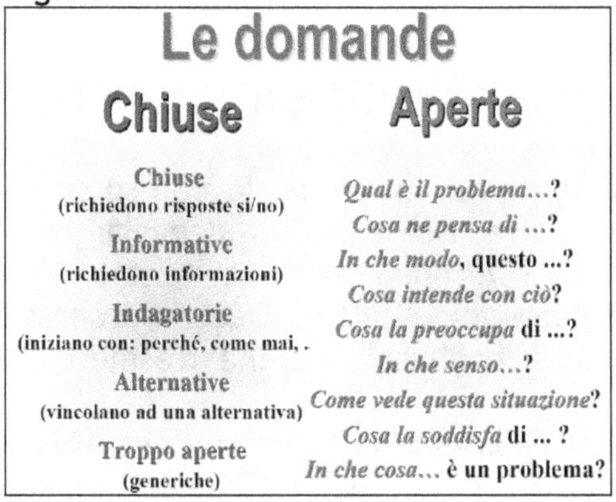

Le domande

Chiuse

Chiuse
(richiedono risposte si/no)

Informative
(richiedono informazioni)

Indagatorie
(iniziano con: perché, come mai, .

Alternative
(vincolano ad una alternativa)

Troppo aperte
(generiche)

Aperte

Qual è il problema...?
Cosa ne pensa di ...?
In che modo, questo ...?
Cosa intende con ciò?
Cosa la preoccupa di ...?
In che senso...?
Come vede questa situazione?
Cosa la soddisfa di ... ?
In che cosa... è un problema?

Se volete facilitare l'esplorazione di cosa le persone utilizzano per motivarsi, usate domande di tipo Aperto. Le domande aperte interrogano sulla qualità dell'esperienza dell'altro, ed iniziano quindi iniziano con un qualificativo: cosa...? come...? in che modo...? Sono domande molto intriganti perché con le Domande Aperte io posso esplorare tutti gli Elementi Motivazionali: "che cosa ti preoccupa, che cosa ti sta spingendo ad andare in quella direzione, che cosa ti fa pensare che è il momento di farlo", cosa..., come..., in che modo..., in che senso...", Anche la domanda aperta per eccellenza che piace molto ai Counselor: "che cosa significa per Te ...cosa intendi per..." è un modo per invogliare la persona a parlare.

Nel tempo che abbiamo a disposizione in questo seminario possiamo fare esperienza di due sole abilità, utili nelle interazioni centrate sulla persona: una l'abbiamo appena delineata, le domande aperte: Fate domande aperte se volete trasmettere Considerazione e Comprensione, se pensate che strategicamente state perdendo la qualità della relazione, se dovete fare una domanda, fatela aperta, fate una domanda che consenta alla persona di parlare!

Esiste un'altra abilità relazionale, ancora più efficace nel centrare la relazione sulla persona: consiste nel mettere sul campo (ossia dire direttamente all'altro) quello che io ho capito, come io ho capito. Questo modello di interazione, tecnicamente, viene chiamato Riformulazione: restituire all'altro quello che io ho compreso.

Se adeguata, la riformulazione è molto empatica, perché la persona si sente compresa. Anche se non è ben centrata diventa un "errore utile" perché invoglia la persona a spiegare la differenza tra ciò che aveva in mente e quello che ho capito io, stimola cioè la persona a spiegarlo meglio.

Abbiamo visto che per uscire dalle trappole, ossia per ritornare a far venire voglia alle persone di parlare degli aspetti motivazionali, io devo smettere di essere "orientato" e devo essere "centrato sulla persona". La modalità relazionale in assoluto più centrata sulla persona, in cui il soggetto è l'altro, è la Riformulazione, in cui io faccio una ipotesi su che cosa vuol dire l'altro e gliela propongo sotto forma di affermazione.

Figura 2:

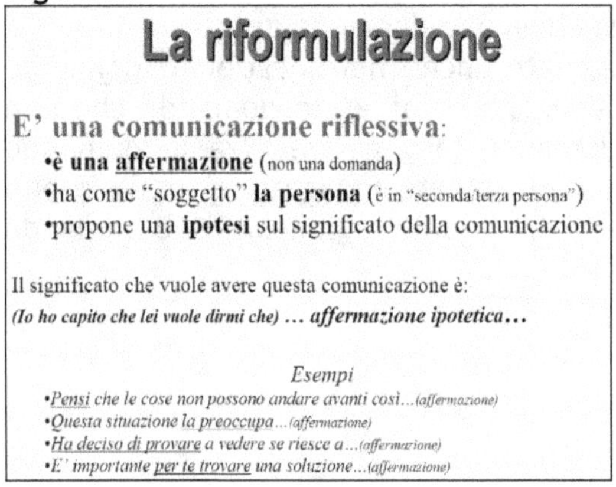

La riformulazione

E' una comunicazione riflessiva:
- è una **affermazione** (non una domanda)
- ha come "soggetto" **la persona** (è in "seconda/terza persona")
- propone una **ipotesi** sul significato della comunicazione

Il significato che vuole avere questa comunicazione è:
(Io ho capito che lei vuole dirmi che) ... affermazione ipotetica...

Esempi
- *Pensi che le cose non possano andare avanti così...(affermazione)*
- *Questa situazione la preoccupa...(affermazione)*
- *Ha deciso di provare a vedere se riesce a...(affermazione)*
- *E' importante per te trovare una soluzione...(affermazione)*

Ciò che è importante è che sia una affermazione, in qualche modo, ipotetica: Io non so se ho compreso davvero il significato, non deve essere quindi assertiva, né celare un atteggiamento valutativo (del tipo (io ti dico che questa cosa è questo). La riformulazione è un tentativo di creare una rappresentazione di un qualcosa che sta nella testa dell'altro. Questo processo funziona, sia che io abbia colto il significato sia che abbia "sbagliato", perché trasmette il desiderio di comprendere la tua posizione.

Domande aperte e Riformulazioni sono abilità relazionali che ci consentono di portare avanti non cadere (o di uscire) dalla trappola della confrontazione; se io testimonio che voglio comprendere mi sposto nella direzione dell'ascolto e dell'empatia, esattamente come succede normalmente quando due persone si conoscono e sanno già che la loro relazione è priva di "biasimo, critica, distacco...". Questo è un modello virtuoso di comunicazione che rende più probabile che l'altro inizi a parlare anche di aspetti più negativi o faticosi, come la preoccupazione, l'insoddisfazione, il disagio. Bisogna stare attenti a non spostarsi però troppo sulla nostra rappresentazione: per fortuna abbiamo un ottimo partner (il paziente) che ci avvisa se andiamo fuori rotta. Non facciamo altro che tornare indietro e ricominciare!

[Viene visionato un secondo video] Una persona giunge, per problemi di Alcol, ad un secondo colloquio, dopo che la moglie era riuscita a fatica a portarlo al primo. Il paziente, di nome Augusto, accetta di tornare da solo al secondo colloquio e trova una Professionista che mette in atto una modalità di interazione di tipo riflessivo (riformulazione).
[Ad ogni battuta il video viene fermato e si chiede ai partecipanti di proporre un esempio di interazione a seguire]
[1° battuta del paziente a Video] Per mia moglie sembra che non sia cambiamento niente
[Formatore] Come descrivereste la situazione?
[Partecipante] Lui viene per la seconda volta da solo, ma per la moglie non è cambiato niente. Lui si è sforzato, e il suo sforzo non è stato riconosciuto.
[Formatore] Ok, per farla diventare una riformulazione, al "Lui" devi sostituire il Tu (o il Lei) quindi: "Ti sei sforzato, hai fatto uno sforzo e senti che questo sforzo non è stato riconosciuto da tua moglie." Questo è il modello per prendere il significato che ho in testa e trasferirlo nella relazione in modo riflessivo.
[Partecipante] "Nonostante gli sforzi che ha fatto per venire qui anche oggi, Lei sente che Sua Moglie non ha riconosciuto queste cose. Il fatto che Lei è qui per me è importantissimo".
[Formatore] Ok la prima parte. Nella secondo il soggetto non è più l'altro, è "io", questa è una valutazione. Una valutazione di un fatto positivo, va nella direzione non della critica o del biasimo, ma è una valutazione, può andar bene, ma non è riflessiva. Anche per Lui sarà importante? Chissà... E per la moglie? Proviamo a renderla riflessivamente?
[Partecipante] "Lei pensa che per Sua moglie non sia importante il fatto che Lei è tornato qui?
[Formatore] Ok. Questa è un'ipotesi. "Lei dice queste cose perché pensa che per Sua moglie non sia importante ciò che sta facendo". Bene. Questo è un modo che non ti mette in campo come persona che dice quello che pensa ma che ti fa invece fare una ipotesi su quello che pensa l'altro. Questo è molto vicino al modello relazionale centrato sulla comprensione.

152

[2° Battuta del paziente a Video] Nonostante sia Lei che mi ha mandato, forse pensa che io in realtà io non voglia far niente.

[Formatore] Che cosa significa questa risposta?

[Partecipante] La moglie non ha gran fiducia in Lui.

[Formatore] Vogliamo farlo diventare riflessivo?

[Partecipante] Secondo Lei Sua moglie non ha una grande fiducia in Lei in questo momento

[Formatore] Ok, perfetto.

[Partecipante] Sua moglie pensa che lei non ha intenzione di fare qualche cosa sul serio per questo problema."

[3° Battuta del paziente a Video] Beh, il fatto che io sono qui è perché qualche cosa voglio fare....

[Formatore] C'è un primo aggancio per passare da una motivazione estrinseca ad una motivazione intrinseca, "se sono qui qualche cosa voglio fare". E' esattamente la dimostrazione del funzionamento dell'aspetto maieutico ed evocativo. Se sono io che dico "penso che se Lei è qui qualche cosa vuole fare", Sta scritto nella mia rappresentazione. Ma quando porto una persona a dire "se io sono qui è perché qualche cosa voglio fare", questo non è più nella mia rappresentazione ma nella rappresentazione della Persona, è un SUO Elemento Motivazionale, non un mio!

[Nel video il medico interviene: "L'altra volta, se non ricordo male, lei mi aveva segnalato una serie di cose ...che mi pareva fossero importanti..."] Come vedete la collega interviene con una interazione "strategica", recupera un pezzo di materiale, dà una valutazione, non fa una domanda, fa una riformulazione, usa del materiale presente e sposta il focus sul fatto che lo stress era un elemento importante, e lo fa in maniera riflessiva: "Lei mi diceva che ..." Lo porta a riflettere sullo stress......Un esempio estremamente chiaro e palese che si può condurre un colloquio senza fare nemmeno una domanda! Questo è uno spostamento notevole del focus fatto per i suoi problemi, in maniera riflessiva.

L'idea è che con Domande Aperte e Riformulazioni, se si vuole si può andare ovunque. Tutte le Domande Aperte possono essere trasformate in Riformulazioni che a loro volta, possono essere trasformate in Domande Aperte. Entrambe hanno come scopo quello di spostarsi nella direzione della comprensione, della centratura sulla persona. Io vi avevo detto che non avrei parlato di fumo e infatti abbiamo parlato di relazione. Quali sono le cose che io penso possano essere interessanti per introdurre l'argomento del Fumo all'interno di una consultazione sanitaria?

Se noi abbiamo 15 secondi per chiedere "ha mai pensato di smettere di fumare?" E il paziente ci risponde "Ci ho pensato tante volte ma non ho mai preso la decisione", io posso dire la mia, posso dare un consiglio, posso invitarlo ad andare da qualche parte, ecc., ma posso scegliere che è il momento di comprenderlo: "quali pensa che siano le difficoltà?" Domanda aperta orientata a tentare di comprendere quali sono i motivi per cui non ci ha mai provato. La risposta può durare un minuto. Posso provare a fare una Riformulazione: "Lei ha l'impressione che sia una cosa veramente difficile per Lei..." Se io ho intenzione di lavorare sulla qualità della relazione, sulla parte centrata sulla persona invece che sulla parte orientata, metto insieme le tecniche orientate per esempio come il Minimal Advice, con delle tecniche che sono orientate alla qualità della Relazione, che vanno in direzione della centratura sulla persona. Avrò, forse ottenuto la possibilità che la Persona dica delle cose di sé che sono orientate al cambiamento e se io faccio una riformulazione degli elementi emersi, lo invito ad andare avanti.

Il paziente potrebbe dire: "non ho mai avuto l'occasione per farlo."

Riformulo? "Mi sta dicendo che se ci fosse una occasione avrebbe anche l'intenzione di provarci..." o anche: "Se ci fosse qualche cosa che Le rende più facile questa cosa, Lei ci proverebbe...". Sto Riformulando, sto andando due passi avanti e vedo che cosa mi risponde: se mi fossi spinto troppo avanti, una possibile risposta sarebbe "ma...non è proprio così... non so se è il momento." Riformulo: "E' una cosa che Le piacerebbe fare, ma per il momento non sa se sarebbe il momento di provarci". Facendo così ho fatto la diagnosi, non è il momento, decisione e impegno non ci sono, ma contemporaneamente ho incassato un assenso, ho instaurato una buona qualità della relazione che, nel momento in cui la persona potrà pensare che è arrivato il momento, si ricorderà di me come una persona capace di comprenderla.

Se aumenta la capacità di orientare le persone ed aumenta la capacità di comprenderle, noi aumentiamo di gran lunga la possibilità che la persona, anziché difendersi dai nostri interventi, sia incuriosita da essi. L'apporto che il Counseling Sanitario Motivazionale fornisce in questa direzione è molto significativo, e per questo motivo può essere utilizzato per tutti i comportamenti potenzialmente a rischio, su tutti gli stili di vita non salutari, nel fumo, nell'alcol, nel diabete, nell'ipertensione, in tutte le aree in cui è necessario stimolare le motivazioni personali al cambiamento.

I Marcatori Biologici associati al Tumore
Dott. Cosimo Ottomano

Premessa

Nell'immaginario collettivo noi dovremmo essere attualmente in grado di ricercare nel sangue segnali biochimici per lo screening e la diagnosi precoce di neoplasie. Se così fosse potremmo effettivamente parlare di marcatori tumorali, cioè sostanze circolanti nel sangue proprie di portatori di tumore. Per contro, in assenza di tumore questi segnali dovrebbero essere assenti. Purtroppo oggi non siamo ancora a questo stadio. Piuttosto che di marcatori tumorali dobbiamo invece parlare di marcatori biologici associati a tumore.

Per i suddetti motivi, purtroppo oggi il dosaggio dei "marcatori tumorali" viene richiesto talora a sproposito, spendendo più per il loro dosaggio che   per la ricerca in ambito oncologico.

Fortunatamente oggi gli Oncologi possono contare sui contributi di associazioni dedicate e semplici cittadini che rispondono alle varie campagne di sensibilizzazione.

In questo capitolo si farà cenno in particolare a tre tumori: tumore della prostata, della mammella, e il carcinoma del colon. Oggi noi abbiamo molte armi per combattere questi tumori, sia con la prevenzione che con la diagnosi precoce, ma certamente anche attraverso alcuni, pochi, "marcatori tumorali".

La pratica clinica moderna si fonda sulla Evidence Based Medicine, cioè la medicina basata sulle prove, su dati scientifici attendibili da cui discendono linee guida, ormai talmente numerose che bisogna conoscere gli strumenti che consentono di districarsi in questo enorme mare di informazioni.

I marcatori biologici associati al tumore sono dei segnali biologici, biochimici, che sono misurabili nei liquidi corporei e, nella stragrande maggioranza dei casi, sono sostanze presenti anche nelle persone normali. Per esempio il PSA è un enzima normalmente presente nella prostata.

Molto importante è conoscere la progressione della crescita tumorale. Generalmente all'esordio i tumori non sono grandi, e di conseguenza la produzione di "marcatore tumorale" è così modesta che non riusciamo assolutamente a dosarlo!

Le misure di Laboratorio

Tutte le misure che noi effettuiamo in Laboratorio sono viziate da errore: di cui abbiamo ormai grande consapevolezza.

Gli errori sono analitici (di misura) e para analitici (avvengono a monte o a valle della misura e viziano comunque il risultato).

Gli errori di misura si dividono classicamente in errori di (Im)precisione e di (In)esattezza.

Valga un esempio: se si chiedesse ad una serie di persone di portare lo sguardo sui propri orologi e dichiarare l'ora, i minuti e i secondi che leggono, si osserverebbero risultati disomogenei, soprattutto con l'affinamento della lettura. Sull'ora difficilmente avremmo problemi, forse anche i minuti non sarebbero un problema nelle varie rilevazioni, ma circa i secondi, avremmo una babele!

Questo è un esempio di inesattezza: ciascuno dei nostri orologi effettua una misura diversa dalle altre, magari di 3, 5, 20 secondi, qualche minuto al massimo...

Invece l'imprecisione è un concetto più complesso da immaginare: quando noi facciamo delle misure non siamo mai uguali a noi stessi. Nel replicarle, ciascuno di noi darebbe risultati diversi anche se l'oggetto da misurare è sempre lo stesso.

La sintesi del concetto di errore di inesattezza e imprecisione può riassumersi nel seguente esempio. Se si volesse misurare un tavolo, ma il metro a disposizione fosse di 99 cm, la misura non sarebbe mai esatta perché il metro che si ha a disposizione è sbagliato. Inoltre, ciascuno di noi, replicando la misura non è certo che fornirebbe sempre la stessa misura, soprattutto se si chiedesse di riportare oltre ai cm i millimetri.

In definitiva, quando si effettuano misure, si ottiene un numero che dobbiamo immaginare appartenga ad un universo di numeri nel cui insieme c'è anche la misura che stiamo cercando. Traduciamo questo concetto in un esempio pratico: quando due Autori hanno provato a vedere che cosa succedeva confrontando le misure del PSA utilizzando 2 standard di calibrazione diversi, uno fornito da una prestigiosa istituzione, l'altro da una ancora più prestigiosa (l'Organizzazione Mondiale della Sanità), i risultati che essi hanno ottenuto sono stati diversi.

Questo implica che quando si impiega un calibratore (da cui discendono i valori delle analisi dei Pazienti), occorre ricordare che si deve trovare l'intervallo dei valori di riferimento (volgarmente valori normali) legato a quel calibratore, e che se un Paziente inizia il monitoraggio di un "marcatore tumorale" in un Laboratorio, idealmente dovrebbe continuare con lo stesso Laboratorio o in uno che utilizzi farlo lo stesso metodo.

Fortunatamente, all'interno di ogni Laboratorio che si rispetti ci sono delle regole molto severe, costruite negli anni, che prendono il nome complessivo di Controllo di Qualità Interno e che consentono ai Laboratoristi di fornire risultati con una inaffidabilità certa, contenuta, soprattutto biologicamente non significativa (vedremo più avanti che cosa vuole dire nella pratica).

Oltre al Controllo Interno di qualità, esiste per i laboratoristi anche un altro Sistema che si chiama "Valutazione Esterna di Qualità" che può essere Nazionale o Sovranazionale: una organizzazione che fa la Valutazione Esterna di Qualità manda al laboratorista del materiale biologico a titolo ignoto, il Laboratorio lo analizza e riferisce poi all'organizzazione i risultati trovati.

Vediamo per esempio un marcatore biologico associato al tumore che si chiama CA19.9, patognomonico di carcinomi del pancreas, dello stomaco e dell'esofago. Lo stesso campione è stato inviato a molti Laboratori e sono stati tabulati i risultati delle misure (figura sottostante).

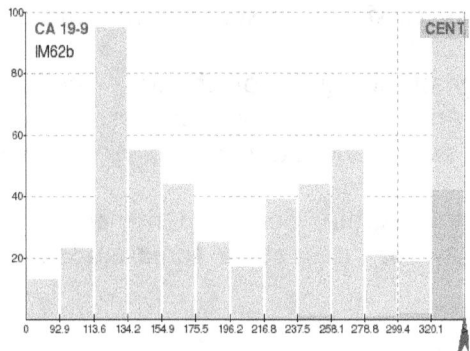

Come si può osservare si passa da 113 a 320 ng/ml di Ca 19.9 sullo stesso campione di sangue! L' andamento è multimodale, cioè c'è un cluster intorno ad una gaussiana ideale che fa capo a medie diverse. Quindi purtroppo oggi noi non disponiamo di mezzi che ci consentano di dosare molti marcatori biologici indifferentemente in qualunque Laboratorio.

Gli errori di misura non sono dipendenti solo da chi le effettua. Talvolta il nemico del valore vero si annida dentro di noi. Vediamo un esempio concreto: una ragazza di 22 anni aveva una metrorragia di cui non si riusciva a trovare la causa; fu dosata la Gonadotropina Corionica, e risultò 40 volte maggiore dell'intervallo superiore di riferimento. Questo portò i Medici curanti a porre diagnosi di corioncarcinoma. La donna fu sottoposta ad intervento chirurgico di asportazione dell'utero e chemioterapia perché si riteneva che quell'utero avesse un cancro. Quando fu fatto l'esame istologico, il cancro non c'era. Si scoprì che la misura era sbagliata: il risultato che il Laboratorio aveva dato non era vero (errore di inesattezza). Il giudice non ebbe esitazioni e riconobbe alla donna un danno di 32 milioni di dollari, condannò tutte e due le entità che, a suo giudizio, avevano sbagliato: l'Azienda che aveva prodotto il kit perché non aveva enfatizzato a sufficienza il pericolo che ci fosse la possibilità di un errore di questo tipo e lo Specialista di Laboratorio perché non aveva reso edotto a sufficienza i medici curanti di questa possibilità. Che cosa può essere successo?

Quando noi vogliamo misurare un oligoelemento proteico nel nostro organismo, uno dei sistemi che adoperiamo è il seguente: su una superficie solida si ancora l'anticorpo contro il misurando, e nel sistema un secondo anticorpo, con attaccato un cromogeno, che quando si attacca a sua volta allo stesso misurando, consente al cromogeno di trasformarsi in un colore che viene misurato da un sistema fotometrico.

Che cosa era successo alla signora cui hanno diagnosticato un carcinoma dell'utero che in realtà non c'era? E' successo che aveva nel suo sangue, un anticorpo eterofilo, abbastanza diffusi in natura, e presenti nelle persone che vivono un contatto stretto con gli animali domestici e nei veterinari.

Gli anticorpi eterofili possono mimare la presenza del misurando (vedi figura sottostante), per cui nel caso su riportato invece della gonadotropina corionica fu misurato l'Anticorpo Eterofilo, peraltro innocuo, producendo un tipico errore di inesattezza di origine para analitica.

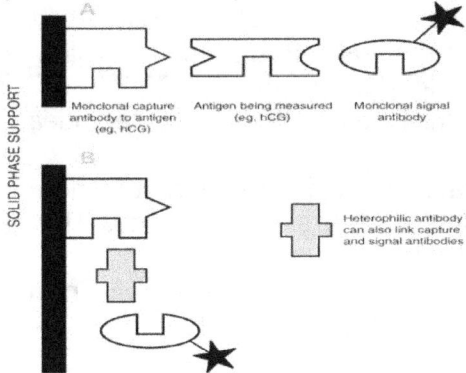

Abbiamo esaminato errori legati alle misure, ma ve ne sono altri legati alla nostra stessa natura. Immaginiamo di sottoporre ad indagini una Persona: per una settimana di seguito, alle 8 del Mattino, con un Regime Standard Dietetico omogeneo, gli dosiamo per esempio la Glicemia - ma un "Marcatore Tumorale" sarebbe uguale. A sorpresa le glicemie misurate mostrerebbero una imprecisione superiore all'imprecisione analitica. Il motivo è che ciascuno di noi presenta una variabilità intorno a se stesso, che prende il nome di Variabilità Biologica e viene espressa con un numero percentuale che si ottiene semplicemente considerando tutte le misure effettuate, calcolando la media e ricavando prima la deviazione standard e quindi il Coefficiente di Variazione.

Per esempio la variabilità biologica della Glicemia è del 5% circa; quindi se a ciascuno di noi dosassero per 10 giorni la Glicemia, osserveremmo una imprecisione dei risultati di almeno il 5% cui va sommata l'imprecisione analitica. I Marcatori Biologici associati a Tumore hanno una elevata variabilità biologica. E di questo gli Oncologi non sempre tengono conto.

Occorre considerare che la variabilità Biologica e la Variabilità Analitica coesistono e generano l'esigenza di considerare che due misure consecutive siano realmente diverse quando se ne tenga conto. Lo strumento statistico che consente di ritenere realmente diverse due misure consecutive prende il nome di Differenza critica.

Valga di seguito un esempio con il PSA:

Un uomo di 64 anni presenta, alla prima Visita Urologica, sintomi dubbi di prostatite acuta ed un PSA plausibilmente un po' aumentato di 4,5 ng/mL. A distanza di un mese, con sintomatologia non modificata, questa Persona presenta 6,2 ng/mL di PSA. La propensione del Clinico è di giudicare la seconda misura significativamente aumentata e magari programma una biopsia prostatica. La Domanda da porsi è: questo Paziente che esordisce con 4,5 ng/mL di PSA che successivamente passa a 6,2 è davvero peggiorato a giudicare da questo marcatore?

Proviamo a ragionare con la logica della Variabilità Biologica, che per il PSA vale il 18%, cioè molto elevata. Applicando la Formula Variabilità Biologica = 2.77 * ($CV_{analitico}^2$ + $CV_{biologico}^2$)$^{1/2}$ si ottiene che quella del PSA è 56%. Quindi, solo se il PSA è cambiato del 56% noi siamo autorizzati a dire che i risultati sono significativamente diversi. Il 56% di 4,5 ng/mL è 2,52 ng/mL. Se si somma 4,5 ng/mL + 2,52 ng/mL il risultato è 7,02 ng/mL. Questa Persona al secondo dosaggio aveva 6,2 ng/mL e non almeno 7,02 ng/mL. Quindi il PSA di questo Paziente ha un trend in incremento ma non è significativamente cambiato.

Un altro problema riguardante le misure è costituito dagli Intervalli di Riferimento, erroneamente riportati come valori normali. Questi ultimi sono propri di ciascuno di noi e sono generalmente sconosciuti. L'intervallo di riferimento invece si ottiene osservando come oscilla il range di un test in una popolazione presa a riferimento, che si presume normale. Gli intervalli di riferimento sono indispensabili per giudicare se un risultato trovato è normale o patologico. Ancora oggi non è facile poter contare su intervalli di riferimento sempre affidabili e gli organismi internazionali hanno ripetutamente affrontato questo problema, non sempre (o quasi mai) con successo.

Collaterale al problema degli intervalli di riferimento è opportuno adesso considerare la sensibilità e la specificità di un test. Consideriamo una Coorte di Sani ed una di Malati per una data Patologia: un Test potrà essere positivo o negativo. Immaginiamo che ci aspettiamo che il test sia capace di fare diagnosi nella coorte di malati appena presi in considerazione. Osserveremo che ci saranno Malati che saranno positivi al Test e Malati che a quello stesso Test saranno Negativi (falsi Negativi). Poi consideriamo la coorte dei Sani ed avremo che questi Sani potrebbero avere una Positività al Test che ci aspettiamo negativo (Falso Positivo). La Sensibilità di un Test è rappresentata da quanti Positivi ci sono su un dato numero di Malati, e la Specificità, è costituita da quante volte il Test è negativo in una Coorte di Sani: un test ideale ha sensibilità e specificità del 100%.

Un ultimo concetto molto importante quando si parla di Marcatori Biologici associati al Tumore è il concetto del Valore Predittivo, Positivo o Negativo. Il primo è rappresentato da quanti veri Positivi ci sono tra i Positivi ed il secondo da quanti veri Negativi tra i Negativi.

Un esempio di test ad elevato valore predittivo è la Lattico deidrogenasi (LDH), un Enzima ubiquitario che, se nella norma, consente di escludere svariate patologie (vedi sotto).

Corretto Utilizzo dei Marcatori Biologici associati a tumore
Le aree di corretta applicazione dei marcatori biologici associati a tumore sono

•   Diagnosi (Ca del testicolo, Midollare della Tiroide, Primitivo del Fegato)
•   Riconoscimento precoce della progressione
•   Monitoraggio della terapia per la malattia avanzata

Mentre le aree di potenziali applicazioni sono

•   Identificazione di Persone a rischio avanzato
•   Screening
•   Diagnosi
•   Prognosi
•   Predizione della risposta alle terapie
•   Riconoscimento precoce dell'insorgenza di resistenza

In uno studio condotto nel biennio 2006-2008 Massimo Gion ha preso in considerazione la effettuazione dei "marcatori tumorali" di tre regioni: il Veneto, la Puglia e la Toscana nelle quali in un triennio si sono spesi circa 16 milioni di Euro per il loro dosaggio.
In questo studio sono stati presi in considerazione tutti i Marcatori riportati nella Tabella sottostante.

Totale richieste per regione

Marker	Number of tumor marker requests		
	Veneto	Puglia	Toscana
CEA	178.810	37.248	170.847
AFP	96.840	29.428	78.209
CA15.3	74.247	18.917	73.484
CA125	64.039	22.394	79.252
CA19.9	103.653	30.225	124.449
TPSA	336.919	45.833	259.888
FPSA	69.306	13.649	89.798

Come si può osservare per esempio nella regione Toscana, rispetto a 178.000 CEA, 124.000 19.9 che è il terzo Marcatore più gettonato, ci sono stati ben 259.888 PSA, un numero enorme.
Per calcolare quanti PSA avrebbero dovuto ragionevolmente essere richiesti, Gion e Collaboratori hanno fatto una indagine retrospettiva basandosi sulla Prevalenza delle Patologie indagate. Hanno considerato quanti Tumori della Mammella ci sono stati in Veneto, Toscana e Puglia. Riferendosi al campione considerato. Immaginiamo che per ciascuno di questi casi, correttamente come da Linee Guida, si siano fatti 2 dosaggi di Marcatore Biologico, ciascuno nell'anno di Riferimento: avremmo dovuto avere 94.000 Ca 15.3 in Veneto, 63.000 in Toscana e 37.000 in Puglia.

Carcinoma della mammella

Regione	Casi prevalenti	CA15.3 attesi (*)	CA15.3 rilevati (&)	Δ % rilevati/attesi
Veneto	47.129	94.258	106.067	+ 12%
Toscana	31.945	63.890	99.302	+ 55%
Puglia	18.651	37.302	52.547	+ 41%

(*) ipotizzando per tutti i casi prevalenti due controlli per anno
(&) proiezione dai dati del censimento al 100% della copertura del campione

Dati stimati dal Reparto di Epidemiologia dei Tumori, Centro Nazionale di Epidemiologia, Sorveglianza e Promozione della Salute dell'Istituto Superiore della Sanità. Aggiornamento 2008

Come si può osservare nella tabella su riportata, vediamo invece quanti ne sono stati dosati: la Toscana è stata inappropriata del 55%, per quanto riguarda la Mammella, perché avrebbe dovuto effettuare 63.000 dosaggi ma ne ha fatti quasi 100.000, il 53% in più. Per il PSA la Regione Veneto è risultata poco accurata del 1.786 %: ogni volta in cui sarebbero stati sufficienti 100 Dosaggi, ne sono stati effettuati 1786: soldi sprecati? Puro allarmismo nei Pazienti? Problemi di etica professionale? giudichi il Lettore.

La risposta vincente per questa Babele si chiama, per esempio, "Linee Guida sui Marcatori Biologici associati a Tumore" pubblicate alla fine del 2010 da Massimo Gion. Esse nascono da un prodigioso sforzo di raccolta delle indicazioni della letteratura internazionale, successivamente passate al vaglio della plausibilità applicativa nel nostro Paese.

Lo strumento adoperato da Gion per scegliere la linea guida ideale si chiama AGREE che considera 6 aree tematiche come riportato nella tabella sottostante:

l'*area 1* (quesiti 1-3) gli obiettivi generali e la motivazione della LG, i quesiti clinici affrontati e la popolazione cui si rivolge;

l'*area 2* (quesiti 4-7) il coinvolgimento delle parti in causa, cioè la misura in cui la LG rappresenta le opinioni dei suoi potenziali utilizzatori;

l'*area 3* (quesiti 8-14) il rigore dell'elaborazione, cioè il processo utilizzato per identificare e sintetizzare le informazioni scientifiche, per formulare le raccomandazioni e per mantenerle aggiornate;

l'*area 4* (quesiti 15-18) la chiarezza e la presentazione inerente la formulazione ed il formato della LG;

l'*area 5* (quesiti 19-21) l'applicabilità, riferentesi alle possibili implicazioni organizzative, economiche e sui comportamenti professionali attesi dalla applicazione della linea-guida;

l'*area 6* (quesiti 22-23) l'indipendenza editoriale, cioè l'indipendenza delle raccomandazioni e l'esplicito riconoscimento di possibili conflitti di interesse da parte del gruppo che ha elaborato la LG.

Per ciascuna delle 6 aree il gruppo di Esperti deve votare ciascuna Linea Guida disponibile; quella che raggiunge il punteggio maggiore viene raccomandata. Questo gruppo deve essere interdisciplinare e idealmente deve contenere una rappresentanza qualificata dei Pazienti interessati. Non sempre "vince" la Linea Guida migliore: talvolta essa viene sacrificata sull'altare della possibilità di applicazione e magari può differire da un sito all'altro in funzione delle professionalità e delle apparecchiature disponibili.

Marcatori biologici associati a tumori: elementi tassonomici
Nella tabella sottostante sono riportati i principali "marcatori tumorali" oggi conosciuti.

159

Marcatore (acronimo)	Anticorpi utilizzati per la misura	Standard internazionale di riferimento	Metodi commerciali	Metodi automatizzati
AFP	Numerosi, sia policlonali che monoclonali	WHO 1st IS 72/225	oltre 15	Sì
CA 15.3	Due monoclonali, DF3 e 115D8	No	oltre 15	Sì
CA 19.9	Uno monoclonale 1116NS19-9 ed altri	No	oltre 15	Sì
CA 125	Due monoclonali, OC125 e MoAb M11	No	oltre 15	Sì
CEA	Numerosi, sia policlonali che monoclonali	IRP 73/601	oltre 15	Sì
CgA	Sia monoclonali che policlonali, sia per la molecola intera che per il frammento C-terminale	No	3	No
Ct	Policlonali	2° IS 89/620	oltre 5	Sì
hCG	Numerosi, sia policlonali che monoclonali	Vedi **Nota 2**	oltre 15	Sì
5-HIAA	Policlonali o determinazione per via cromatografica con rilevazione elettrochimica	No	oltre 10	No
Inibina	Numerosi monoclonali	WHO 191/624 per Inibina A	3	Sì per inibina A, no per inibina B
LDH	No (Determinazione spettrofotometrica della cinetica enzimatica)	ERM-AD453 IFCC	oltre 15	Sì
NSE	Numerosi, sia policlonali che monoclonali	No	oltre 5	Sì
PSA	Numerosi, sia policlonali che monoclonali	WHO 96/670 (**Nota 4**)	oltre 15	Sì
SCCA	Policlonali	No	2	Sì
Tg	Policlonali	CRM 457 (European Bureau of Reference)	oltre 10	Sì
VIP	Sia monoclonali che policlonali	No	4	No

Per ciascuno di essi è specificato il tipo di anticorpo che ne consente la misura, lo standard di riferimento disponibile, i metodi commerciali presenti sul mercato e la possibilità o meno di dosarli su strumenti automatici.

Tra queste molecole ritroviamo la LDH, già su citata, che aumenta, tra l'altro, nei Carcinomi del Testicolo (seminomi).

Noi sappiamo che la LDH:

- Ha cinque Isoforme (LDH1 –LDH5)
- Si divide in due Sub unità: A e B
- Il gene che codifica la Sub unità A è sul cromosoma 11
- Il gene che codifica la Sub unità B è sul braccio corto del cromosoma 12
- I seminomi esprimono copie addizionali del braccio corto del cromosoma 12

L'iper - espressione del braccio corto del cromosoma 12 comporta un aumento di isoforme LDH5 dell'enzima che così risulta complessivamente aumentato. Ma la LDH aumenta anche nel corso di altri tumori maligni (ad esempio le leucosi), per cui si può affermare che essa ha un elevato Valore Predittivo Negativo. Infatti può aumentare per una miriade di situazioni, ma quando è nei limiti dell'intervallo di riferimento si possono ragionevolmente escludere tutta una serie di Patologie.

Carcinoma del Colon - Retto

Nel Carcinoma del Colon Retto, la diagnosi al suo esordio, comporta la guarigione; se la diagnosi invece è tardiva, la storia naturale della malattia è tremenda, sia a livello locale sia per la ripetizione a distanza del tumore che può invadere qualsiasi organo.

Noi abbiamo diverse armi nella nostre mani: tra queste l'Emoglobina Umana Fecale, molto gradita ai Pazienti e la Colonscopia, più fastidiosa.

L'Emoglobina Umana fecale ha una sensibilità dell'85 %. Più la sede del tumore è lontana dal retto minore è la probabilità che essa si positivizzi. Da decenni il "marcatore tumorale" associato ai carcinomi del Colon è il CEA, ma a dispetto della sua notorietà esso riveste scarsa utilità nello screening e nella diagnosi.

Per questo tumore il gruppo italiano guidato da Massimo Gion per la redazione delle Guida all'uso clinico dei Biomarcatori in oncologia del 2010 (alla cui lettura si rimanda in caso si voglia approfondire l'argomento), per il Ca del Colon ha Consultato le indicazioni delle sottostanti Società Scientifiche:

- AIOM (Associazione Italiana Oncologia Medica)
- ASCO (American Society of Clinical Oncology)
- ESMO (European Society for Medical Oncology)
- NACB (National Academy Clinical Biochemistry)
- NCCN (National Comprehensive Cancer Network)
- SIGN (Scottish Intercollegiate Guidelines Network)

Ecco una breve sintesi del Lavoro di Gion.

Secondo ASCO e NACB se il CEA è > 5 ng/mL occorre sospettare possibili metastasi.

Secondo AIOM, ASCO, ESMO, NACB, NCCN e SIGN:

- L'uso regolare del CEA associato ad altre indagini può offrire un vantaggio di sopravvivenza
- Determinare ogni 3-4 mesi per 3 anni e ogni 6 mesi per altri due anni
- Il paziente dovrebbe essere potenzialmente candidabile a trattamenti aggressivi della eventuale ricaduta
- Raccomandato nei casi in stadio II e III

Secondo NCCN, in caso di incremento del CEA durante il follow-up occorre:

1. Eseguire esame clinico, colonscopia TAC toraco –addominale - pelvica ed eventualmente PET
2. Se l'imaging è negativo ripetere la TAC ogni 3 mesi fino all' evidenza di ricaduta o eventuale riduzione o stabilizzazione del CEA
   - Il Panel è diviso sulla utilità della PET in caso di disponibilità di una TAC di buona qualità
   - Il Panel non raccomanda l'esecuzione di laparoscopia o laparotomia esplorativa sulla base del solo incremento del CEA
   - Il Panel non raccomanda l'uso della immunoscintigrafia sulla base del solo incremento del CEA

Per il monitoraggio della terapia in fase avanzata della malattia è riportato:

- All'inizio della terapia e regolarmente durante il trattamento (ogni 1-3 cicli) determinare prima della terapia un incremento confermato (> 30-50%) può indicare progressione anche in assenza di conferma con imaging (ASCO, ESMO, NACB)
- ASCO: Considerare i falsi positivi da chemioterapia (specie oxaliplatino) nelle prime 4-6 settimane di trattamento
- Non raccomandati altri marcatori (compreso il CA19.9) (ASCO, NACB)

Per la ricerca dell'emoglobina umana fecale è opportuno considerare:

- Obbligatorio l'uso di test immunologici, meglio se automatizzati
- Determinazione quantitativa dell'Emoglobina
- Cut-off 100 mg/ml di feci stemperate
- Prestazioni del metodo:
  - Intervallo di linearità
    - Sensibilità (LOD)
    - Precisione (RSD%)
    - Esattezza (bias)
    - Robustezza

E' indispensabile attenersi alle sotto riportate precauzioni pre - analitiche

- Corretta trasmissione delle modalità di raccolta al Paziente

- Campione raccolto in recipiente esclusivo contenente un inibitore delle proteasi batteriche e adatto ad una raccolta standard di materiale
- Conservazione del campione a 4-8 ° C (al massimo per una settimana)
- Corretta identificazione del campione

Infine, a mente del documento della Regione Lombardia del 2 luglio 2007, è opportuno attenersi alle seguenti indicazioni per la refertazione

6.1.7 Refertazione.
Il laboratorio deve interpretare il risultato del test ed attribuirvi uno dei seguenti esiti:
Negativo   < 100ng/ml
Positivo   ≥ 100 ng/ml
Dubbio   Da ripetere

La Lombardia, similmente per la Toscana e l'Emilia Romagna, ha un programma piuttosto intenso di profilassi per il Ca del Colon, centrato sulla Ricerca dell'Emoglobina Umana Fecale. Il documento del luglio 2007 in realtà ha stabilito anche tutti gli altri passaggi. Un punto controverso è che la ricerca dell'emoglobina umana fecale viene finanziata su un solo campione e non su tre. Presso il Laboratorio di Analisi degli Riuniti di Bergamo (osservazione personale) sono stati valutati migliaia di dosaggi in triplo di Emoglobine Umane; si è osservato un numero significativo di casi in cui dall'esecuzione di una sola analisi sarebbe scaturita una falsa negatività (ulteriore diminuzione della sensibilità del test). Poiché se il Test è Positivo si deve ricorrere immediatamente alla Colonscopia, il non rivelare al momento giusto una positività, non sempre è comprommettente per quella Persona, ma sempre è una perdita di tempo prezioso.

Carcinoma della Mammella
I "marcatori tumorali" utilizzati in presenza di Ca della mammella sono:

- CA15.3
- CA27.29
- CEA
- ECD HER2

Ma secondo l'ASCO nessuno di questi è utile per lo screening della malattia, né per una diagnosi differenziale.

Per un bilancio di base valgono le sotto riportate considerazioni:

- Marcatori circolanti (CA15.3, CA27.29, CEA, ECD HER2) non raccomandati [ASCO]
- ASCO: Possono avere un significato prognostico ma non hanno un ruolo chiaro nella gestione clinica della paziente
- CA15.3, CEA Consigliati nelle pazienti a più alto rischio di recidiva o sospetti per la presenza di localizzazioni secondarie [AIOM]

Per la risposta al trattamento primario nessuna Società Scientifica ha fino ad oggi avanzato alcuna raccomandazione sull'impiego dei "Marcatori Tumorali".

Per quanto riguarda il riconoscimento precoce della progressione lo stato dell'arte è il seguente:

- Marcatori circolanti (CA15.3, CA27.29, CEA, ECD HER2) non raccomandati [AIOM, ASCO, ESMO]
- CA15.3, CEA Non dovrebbero essere usati routinariamente, ma la decisione se eseguirli o meno deve essere presa in accordo con la Paziente [NACB]
- NACB: Anche se non ci sono definizioni universalmente accettate di incremento clinicamente significativo, un aumento confermato del 25% è diffusamente interpretato come possibilmente significativo

Per il monitoraggio della terapia avanzata le posizioni delle diverse Società Scientifiche sono:

- CA15.3 e CEA possono essere utili per il monitoraggio della risposta in associazione con altre indagini [ASCO, ESMO, NACB]
- NACB: In corso di malattia, un incremento persistente può indicare il fallimento della terapia; due successivi incrementi, ciascuno > 30%, sono una probabile indicazione di progressione
- I dati disponibili sono insufficienti per raccomandare l'uso dei marcatori come unico criterio decisionale [ASCO, ESMO, NACB]
- ASCO, NACB: Possibili falsi incrementi all'inizio della   chemioterapia (che possono persistere per 4-12 settimane)

Purtroppo nessuna Società Scientifica ha preso una posizione sull'impiego del ECD Her$_2$, un Marcatore poco conosciuto, poco ricercato, la cui determinazione analitica è molto costosa. E' fondata la speranza che il suo impiego possa, in avvenire, dirimere dubbi soprattutto nel follow-up della malattia.

In conclusione la strategia di diagnosi precoce del Ca della mammella poggia sulla palpazione di un Specialista esperto, la Mammografia Seriata e l'Ecografia. Dosare i "Marcatori Tumorali" purtroppo serve a poco. Ovviamente ci può essere il caso per cui, il dosaggio casuale del Marcatore Biologico associato al Tumore, dia informazioni utili, ma si può ritenere abbastanza casuale.

Carcinoma della Prostata

Il Marcatore Biologico per eccellenza di questa malattia è il PSA, per il quale sono stati scritti proverbiali fiumi di parole. La sua utilità è ancora sub iudice e di seguito sono riassunte le posizioni delle Società Scientifiche sul suo utilizzo.
Innanzitutto va riportato il giudizio severo del prestigioso NICE che afferma che il 25 – 30 % dei Ca della prostata si manifesta con un PSA posizionato all'interno dell'intervallo di riferimento (2.5 – 4.0 ng/mL).
Per l'AIOM, il PSA da solo non presenta sufficiente attendibilità per stadiare la malattia.

Diversa è la situazione per valutare la risposta al trattamento primario, dove le raccomandazioni diagnostiche sono:

- Il PSA deve scendere a livelli indosabili (tipicamente <0.1 ng/mL) dopo 4-8 settimane dalla prostatectomia (AIOM, NACB, NCCN, NICE)
- Il PSA, dopo radioterapia con intenti di radicalità deve essere misurato regolarmente per identificare il nadir (che avviene dopo 6-12 mesi)
- Secondo AIOM: il PSA < 1.0 ng/mL al nadir (e un tempo prolungato per raggiungere il nadir) sono associati a prognosi migliore.

Per quanto riguarda il riconoscimento precoce della progressione dopo Chirurgia lo stato dell'arte raccomanda:

- Misurare regolarmente il PSA ogni 6-12 mesi per i primi 5 anni e poi ogni anno [NICE: Mancano in letteratura confronti fra diverse frequenze di follow-up. Misurare il PSA sempre con lo stesso metodo nel monitoraggio del singolo paziente]
- Misurare regolarmente il PSA [AIOM, ESMO]
- Misurare regolarmente il PSA ogni 6 mesi per i primi 2 anni e poi ogni anno [NCCN]
- Ricaduta biochimica: se compare un PSA di 0.2-0.4 ng/mL con incremento confermato [AIOM, NICE]
- Utilizzare il PSA (valutato su almeno tre valori in un periodo di almeno 6 mesi) per predire il rischio di ricaduta clinica dopo ricaduta biochimica [NACB, NICE]
- Misurare il PSA ogni 6 mesi per i primi 5 anni e poi annualmente [NACB]

> •   Ricaduta biochimica: incremento del PSA >2 ng/mL sopra il nadir al momento della rilevazione [AIOM, NACB, NCCN, NICE]

Per quanto riguarda il riconoscimento precoce della progressione dopo Radioterapia lo stato dell'arte raccomanda:

> •   Misurare il PSA ogni 6 mesi per i primi 5 anni e poi annualmente [NACB]
> •   Ricaduta biochimica: incremento del PSA >2 ng/mL sopra il nadir al momento della rilevazione [AIOM, NACB, NCCN, NICE]
> •   ESMO: Scenario non affrontato

In caso di malattia avanzata le indicazioni delle Società Scientifiche sono:

> •   Misurare regolarmente il PSA durante la terapia [AIOM, NACB, NCCN, NICE]
> •   NCCN: Il PSA non può essere usato come unico criterio di progressione per la chemioterapia
> •   Il PSA come surrogato di progressione: incremento > 50% confermato dopo 4 settimane [AIOM]
> •   AIOM: Il PSA ha valore prognostico (in associazione ad altri fattori) per la risposta

Per quanto riguarda la possibilità di utilizzare il PSA nello screening della malattia le posizioni delle Società Scientifiche permangono nel complesso negative:

> •   Non esistono ancora evidenze che giustifichino l'attivazione di screening di popolazione [ESMO, AIOM, NACB]
> •   NACB: Valutazioni ad interim di studi randomizzati mostrano modesta riduzione di mortalità ma importante sovra diagnosi e sovra trattamento
> •   Diagnosi precoce non raccomandata se l'attesa di vita e < a 10 anni [ACS]
> •   Opzione possibile negli uomini con maggior rischio (per familiarità e/o etnia) [ACS, NCCN]
> •   ACS: Negli uomini con maggior rischio dovrebbe essere fornita l'informazione per scegliere consapevolmente se sottoporsi o no ad una diagnosi precoce

Anche per la diagnosi differenziale il PSA non viene lasciato solo a condurre la diagnosi:

> •   PSA associato alla ER in caso di sospetto clinico [ESMO, NACB]
> •   PSA Associato alla ER [NICE]
> •   NICE: Il PSA da solo non dovrebbe portare alla biopsia; necessario informare e discutere con il paziente pro e contro della biopsia
> •   PSA a L/T, PSA Velocity Associato alla ER in caso di sospetto clinico [AIOM, NCCN]
> •   PAP non raccomandata [NACB]

Ripetere una biopsia dopo che una precedente sia negativa, vede le seguenti posizioni delle Società Scientifiche:

> •   Considerare di ripetere la biopsia se PSA rimane ≥ 10 ng/mL [NCCN]
> •   Considerare il PSA L/T (< 10% suggerisce la rebiopsia) [NCCN]
> •   Considerare la PSA velocity [NCCN]
> •   Considerare di ripetere la biopsia se PSA > 20 ng/mL
> •   Se PSA 10-20ng/mL, monitorare la PSA velocity [AIOM]

Spinoso è anche il problema della soglia da considerare patologica per il PSA:

> •   4.0 ng/mL [NCCN, NACB]
> •   NACB: I vantaggi dell'abbassamento della soglia sono troppo incerti per sostenere di raccomandarlo

- 4.0 ng/mL (2.5 ng/mL solo nei soggetti più giovani) [AIOM]
- 4.0 ng/mL (2.5 ng/mL solo negli uomini a maggior rischio) [ACS]
- Nessun valore soglia viene raccomandato. Esistono forti ragioni per sconsigliare l'uso di un qualsiasi valore soglia [NICE]

Alcune Linee guida suggeriscono che 4,0 nanogrammi m/L di PSA sia un cut off molto importante per considerare la possibilità di sottoporre il Maschio a Biopsia; è però importante ricordare il problema del metodo di dosaggio e dello standard di calibrazione utilizzato: i valori trovati sono, infatti, metodo dipendenti.

Il dosaggio del PSA totale e della sua forma libera dovrebbe avvenire secondo queste indicazioni:
- Utilizzare nei casi con PSA fra 4 e 10 ng/mL [AIOM, NACB, NCCN, NICE]
- AIOM, NCCN, NICE: I risultati di PSA libero e totale ottenuti con metodi diversi non sono interscambiabili
- AIOM: Buon valore discriminante solo ai valori estremi
- NCCN: Un PSA L/T < 10% si associa a un maggior rischio di avere un cancro

Infine le Società Scientifiche si esprimono con cautela sul significato da attribuire alla "PSA Velocity" cioè all'entità dell'incremento del marcatore nel tempo. Non si deve dimenticare, peraltro, la marcata variabilità biologica del PSA e la conseguente elevata differenza critica tra due misure consecutive:
- Da considerare nella valutazione della rebiopsia (se PSA>10 ng/mL) [AIOM, NCCN]
- NCCN: Paziente e medico devono essere informati delle variabili che possono alterare la PSA velocity
- Non è ancora validata come predittore di aggressività e prognosi [NACB]
- AIOM: Necessita ancora di validazione
- Definition: The rate of change in the PSA level over time. Carter et al showed that a PSA velocity of 0.75 ng/ml or greater was present in 72% of men with prostate cancer while it was seen in only 5% of men without prostate cancer.[5] Significant differences in PSA velocity between men with and without prostate cancer could be detected up to 5 y before the diagnosis of prostate cancer

Oltre a tutte le considerazioni su riportate noi dovremmo chiederci cosa sia veramente un Carcinoma della Prostata: una malattia maligna o una Situazione Parafisiologica? Probabilmente se un uomo vivesse 150 anni morirebbe sicuramente di Carcinoma della Prostata perché la Prostata è un organo che continua a crescere comportando rischi di malignità, rischi non certezze però!
Da ultimo va considerato con attenzione un articolo comparso su Lancet Oncology della fine del 2010 che dice che le false Informazioni del PSA sono dovute al fatto che noi sbagliamo la coorte dei destinatari del test. Utilizzandolo, infatti, in una Coorte di Maschi ultrasessantenni, la sensibilità e la specificità del test aumentano.

Cosa ci aspetta per il futuro?
La prospettiva per il futuro è ovviamente quella di poter disporre di veri marcatori tumorali e non soltanto marcatori biologici associati a tumore. Aspettiamo l'avvento di proteine che siano tipiche della malattia e non espresse anche da un dato organo sano.
Probabilmente il domani è già qui. Consideriamo il caso della proteomica nella diagnostica dei carcinomi renali. Con un Sistema molto complesso, dal Sangue di una Persona che ha un Carcinoma del Rene si separano una miriade di Proteine (proteoma). Quindi si confronta il proteoma di un soggetto normale con quello di un malato di carcinoma renale e si scopre, per esempio, un Polipeptide di 6.000 Daltons, piccolissimo, al limite dell'immunogenicità. Se si riesce a dimostrare che le Persone Sane non hanno questo Polipeptide di 6.000 Daltons, e le Persone malate di Carcinoma del rene ce l'hanno, avremmo trovato un vero Marcatore Tumorale. Allora in questo caso siamo autorizzati a dire che chi esprime questa Proteina ha un

Carcinoma del Rene, e questo è un segnale molto importante.

A questo punto, si prende questo Polipeptide, si immette in un Coniglio, si estraggono Anticorpi, si selezionano con una Tecnica raffinata Anticorpi Monoclonali, creati con una Logica diversa da quella degli Anticorpi Policlonali ai quali siamo più avvezzi, e si giunge ad un sistema diagnostico tale per cui anche in un Laboratorio non specializzato è possibile dosare questo Polipeptide.

Potrebbe sembrare fantascienza, ma per gli addetti ai lavori è tutto molto più concreto di quanto non appaia.

Infiammazione e tumori

Mantovani A.[1,2] e Vecchi A.[3]

1) IRCCS Istituto Clinico Humanitas, Rozzano (MI); 2) Dipartimento di Medicina Traslazionale, Università degli Studi di Milano; 3) Fondazione Humanitas per la Ricerca, Rozzano (MI)

Verranno presentati qui nella prima parte alcuni elementi generali sul sistema immunitario e sul rapporto tra la parte più primitiva dell'immunità, l'immunità innata, e l'infiammazione e il cancro.

Nella seconda parte verrà presentata l'immunità specifica, quella dei linfociti T, degli anticorpi e delle cellule che danno il segnale di allarme contro il cancro. Si cercherà di dare il messaggio di "che cosa si è tradotto al letto del paziente e che cosa, un po' in tutto il mondo si sta cercando di trasferire al letto del paziente".

Nell'ultima parte verranno trattati i vaccini, in particolare due vaccini anticancro che sono oggi disponibili, e cioè il vaccino contro il virus dell'epatite B, che nei paesi occidentali proteggerà qualche migliaio di carcinomi del fegato, e il vaccino contro il virus del papilloma. Il discorso sui vaccini servirà anche a presentare una iniziativa mondiale sui vaccini, di cui l'autore è stato parte negli ultimi 10 anni, rivolta ai paesi poveri, dove sono rilevanti in larga misura queste patologie.

Prima parte

Il sistema immunitario è estremamente complicato. Gli immunologi pensano all'immunità come ad un'orchestra molto complicata in cui ci sono dei direttori, le cellule che coordinano, poi molti suonatori e molti strumenti; il sistema immunitario è così complicato da essere paragonato per complessità al sistema nervoso centrale, almeno nell'uomo. E' talmente complicato che si continuano a scoprire suonatori, cellule che non si conoscevano e questo è molto sorprendente, dal momento che la cellula è una unità facile da identificare. In realtà si scoprono funzioni nuove: ci sono cellule del sistema immunitario, sottopopolazioni del sistema immunitario, che ora è noto sono importanti in patologia, ma sono state scoperte solo recentemente, questo è un segno della complessità di questo grande sistema.

Perché questo sistema si è evoluto in modo così complesso? Un esempio di spiegazione è rappresentato dalle spore di un fungo "Aspergillus fumigatus ", che non danno malattia in soggetti sani, ma la provocano in pazienti immunocompromessi, che hanno per esempio un trapianto di midollo. E' stata scoperta dall'autore una molecola che è importante per la difesa contro i funghi. Questo dice che il rapporto con il mondo microbico esterno è condizionato dal sistema immunitario, che l'uomo vive in pace con un mondo microbico potenzialmente ostile, perché ha un sistema immunitario che funziona. Non solo, quello che si sta scoprendo in questi ultimi anni è che il contesto microbico è essenziale per far maturare il sistema immunitario. Chi cresce senza microbi ha un sistema immunitario che non si sviluppa in modo appropriato, c'è un rapporto fondamentale tra difesa e segnali indispensabili per la corretta maturazione del sistema immunitario. E' ormai noto come sia possibile manipolare il sistema immunitario, per esempio nel caso dei trapianti d'organo. C'è un bellissimo dipinto del Beato Angelico, in cui i santi Cosma e Damiano fanno un miracolo, trapiantano la gamba di un nero in un bianco. Questo dipinto dice che il sistema immunitario in qualche modo riconosce "noi stessi" dal mondo esterno, quindi uno dei temi centrali di immunità e cancro è la possibilità che il sistema immunitario riconosca come" non sé stesso" la cellula tumorale. Il sistema immunitario è fatto da 2 compartimenti: il primo è quello costituito dalla immunità innata, perché ha un repertorio di molecole che riconoscono cose molto ben definite e si manifesta come risposta infiammatoria; questo concetto è molto recente: la risposta infiammatoria è la manifestazione dell'immunità innata, è orchestrata dai suoi meccanismi ed ha il significato di difesa e di riparo. Tanto tempo fa un grande scienziato, il padre della patologia, aveva intuito che c'era una connessione tra infiammazione e cancro. Questa connessione è stata dimenticata per quasi un secolo ed è stata ripresa alla fine degli anni '70. Questo argomento è descritto in una review in cui si è cercato di ricordare a tutti che questo scienziato in realtà aveva intuito quello che poi è stato rivisitato in tempi più recenti, con più conoscenze di base (1). Che cos'è dunque un cancro o tumore? Qualche anno fa sono state cristallizzate le caratteristiche fondamentali, i marchi di fabbrica, di un cancro (2). Queste caratteristiche hanno a che vedere con la regolazione della crescita, cioè le cellule sono autosufficienti per crescere, non rispondono agli inibitori della crescita, sono capaci di crescere in modo illimitato, a differenza delle cellule somatiche che non crescono in modo illimitato, sono capaci di sfuggire ai meccanismi di morte, sono capaci di rifornirsi, quindi fanno angiogenesi, ed infine di invadere facendo metastasi. Questo è il motivo per cui il cancro è un problema critico. Tutti questi marchi, salvo l'angiogenesi, sono centrati sulla cellula tumorale: è un po' come se in questa cristallizzazione si guardasse la cellula tumorale come astratta dal suo microambiente. Invece il tumore cresce in una nicchia ecologica di cui fa parte l'infiammazione e questo ha implicazioni per alcune terapie attuali, per alcuni aspetti diagnostici e sopratutto per il futuro. Perché si parla di immunità e cancro, si usano anticorpi contro il cancro, perché si spera di usare cellule contro il cancro, perché si fanno vaccini contro il cancro?

Tutto origina da un esperimento fatto negli anni '50 nel topino da esperimento; il ricercatore induceva un tumore nel topino con un cancerogeno, toglieva il tumore, e, se reinoculava nello stesso animale lo stesso tumore, il tumore non cresceva, mentre il tumore era capace di crescere in un animale geneticamente identico, ma sano, che non aveva mai incontrato quel tumore, dimostrando così che era possibile suscitare una risposta immunitaria, che era inibita quando il tumore cresceva. Questo esperimento fatto a metà degli anni '50 ha portato a pensare e ricominciare a sognare qualche nuova possibilità di terapia. Negli anni '20 del secolo scorso, uno dei più grandi padri della medicina, Paul Ehrlich, già aveva sognato di usare gli anticorpi contro il cancro, ma non aveva nessuno strumento per farlo. Per questo l'esperimento appena descritto ha segnato un punto di passaggio fondamentale, perché ha dimostrato che davvero si poteva indurre un'immunità protettiva contro il cancro, qualunque tipo di immunità fosse.

Il sistema immunitario, come è stato già accennato, è molto complesso, la parte che costituisce l'immunità innata è fatta da cellule di barriera, che hanno un ruolo molto più attivo di quanto non sembri, dai fagociti, dai macrofagi, dai polimorfonucleati e dalle cellule NK (Natural Killer, uccisori naturali). Le cellule dell'immunità innata sono i primi attori che normalmente entrano in gioco, poi subentra l'immunità adattativa, che è mediata dai linfociti B che fanno anticorpi, dai linfociti T che sono i direttori d'orchestra. L'immunità adattativa richiede ore e giorni prima di mettersi in moto, dopo che un agente infettivo è entrato nell'organismo. Come funzionano i suoi vari meccanismi? molti funzionano uccidendo la cellula bersaglio: questo è un meccanismo ritenuto molto importante, tanto che in molti posti, compresi gli Ospedali Riuniti di Bergamo, si sta cercando di fare terapia antitumorale con queste cellule che uccidono, le cellule NK o linfociti T, in questo momento è una delle nuove frontiere. Oggi è chiaro che si può fare terapia contro alcuni tumori con queste cellule. Ci sono poi i "direttori d'orchestra", cellule cioè che non agiscono direttamente sulla cellula bersaglio tumorale, ma istruiscono altre cellule a fare per es. anticorpi oppure ad attivare i fagociti a svolgere il loro mestiere di protezione. La risposta immunitaria ha una fase di riconoscimento, poi una fase di attivazione in cui le cellule si espandono e quindi una fase effettrice, in cui si fanno anticorpi, si attivano i macrofagi, si attiva la risposta protettiva infiammatoria e si generano cellule che ricorderanno quello che è successo.

La memoria è uno dei problemi che si incontra nel fare vaccini: per es. quando si vaccina una adolescente a 11 anni contro un papilloma, si sa che per molti anni sarà protetta, con ragionevole certezza, ma non è ancora sicuro per quanto tempo, non si sa cioè per quanto tempo durerà la "memoria".

La risposta infiammatoria è una risposta a cascata e questo introduce le parole chiave dell'immunità. La prima parola chiave è "riconoscere", poter riconoscere quello che è "noi stesso" da quello che "non è noi stesso", "self" da "non self"; un errore di riconoscimento genera le patologie autoimmuni. La seconda parola chiave è "comunicare", il sistema immunitario, per funzionare in modo equilibrato, ha bisogno di segnali di comunicazione. Come funzionano i sistemi di comunicazione dell'immunità? comunicano come fanno gli esseri umani: si salutano, si stringono la mano, comunicano con parole e contatti. Le cellule dell'immunità fanno la stessa cosa: hanno molecole adesive che consentono di comunicare toccandosi ed hanno "parole". Le "parole" più importanti sono quelle chiamate "citochine", "fattori di crescita", che sono dei veri e propri sistemi di comunicazione all'interno del sistema immunitario e fra sistema immunitario e gli altri organi. Queste parole funzionano in cascata, ci sono dei mediatori primari, chiamati in gergo "fattore di necrosi tumorale alfa, fattore di attivazione dei linfociti o interleuchina 1 (IL-1)", e sistemi di amplificazione successiva. Queste sono parole che all'interno dei tumori vengono date e dette, ma nel posto sbagliato e al momento sbagliato. La scoperta di queste parole dell'immunità ha cambiato la medicina: quando si parla di farmaci biologici, che per il loro costo creano un sacco di problemi di gestione finanziaria, di allocazione di risorse, i colpevoli sono gli immunologi, perché i farmaci biologici sono farmaci anti-tnf, anticorpi, inibitori di IL-1.

Che cellule dell'immunità si trovano all'interno dei tumori? Prendendo come esempio il carcinoma papillifero della tiroide, vi si trovano le cellule tumorali, ma è anche pieno di macrofagi, e di altri globuli bianchi che fanno da spia, da indicatori di una risposta infiammatoria. A seconda del tipo cellulare, sono distribuiti in aree diverse dal tumore: ci sono macrofagi, e cellule che allertano il sistema immunitario, cioè le cellule che normalmente presentano gli antigeni e fanno partire la risposta immunitaria. Queste cellule stanno alla periferia e sono come congelate, cioè sono cellule che non riescono a maturare e non daranno mai un segnale di allarme efficace al sistema immunitario a questo stadio della malattia. Che cosa ci stanno a fare queste cellule all'interno di un tumore? se queste cellule sono la manifestazione della risposta infiammatoria, che rapporto c'è tra infiammazione e cancro? I ricercatori vanno a scuola da due cose: nel paziente, dai numeri della epidemiologia e dai virus che conoscono il nostro sistema immunitario meglio di quanto lo conosciamo noi. L'epidemiologia dice che c'è una serie di tumori che sono associati a situazioni infiammatorie e il caso più clamoroso sono le patologie infiammatorie del tratto gastroenterico: nei pazienti che hanno colite ulcerosa, circa un quarto di essi svilupperà un tumore. Ci sono poi una serie di casi che mettano in relazione infiammazione e tumori: il cancro del fegato causato da un virus, che non causa il cancro in quanto oncogeno, ma causa cancro in quanto dà una infiammazione epatica cronica; le infezioni del tratto bronchiale, compresa l'esposizione all'asbesto, di cui per molto tempo non è stato chiaro come agisse. E' stato ora chiarito che particelle come asbesto, silicio e acido urico danno tutte infiammazione e quindi aumentano il rischio di cancro. Un paziente con COPD, con broncopatia cronica ostruttiva, ha un aumento importante di rischio di sviluppare cancro del polmone indipendentemente dal fumo; inoltre, a parità di fumo, il paziente con COPD ha più rischio degli altri.

L'organizzazione mondiale della sanità stima che dal 20 al 40% dei tumori umani hanno una concausa infettivo - infiammatoria. Questa è solo la punta dell'iceberg: infatti, se si considera un tumore che non ha una evidente associazione epidemiologica con situazioni infiammatorie, il cancro della mammella per esempio, si trova che c'è un aumento di rischio legato all'obesità e al peso, situazioni in cui è coinvolta l'infiammazione. C'è infatti qui un microambiente infiammatorio, anche se non è causato direttamente da un agente infiammatorio (3). Si può quindi concludere che tumori che non hanno una relazione epidemiologica con l'infiammazione si costruiscono un microambiente infiammatorio. In un tumore già stabilito, come si è costruito quel microambiente infiammatorio che è stato descritto precedentemente nel carcinoma della tiroide? In molti tumori tutto inizia con la cellula tumorale che produce fattori che attirano i globuli bianchi: la cellula tumorale produce un fattore di crescita, M-CSF, che un fattore di crescita per i precursori dei monociti - macrofagi, produce VEGF, che è un fattore angiogenetico e che anche attira monociti. Le cellule tumorali producono anche chemochine, che richiamano monociti dal sangue circolante e producono fattori di crescita, ma, una volta entrati all'interno del tumore, si incontrano con delle citochine, prodotte dal tumore e non solo, che ne corrompono la funzione. E' un po' la storia di poliziotti che entrano e, una volta entrati, sono corrotti da queste molecole e si mettono a produrre fattori di crescita, comportandosi come se stessero riparando un tessuto. Questa è l'essenza della corruzione, i monociti-macrofagi, invece di comportarsi come se fossero in presenza di una infezione virale da eliminare, un trapianto da eliminare, si comportano come se dovessero riparare il tessuto, sono dei professionisti nel rimodellare e riparare i tessuti. Spesso si dice che i tumori sono come delle ferite, che non guariscono, che non finiscono mai di ripararsi. Che cosa succede? Vengono prodotti fattori di crescita, viene favorite la formazione di nuovi vasi, aumenta la deposizione dello stroma, infatti alcuni tumori sono pieni di collagene. I monociti-macrofagi reclutati nel tumore e "corrotti" sono dei poliziotti speciali all'interno del nostro sistema di polizia immunologica, quindi interagiscono con gli altri corpi e causano una deviazione generalizzata dei corpi di polizia. Quindi altre cellule sentinella, le cellule dendritiche che normalmente danno un segnale di allarme, diventano paralizzate, non danno più segnali di allarme, attirano cellule vergini che non devono arrivare in un tessuto perché dovrebbero andare al linfonodo per essere appropriatamente istruite, attirano cellule sbagliate, cellule che sono "nate" per orchestrare la risposta ai germi e sono responsabili della risposta allergica. Queste cellule all'interno di un tumore amplificano la corruzione dei macrofagi e fanno arrivare cellule bio-regolatrici, che inibiscono la risposta immunitaria, mettendo così in moto una cascata perversa di corruzione delle difese (4).

Si può sintetizzare questa situazione, dicendo che nel tumore entrano i vasi, entrano leucociti dal sangue e si attivano le cellule antinfiammatorie che sostanzialmente rappresentano la deviazione di un processo di riparo dei tessuti, si mettono a comportarsi, all'interno di un tumore, come se dovessero riparare un tessuto, stimolando la crescita delle cellule che riparano fino a una situazione paradossale, dove alcuni tumori sono così pieni di cellule di difesa per molto tempo non era chiaro che fossero dei tumori. Il linfoma di Hodgkin, il più comune e quello su cui, in questo momento si stanno portando avanti nuove ricerche, viene riclassificato sulla base dell'infiltrato leucocitario, per molto tempo non si è capito dove stava la cellula tumorale, perché c'erano talmente tante di queste cellule corrotte che non si riusciva ad identificare la cellula tumorale.

Riassumendo, le evidenze disponibili per una relazione infiammazione-cancro sono di tipo epidemiologico, e patologico, c'è un infiltrato, ci sono evidenze genetiche, ottenute prima nei modelli preclinici, nei modelli di carcinogenesi e poi nell'uomo. L'assetto genetico di alcuni loci è determinante nel rischio di cancro, per esempio, se prendiamo il cancro dello stomaco, l'assetto genetico qui è il principale fattore di rischio, quindi l'evidenza genetica sostiene questo rapporto tra infiammazione e cancro.

Semplificando un po' si potrebbe esemplificare che c'è una partita a pingpong che si gioca tra cellule infiammatorie e cellule tumorali: queste attirano ed aiutano la sopravvivenza dei macrofagi, questi aiutano la proliferazione e la disseminazione tumorale ed inoltre bloccano la risposta immunitaria adattativa, in particolare impedendo, bloccando l'azione delle cellule sentinella; in un contesto tumorale sono come "congelate" e non riescono a maturare per dare il segnale di allarme al sistema immunitario (5). Questa è una cosa importante che si sta traducendo in sperimentazione clinica e per la prima volta da qualche mese, in una procedura clinica, approvata per uso clinico, del cancro della prostata negli Stati Uniti: una terapia di vaccinazione basata sul risveglio di queste cellule che presentano l'antigene, approvata per uso clinico quindi potrebbe aprire una fase nuova nella lotta ai tumori.

Se si segue la storia naturale di un tumore che incomincia a crescere, si trova che le cellule tumorali producono mediatori, che attirano cellule infiammatorie, che a loro volta aiutano la crescita tumorale, aiutano la formazione di vasi ed aiutano anche il danno al DNA, causando l'instabilità genetica che è uno dei motivi per cui non si riesce ancora a curare molti tumori per la loro capacità di cambiare. Adesso ci sono ormai evidenze abbastanza chiare che il microambiente infiammatorio contribuisce alla instabilità genetica dei tumori.

L'ultimo accenno a questa parte dedicata all'immunità innata riguarda un segmento particolare della immunità innata, che sta a ponte tra l'immunità innata e l'immunità adattativa. Sono le cellule che vengono chiamate NK, "assassini naturali".

La ricerca nel nostro paese ha dato un contributo fondamentale alla loro scoperta e caratterizzazione: sono state scoperte anche queste alla metà degli anni 70 ed in questo momento si stanno facendo terapie cellulari basate su cellule NK. Le cellule NK funzionano in questo modo: il nostro sistema immunitario riconosce attraverso carte d'identità, la carta d'identità del sistema immunitario sono gli antigeni di istocompatibilità, che sono determinanti nel rigetto degli organi, perché il nostro sistema immunitario impara a riconoscere la nostra carta d'identità che è data dagli antigeni di istocompatibilità. Ci sono virus che per sfuggire al riconoscimento fanno perdere la carta d'identità al sistema immunitario; così il nostro organismo riconosce la carta d'identità "taroccata" per esempio dalla presenza di citomegalovirus, creando problemi nei pazienti. Ci sono virus che nella evoluzione hanno acquisito la capacità di spegnere, di far perdere la carta d'identità, così il sistema immunitario, i poliziotti, non possono più dire se è buona o falsa. Che cosa fanno invece le cellule NK? Riconoscono le cellule che hanno perso carta d'identità quindi quello che fanno è di pattugliare l'organismo e, se la cellula ha perso la carta d'identità, viene uccisa perché non è più riconosciuta dalle cellule NK. Inoltre queste cellule riconoscono cellule che sono ricoperte da anticorpi e le uccidono. Quindi, quando si fa terapia con anticorpi contro erb2, che è uno degli anticorpi monoclonali approvati per uso clinico nel cancro della mammella, oppure quando si fa terapia con cetuximab nel cancro del colon, chi uccide le cellule tumorali sono le cellule NK che riconoscono l'anticorpo e uccidono la cellula bersaglio. Il cancro è una malattia genetica perché viene messa in moto da alterazioni genetiche che costituiscono un po' il fiammifero del cancro, ma i fiammiferi non bastano per fare un incendio, ci vuole la predisposizione genetica dell'ospite, i problemi di riparo dei danni al DNA e l'angiogenesi, sono le citochine infiammatorie, e tutto questo è fornito dai meccanismi dell'immunità innata, dall'infiammazione. Oltre ai 6 marchi del cancro che sono già stati ricordati, cioè la crescita, la regolazione della crescita, la regolazione della morte, la regolazione dei vasi, dell'invasione e delle metastasi, negli ultimi anni è stato inserito un settimo marchio, quello di avere un ambiente infiammatorio, sostenuto da due vie, una estrinseca per cui situazioni infiammatorie come la colite ulcerosa aumentano il rischio di cancro e l'altra intrinseca per cui agli eventi genetici che causano cancro si aggiungono le alterazioni degli oncogeni che attivano una risposta infiammatoria che aiuta la crescita tumorale .

Seconda parte

Il nostro sistema immunitario non è in grado di vedere il mondo esterno se le sue cellule non "si guardano allo specchio". Questo vuol dire che, quando si selezionano i linfociti T nel timo, sopravvivono e restano nell'organismo quei linfociti che hanno il repertorio di recettori per il mondo esterno, si selezionano cellule che riconoscono quello che è diverso da noi stessi, ma lo riconoscono riconoscendo al tempo stesso noi stessi, la nostra carta d'identità. In generale, il confine tra riconoscimento di se stesso, quindi una risposta contro se stesso, e contro qualche cosa di diverso da se stesso è un confine molto sottile, che può coincidere con il lato sbagliato, sia dal punto di vista dell'orchestrare la risposta, che dal punto di vista della manifestazione, cioè gli anticorpi possono "cross-reagire". Inoltre qualcuno pensa che molte delle patologie degenerative che sono tipiche del nostro mondo ricco siano sostenute da una risposta autoimmune legata ad una mutazione avvenuta 2 milioni di anni fa; noi siamo diversi da tutti i nostri parenti, da tutte le scimmie, da tutti i primati, per un enzima che codifica una piccola variazione in un glicosfingolipide, per cui ci sono buone evidenze che, assumendo questa sostanza con la carne, questa sostanza viene incorporata e noi facciamo anticorpi contro questa sostanza. Il prezzo che paghiamo all'evoluzione sarebbero anticorpi che aiutano o amplificano risposte infiammatorie non volute come l'aterosclerosi. Ci sono quindi tante cose che ancora non sappiamo ed una di queste è il confine tra una risposta autoimmune ed una risposta immune contro quello che non è noi stessi! Sono stati fatti grandi progressi nel controllare l'autoimmunità con i farmaci biologici, pazienti con artrite reumatoide che non potevano più camminare sono tornati a camminare. Adesso è approvato negli Stati Uniti, e dovrebbe entrare anche in Europa per la prima volta, un farmaco contro il lupus, tuttavia non sono stati fatti progressi per incidere sulle cause, sul perché, sul confine tra autoimmunità e immunità.

Riprendendo il discorso sull'immunità specifica, ritornando al fatto che il topolino che aveva un tumore, è stato operato, re-inoculato, ha rigettato il tumore, quindi ha dimostrato che c'è immunità contro il tumore, possiamo ora curare i pazienti con anticorpi, perché il modello sperimentale del topolino ha dimostrato l'immunità specifica contro antigeni tumorali. Fino ad ora si è parlato di un sistema immunitario corrotto, cioè un sistema immunitario già stabilito e corrotto. Per molto tempo ci si è chiesto se il sistema immunitario avesse un ruolo di sorveglianza, se nelle fasi iniziali della carcenogenesi il sistema immunitario fosse capace di eliminare le cellule che si trasformano: a questa domanda si è avuta risposta sia nei modelli preclinici che in clinica nel senso che nei modelli preclinici la lezione si è avuta prima dagli animali e poi dai pazienti. Ci si è accorti che gli animali che hanno difetti genetici dell'immunità hanno molti più tumori, e poi, anche se nell'uomo è molto più complicato, i pazienti che vanno incontro a trapianti e devono essere immunosoppressi sono a rischio di alcuni tumori, ed infine, i pazienti con immunodeficienze, per esempio HIV, hanno un aumento di rischio di alcuni tumori, come il sarcoma di Kaposi, i linfomi che sono causati dal virus di Epstein Barr e tumori epiteliali della pelle; ci sono quindi tumori contro cui il nostro sistema immunitario svolge la stessa funzione che svolge nei confronti del fungo Aspergillus fumigatus incontrato all'inizio di questo capitolo. Questa funzione di controllo è esercitata dai linfociti perché i linfociti di un animale che è immune trasferiscono la resistenza. Chi esercita la funzione? sono i linfociti CD8 positivi, linfociti citotossici che riconoscono e uccidono, facendo dei buchi nella membrana cellulare, con un grande complesso molecolare che si chiama perforina, e poi trasferendo degli enzimi che mediano l'uccisione e danno segnali di morte.

In questo momento si stanno facendo anche nel nostro paese sperimentazioni cliniche in cui si trasferiscono linfociti nei quali artificialmente si aumenta la quantità di segnali di morte che portano, con l'idea di aumentare l'efficacia di questa cellule ad uccidere cellule tumorali. Attualmente la sperimentazione clinica è in grado di amplificare, fare crescere e trasferire questi linfociti CD8 con alto potenziale di uccisione, ed è provato che, almeno in un tumore umano, i linfomi, funzionano altrettanto bene quanto la terapia standard di riferimento. L'altra classe di cellule che potenzialmente è in grado di uccidere sono i macrofagi M1, però queste cellule vengono corrotte all'interno dei tumori e promuovono così la crescita tumorale.

Per valutare se sui tumori umani ci fossero antigeni in grado di indurre una risposta adattativa, un ricercatore belga ha studiato in particolare il melanoma, perché c'era il sospetto che ci fossero antigeni. Il sospetto era derivato da tante indicazioni, per esempio le regressioni spontanee: ci sono alcuni dei tumori più maligni ed aggressivi, il melanoma, il carcinoma del rene, esempi molto ben documentati, di regressione spontanea associata all'entrata di linfociti. Questo è uno dei tanti esempi, poi ci sono i pazienti con immunodeficienza ed aumento di rischio di cancro, però non si era mai identificata la molecola. Questo ricercatore, Thierry Boon, ha preso cellule di melanoma, linfociti di melanoma, ed ha generato delle linee di linfociti che uccidevano il melanoma ed ha usato queste linee assieme alle tecniche di biologia molecolare che c'erano allora, per identificare il primo gene che codificava per un antigene associato al melanoma. Quando questa scoperta è stata fatta, tutti pensavano che sarebbe stato disponibile in breve tempo un vaccino contro il melanoma, cosa che non è avvenuta perché è una sfida di conoscenza, non di tecnologia quella che i tumori pongono. Però in questi anni si sono identificati molti antigeni tumorali riconosciuti dal sistema immunitario e ci sono antigeni tumore specifici, come il PSA che viene fatto in grande quantità e induce quindi una risposta immune; la tirosinasi, è un enzima che viene usato dai melanociti per sintetizzare la melanina, e nei melanomi si fa una risposta immunitaria, inefficace ma si fa. Poi ci sono antigeni codificati da geni che vengono spenti dopo la vita fetale. I tumori rappresentano un ritorno per certi aspetti alla vita fetale, quindi si generano risposte contro antigeni fetali. I tumori sono anche il risultato di alterazioni genetiche che riguardano gli oncogeni e quindi ci sono risposte contro oncogeni mutati; ci sono poi antigeni virali, virus di Epstein Barr, virus del papilloma, e virus dell'epatite. Contro questi antigeni virali sono stati prodotti i primi vaccini contro il cancro efficaci nell'uomo. Nella cellula trasformata si riaccendono geni fetali che producono piccoli peptidi che normalmente non sono espressi nella vita adulta: in questo caso i peptidi vengono presentati sulla superficie cellulare e attivano la risposta immunitaria. In altri casi, come nel caso di tirosinasi o di PSA, la cellula tumorale produce una quantità talmente grande della molecola, che alcuni pezzi vanno in superficie e diventano visibili, c'è una quantità tale di molecole, che normalmente sono prodotte in quantità molto minore, che si monta una risposta. Altre volte abbiamo una mutazione puntiforme, come nel caso di Ras, per cui la piccola mutazione diventa visibile al sistema immunitario ed abbiamo così un antigene tumore associato. Gli antigeni devono essere presentati, il sistema immunitario non vede gli antigeni se non sono presentati in modo appropriato. C'è una sorta di etichetta del modo con cui si viene presentati al sistema immunitario e questo codice di comportamento prevede che ci siano cellule professioniste della presentazione, che danno l'allarme al sistema immunitario. Queste cellule quando esercitano la loro funzione come dovrebbero, prendono gli antigeni tumorali, maturano, vanno al linfonodo dove attivano i linfociti e questi ritornano al tumore ed eliminano il tumore. Questo succede senza che ce ne accorgiamo, quello che succede in condizioni patologiche è che il microambiente dei tumori "congela" la funzione delle cellule professioniste della presentazione degli antigeni.

Se è possibile montare una risposta contro i tumori, perché la risposta è inefficace? Quali sono i meccanismi di fuga dalla sorveglianza? Molti antigeni tumorali sono poco immunogenici, sono poco visibili, non sono buoni antigeni, non tutte le molecole sono ben visibili dal sistema immunitario, molti antigeni tumorali sono poco capaci di essere visti, vengono persi pezzi che sono più visibili, in un meccanismo darwiniano di selezione, poi vengono perse le carte d'identità dentro cui questi antigeni vengono riconosciuti. Quello che succede in un tumore, il linfoma B, per esempio, o il tumore della pelle, è una sequenza di eventi che prevede la fase di eliminazione, poi compare un clone tumorale mutato, arrivano cellule NK, linfociti CD4, linfociti CD8, i macrofagi vengono istruiti ad eliminare il tumore e il tumore viene effettivamente eliminato. Ci sono però dei cloni che sfuggono e quindi si crea una situazione di equilibrio per cui, senza dare sintomi, alcuni cloni tumorali sopravvivono e sono in equilibrio con le difese immunitarie; infine c'è una fase di fuga in cui il tumore è incontrollato e incontrollabile dalle difese immunitarie (6). In realtà, le cellule dell'immunità si possono trovare anche in un tumore già avanzato e possono essere importanti per la prognosi. Nel cancro del colon, fino a quando il tumore è sfuggito al linfonodo, la frequenza di linfociti presenti nel tessuto tumorale costituisce un marcatore prognostico: il paziente che ne ha tanti ha una prognosi più favorevole perché, nonostante si sia passata questa fase, ancora queste cellule esercitano un meccanismo di protezione nei confronti dell'ospite. Perché le cellule tumorali alla fine sfuggono? perché sono poco immunogeniche, perché vengono perse le carte d'identità, perché l'etichetta del riconoscimento prevede delle molecole costimolatorie e poi perché l'ambiente tumorale contiene delle molecole, delle parole che corrompono le risposte immunitarie. Queste sono le citochine antinfiammatorie, interleuchine 4 e 10, TGF beta, almeno contro una di queste c'è un anticorpo in uso clinico. Le citochine antinfiammatorie sopprimono, deviano e impediscono il funzionamento delle risposte immuni. Infine, all'interno dei tumori, si attivano cellule T soppressorie, che hanno come funzione quella di sopprimere la risposta immunitaria. All'inizio è stato detto che una risposta immune ha una fase di riconoscimento, di attivazione ed effettrice, in cui viene svolto il compito di uccidere. Le cellule soppressorie sopprimono tutte queste fasi della risposta immunitaria. Costituiscono da un lato un meccanismo potente di inibizione dell'autoimmunità, ci sarebbero molte più malattie autoimmuni se non avessimo cellule soppressorie; in questo momento si fanno protocolli di sperimentazione clinica in cui si trasferiscono cellule soppressorie per sopprimere l'immunità. Nel contesto dei tumori invece fanno un mestiere che danneggia l'attivazione di una risposta immunitaria.

Questa è una delle frontiere che viene affrontata e praticata qui a Bergamo, quella di trasferire cellule "rieducate" nei pazienti ematologici per fare terapia dei tumori. Gli anticorpi monoclonali sono entrati prima nella diagnostica e poi nella terapia dei tumori, in questo momento il 30% dei farmaci nuovi in sperimentazione sono anticorpi monoclonali, i fattori di crescita sono entrati nell'armamentario che i medici usano, e la speranza è che nei prossimi anni si sappia sempre meglio come utilizzare le cellule, farle crescere, selezionarle e trasferirle ai pazienti per fare terapia.

Per finire verranno presi in considerazione i vaccini, in particolare quelli contro i tumori, senza trascurare un discorso più generale su vaccini e salute umana su scala mondiale. I vaccini costituiscono il contributo più importante che la medicina ha dato alla vita sul pianeta, ad esempio nessuno sa più che cosa vuol dire un'epidemia di vaiolo, l'ultima di cui sia rimasta traccia aveva una mortalità dell'80%. I vaccini sono stati l'intervento a basso costo medico con l'impatto più drammatico che ha cambiato la salute sul pianeta.

La storia dei vaccini incomincia in tanti modi: nella storia ufficiale della medicina occidentale incomincia con Jenner che, facendo un esperimento che per gli standard correnti è orrendo, prende un contadino, gli inietta quello che egli pensa sia il vaccino, e poi lo riinocula con vaiolo vero e funziona. La storia del vaiolo è molto interessante, c'è un contributo fondamentale dato dalle mucche brunoalpine padane, l'ospedale Sacco è stato un apostolo della vaccinazione perché aveva trovato che le mucche brunoalpine erano ottime per trasferire il vaccino del vaiolo; grazie alle mucche delle nostre montagne il vaccino del vaiolo è andato in Sud America, dando un contributo fondamentale alla salute del pianeta.

Che hanno a che fare i vaccini con il cancro? viste le premesse, si è sperato per più di 100 anni di fare vaccini in questo campo ed ora ci sono almeno 2 vaccini e probabilmente un terzo.

Il virus del papilloma è uno dei grandi killer su scala globale. Prima di tutto la storia del virus del papilloma: è stato dato 3 anni fa un premio Nobel per il contributo di una delle tante persone che hanno lavorato per arrivare alla fine al vaccino, una storia scandita a tappe di 10 anni. 30 anni fa c'è stato un primo suggerimento del legame tra papilloma e cancro della cervice, altri 10 anni per avere prova definitiva che effettivamente i virus del papilloma causano cancro della cervice, altri 10 anni per avere un vaccino, utilizzando uno pseudo virus che assomiglia al virus e dà una risposta immunitaria, e poi l'introduzione del vaccino. Il cancro della cervice è un problema serio nei paesi più sviluppati, ma ancora di più su scala globale: circa 250.000 morti l'anno, con circa 500.000 nuovi casi e con l'80% di questo carico di malattia portato dai paesi in via di sviluppo per motivi di pratiche sessuali promiscue, e soprattutto per la mancanza di diagnosi precoce.

Una cosa poco ricordata è che il cancro della cervice uterina è la prima causa di anni di vita persi per le giovani donne in aree come l'Africa subsahariana e così via: è un flagello drammatico per le donne. Per la prima volta è stato prodotto un vaccino di genere. C'è un capitolo della medicina nato negli ultimi 6 anni, la medicina di genere, per alcune malattie autoimmuni la differenza di carico di malattia tra donne e uomo è di 20 a 1, come è il caso delle malattie autoimmuni delle vie biliari, mentre per l'artrite reumatoide si avvicina a 10 a 1, quindi la medicina di genere cerca di farsi carico delle differenze di patologie tra i sessi.

In quale scenario globale si situa questa storia? E' una storia di salute globale che compie 10 anni quest'anno e sta per "alleanza globale per i vaccini e le immunizzazioni", ovvero GAVI. Questo progetto è nato 10 anni fa, perché alla fine degli anni '90 ci si è accorti con grande preoccupazione non solo che non si facevano progressi nel dare accesso ai vaccini ai paesi più poveri, ma che, anzi, su scala globale, diminuiva la frequenza di vaccinazione per vaccini di base, come ad esempio per il tetano neonatale, un flagello in paesi poveri. In risposta a questa situazione a dir poco vergognosa, è nata una alleanza globale nella quale sono presenti diversi attori: una alleanza pubblico-privato nella quale ci sono rappresentanti di paesi donatori, rappresentanti di paesi poveri, l'organizzazione mondiale della sanità, Unicef, rappresentanti della società civile, la fondazione Bill Gates. Il nostro paese è parte di questa alleanza, mentre il nostro paese fa molto male nell'aiuto ai paesi poveri, in questa alleanza ha fatto molto bene in modo bipartisan, con continuità tra governo di centro destra e governo di centro sinistra.

A che cosa risponde GAVI? Ogni anno muoiono nel mondo circa 10 milioni di bambini, 3 dei quali potrebbero essere salvati con l'accesso ai vaccini di base, fornendo i vaccini che non sono utilizzati.

Se si guarda alle cause di morte dei bambini sotto i 5 anni, si trova sorprendentemente che le principali cause non sono malaria o l'AIDS, ma la diarrea infantile, la polmonite da pneumococco, il morbillo. Guardando in dettaglio questi numeri, si vede che ci sono circa 800.000 morti all'anno per infezione da pneumococco, contro cui è già disponibile un vaccino che nel paesi ricchi viene raccomandato anche alle persone anziane, c'è circa mezzo milione di morti da rotavirus, da Haemophilus influenzae tipo b, da pertosse e tetano ci sono 150.000 morti all'anno. Ci sono situazioni che su schema globale non sono così impressionanti ma sono devastanti su scala locale: nell'Africa subsahariana, Niger, Mali, ad esempio si verificano epidemie ricorrenti di meningite devastanti per la mortalità, distruzione della vita sociale, e per conseguenze di inabilità, la cui principale causa è la sordità. Questo è lo scenario, circa 3 milioni di morti premature con patologie prevenibili con vaccini ed in questo GAVI ha fatto miracoli perché ha cambiato lo scenario globale. Dopo 10 anni dalla nascita di GAVI, la stima è che abbia salvato 5,7 milioni di morti future a fronte però di 3 milioni all'anno, una piccola goccia. per alcune di queste patologie; se si considera la febbre tifoide, le stime di morte vanno da 400 a 700.000 all'anno, non si contano, l'incertezza dei numeri dice la situazione e sono in prevalenza bambini. In questi anni GAVI ha cercato di rendere disponibili i vaccini di base ed ha cercato di accorciare l'intervallo fra l'entrata in uso dei vaccini nei paesi ricchi e l'entrata in uso nei paesi poveri. Tradizionalmente prima di GAVI questo intervallo era un intervallo di 20 anni: se si moltiplica il numero di bambini morti per 20 anni, ci si rende conto che si consuma una ecatombe di bambini salvabili facilmente. In questo scenario il nostro paese ha fatto molto bene perché per una volta è stato generoso, bipartisan ed è stato creativo perché alcuni dei meccanismi finanziari, tra cui il meccanismo finanziario per dare sicurezza e stabilità al mercato dei vaccini, è un mercato finanziario di raccolta obbligazionaria, il paese ha fatto bene e si può rivendicare questa cosa. Ora si tratta di accorciare l'intervallo di passaggio, tagliare quei 20 anni a pochi anni, per rendere disponibile a chi ne ha più bisogno, alle donne dei paesi poveri, il primo vaccino di genere, la cui disponibilità è gravemente compromessa dalla crisi finanziaria. L'appello di GAVI è uscito questo mese su una delle riviste più importanti, la rivista "Nature": che i bambini più poveri, che le donne più povere del mondo e che ne hanno più bisogno, non paghino un prezzo sproporzionato per la crisi finanziaria.

Terza parte (dibattito):

Quanto dura la memoria immunologica dopo vaccinazione contro papillomavirus?
Dobbiamo essere onesti, siccome non è mai stata fatta una campagna vaccinale estesa contro il virus del papilloma non sappiamo, perché non abbiamo la riprova di quello che succederà. Quello che sappiamo da altre esperienze è che non è successo di essere invasi da altri sierotipi dopo che abbiamo fatto vaccinazioni contro 4-7 sierotipi di pneumococco. E' invece necessario avere vaccini contro gli altri sierotipi che ora sono presenti nei paesi del terzo mondo, perché il vaccino che funziona da noi là non serve. C'è ragionevole certezza da parte dei virologi che non ci sia uno shift di sierotipi, un altro esempio è meningo, che da noi è meningo b, in Africa è fondamentalmente meningo a.

Infiammazione e tumori: come evitare di avere infiammazione?
Questo è un tema molto importante: dopo il cambiamento di paradigma ci si è posti le domande che ci si è posti per il cardiovascolare. Vista la sperimentazione con i medici inglesi che prendevano una aspirina al giorno per ridurre il rischio, dovremmo fare altrettanto per ridurre il rischio del cancro della mammella, del colon, di altri tumori? La risposta è sempre stata no perché il gioco non vale la candela! Il rapporto rischio/beneficio non giustifica un intervento di questo genere! Bisogna dire che gli strumenti che abbiamo per intervenire sono gli stessi della fine dell'800, quando è nata l'aspirina, mentre in questi 10 anni abbiamo capito sempre di più come sono i meccanismi, il che è sempre poco, ma abbiamo fatto progressi significativi, identifichiamo di più il tipo di infiammazione che è associato a cancro, le molecole che sono coinvolte, non in un contesto preventivo, ma in altri contesti. Per esempio se prendiamo uno dei tumori che è spinto da infiammazione come il mieloma multiplo, i composti che derivano dalla talidomide non funzionano sulla cellula tumorale ma funzionano sulla nicchia. C'è una sperimentazione clinica con una strategia di blocco di una branca particolare della infiammazione nei pazienti nelle fasi iniziali del mieloma multiplo, prima che abbiano la malattia, in cui i dati sembrano molto incoraggianti.
Il rapporto tra alimentazione, sistema immunitario e risposta infiammatoria è una delle frontiere: per molto tempo abbiamo saputo che c'è una correlazione epidemiologica fra essere sovrappeso e rischio di cancro per molti tumori: si pensava che fosse legato a un tema di ormoni, che poteva spiegare alcune cose su tumori dipendenti da ormoni, ma certamente non su altri. La nostra visione del tessuto adiposo è cambiata radicalmente in 5 anni perché, prima di tutto ci siamo accorti che il tessuto adiposo è fatto forse da più cellule infiammatorie che da cellule grasse, solo che le cellule grasse sono così grandi che si vedono, e in mezzo ci sono tutti i macrofagi; ci siamo accorti che il tessuto adiposo è un tessuto che produce mediatori dell'infiammazione, e adesso molti pensano che la connessione alimentazione, quindi tessuto adiposo e cancro sia una connessione mediata da infiammazione. Sappiamo anche da molto tempo che l'uso di alcuni grassi nei cibi, in particolare i grassi omega 3, è invece associato a protezione sul cardiovascolare e protezione sull'insorgenza di vari tumori. Ricordo che un collega aveva dimostrato che questi acidi grassi omega 3 avevano un effetto antinfiammatorio ed aveva dati che dimostravano che questi funzionavano indipendentemente dalla risposta infiammatoria, ed allora non capivamo come. Ora sappiamo che ci sono dei recettori che attivano risposte antinfiammatorie e la risoluzione dell'infiammazione. Una cosa che non ho detto è che fino a 5 anni fa veniva dato per scontato che la risoluzione fosse un processo passivo: finisce l'irritante, l'infiammazione si risolve. Invece è un processo attivo, è un programma genetico con la produzione di mediatori, che risolvono l'infiammazione e orchestrano i macrofagi che risolvono l'infiammazione. Per quel caso degli omega 3, i dati rimangono sempre quelli, ma c'è una reazione attiva: rimane questo rapporto con l'ambiente

microbico, questa è una frontiera, il nesso tra alimentazione e microbioma. Tenete presente che abbiamo molti più microbi che cellule nostre e non li conosciamo neanche tutti, solo una piccola parte e le nostre cellule ne sono chiaramente sono influenzate, sono un grande punto di domanda, è una delle frontiere.

C'è una relazione evidente tra malattie autoimmuni e tumori? Tra autoimmunità e cancro?
In generale non c'è una relazione se non nel senso che alcune malattie autoimmuni aumentano il rischio di cancro. Parliamo di malattie autoinfiammatorie in cui non è l'immunità specifica, adattativa, dei linfociti che si scatena, ma è l'immunità innata che si attiva quando non dovrebbe attivarsi e quindi alcune malattie autoimmuni o autoinfiammatorie sono associate ad un aumento di rischio di cancro: artrite reumatoide, malattie infiammatorie dell'intestino, in particolare la colite ulcerativa. Non è comunque una cosa generalizzata, non tutte le malattie autoimmuni sono associate a rischio di cancro.
Abbiamo parlato di carcinoma della tiroide e lì ci sono dei dati che le tiroiditi siano associate a cancro, ma in realtà ci sono ancora molti dubbi. Quindi sì per alcune, no per altre, del perché non c'è una risposta chiara. Le terapie hanno un effetto nel senso che il controllo della patologia è associato alla diminuzione del rischio.

Referenze bibliografiche

1.   Balkwill F, Mantovani A. Inflammation and cancer: back to Virchow? Lancet.2001; 357: 539-45
2.   Mantovani A, Allavena P, Sica A, Balkwill F. Cancer-related inflammation. Nature. 2008; 454: 436-44
3.   Mantovani A, Romero P, Palucka AK, Marincola FM. Tumour immunity: effector response to tumour and role of the microenvironment. Lancet. 2008; 371: 771-83
4.   Mantovani A, Cassatella MA, Costantini C, Jaillon S. Neutrophils in the activation and regulation of innate and adaptive immunity. Nat Rev Immunol. 2011; 11: 519-31
5.   Mantovani A. B cells and macrophages in cancer: yin and yang. Nat Med. 2011; 17: 285-6
6.   Biswas SK, Mantovani A. Macrophage plasticity and interaction with lymphocyte subsets: cancer as a paradigm. Nat Immunol. 2010; 11: 889-96

Prof. Stefano Ciatto
Screening oncologici

Gli screening oncologici si assomigliano molto nel meccanismo. Vorrei cominciare dalle conclusioni, dai messaggi da portare a casa alla fine di questa conferenza.

Il primo è molto ovvio: la prevenzione secondaria, cioè la diagnosi precoce, può salvare vite. Questo è stato dimostrato, ma può succedere che questo non avvenga a dispetto della diagnosi precoce: lo screening scopre solo prima un tumore ma non ne modifica il decorso. In tal caso il soggetto non ha benefici, anzi ha danni per colpa dello screening, sia dal punto di vista psicologico (consapevolezza di essere canceroso), sia per tutti gli esami a cui deve essere sottoposto.

Che lo screening possa fare danni è quindi certo. Diciamo che è possibile che faccia bene, che non faccia niente, o che faccia addirittura male. Bisogna quindi capire in quale contesto siamo e quindi quando è opportuno farlo e quando no.

Se l'intento è quello di salvare vite è chiaro che noi andremo a cercare i cancri maggiormente letali, ma è anche un problema di mezzi (il ca. del pancreas, il più letale, è difficilmente diagnosticabile precocemente), di frequenza (fa molti più morti il ca. mammario, meno letale ma molto più frequente, del ca. del pancreas) e di costi. A parità di risorse disponibili si scelgono gli scenari che consentono di salvare il maggior numero di pazienti possibile.

I grandi "killer" sono il polmone, il colon retto, la prostata, la mammella e lo stomaco. Tutti gli altri tumori possono essere "cattivi" ma sono rari, quindi complessivamente fanno pochi morti, e non sono mai stati per il momento oggetto di screening di popolazione (screening di popolazione significa esaminare la popolazione residente, più o meno selezionata per rischio).

Lo scopo dello screening è quello di ridurre la mortalità: quindi è necessario definire quali siano i carcinomi a elevata mortalità

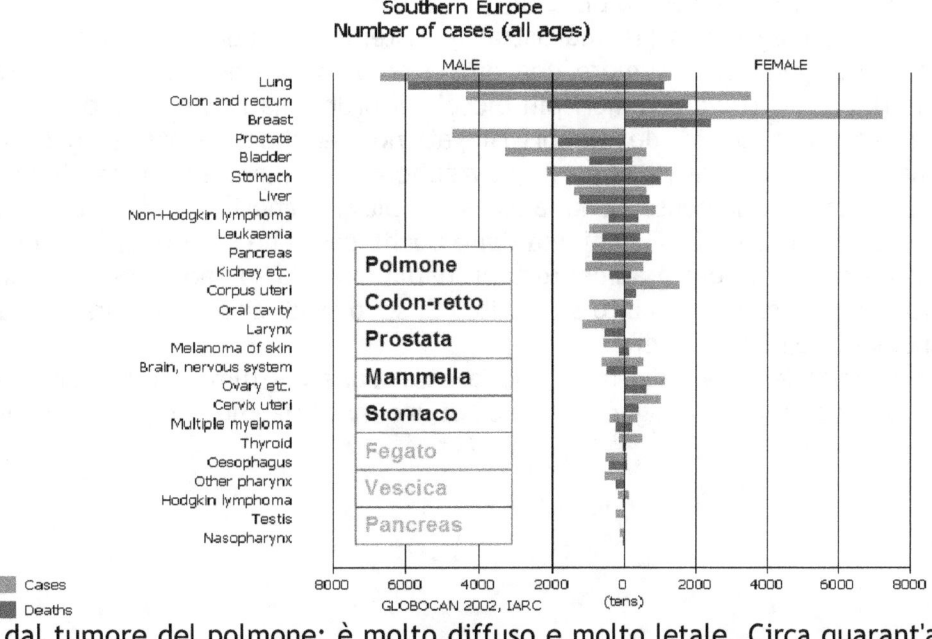

Cominciamo dal tumore del polmone: è molto diffuso e molto letale. Circa quarant'anni fa sono cominciati studi randomizzati di screening mediante radiografia del torace e citologia dell'escreato. Questi studi non hanno dimostrato alcuna riduzione di mortalità grazie allo screening che risultava addirittura nocivo: grazie alla diagnosi precoce il paziente veniva sottoposto all'intervento chirurgico di pneumonectomia 2-3 anni prima, con tutte le conseguenze cliniche e psicologiche che ciò comporta, senza che poi questo servisse a ridurre la mortalità.

Un altro aspetto particolare del "far male" è scoprire un cancro non destinato a manifestarsi perché poco aggressivo o per la mortalità competitiva per altre cause. Per lo screening radio-citologico del ca. del polmone è stato calcolato che lo screening trovi un 10-15% di cancri in più di quelli che sarebbero comparsi se non avessi fatto lo screening (sovradiagnosi).

Carcinoma polmonare

Ca. polmonare: 5 trials randomizzati di screening Con Rx torace e citologia. Effetto sulla mortalità:	
Wilde, 1989 Friedman, 1986 Fontana, 1991 Brett, 1968 Kubick, 1990	+ 7% (-5% / + 20%)

Sovradiagnosi = identificazione di carcinomi non aggressivi, indolenti, o comunque non destinati a portare a morte il soggetto (aspettativa di vita)
= 10-15%

In corso di sperimentazione screening di forti fumatori con TC multislice. Più sensibile di Rx Torace
- Aumento deciso dell'anticipazione diagnostica
- Ignoto l'impatto sulla mortalità
- Certamente aumentata la sovradiagnosi, non noto di quanto

Il rischio di sovradiagnosi è sempre presente nello screening, ma in certi screening è particolarmente elevato, e di questo bisogna tenere conto.
Poi nasce una nuova diagnostica (TC multistrato), sistemi che vedono sempre più nel dettaglio, ma vedere nel dettaglio non è sempre una buona cosa, non è necessariamente un vantaggio. Ovviamente permette di trovare tumori più piccoli. Il problema è che se abbiamo visto che con la radiografia del torace il 15% dei tumori rilevati non sarebbero stati letali o non sarebbero addirittura mai stati individuati, perché non avrebbero dato manifestazione clinica, con questo sistema più sensibile ovviamente sono ancora di più i tumori piccoli rilevati ma che non avrebbero mai dato segno di sé. Quindi una delle poche cose che si sa finora e che l'uso della TC multistrato usata come screening aumenterà probabilmente la sovradiagnosi. A fronte di questo effetto negativo non si sa se e quanto salvi vite. Ci sono studi ancora in corso, e la saggezza fa dire che al momento è meglio astenersi.
Questo anche in considerazione del fatto che la cessazione dal fumo è un intervento troppo più efficace che qualsiasi forma di diagnosi precoce di una malattia che ci procuriamo noi stessi.

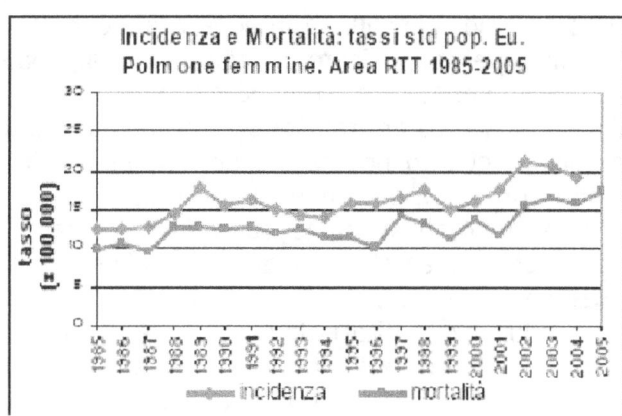

Al momento non esiste alcuna indicazione per lo screening di popolazione del carcinoma polmonare

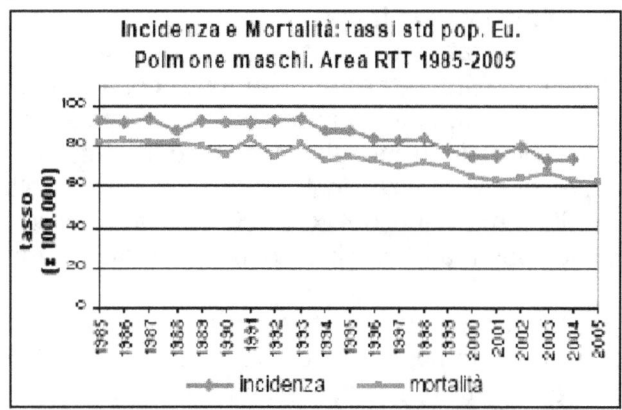

L'investimento deve essere diretto alla prevenzione primaria

Carcinoma del colon-retto

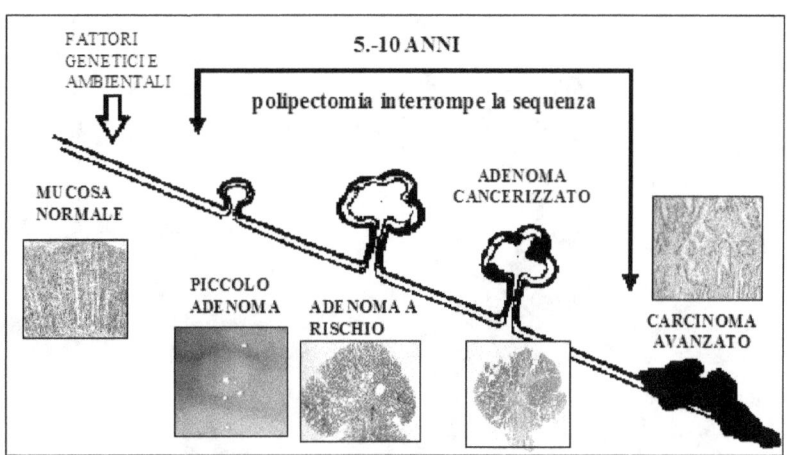

Trial randomizzati di efficacia con FOBT			
studio	frequenza	< mortalità	p
Hardcastle, 1996	biennale	15%	0.026
Kronborg, 1996	biennale	18%	0.03
Mandel, 1993	1-2 anni	33-21%	<0.05

Vediamo ora il ca. del colon retto (CRC). La cancerogenesi assomiglia molto al ca. dell'utero. Il tessuto normale a un certo punto - a seguito di vari stimoli che non conosciamo e possono essere sostanze cancerogene e vari altri agenti - comincia a degenerare, si forma un piccolo adenoma, ancora benigno. Il persistere degli stimoli nocivi fa crescere di dimensioni l'adenoma, comincia a comparire qualche atipia, può svilupparsi poi un microcarcinoma che poi col tempo diventa un cancro vero proprio: ci vogliono in genere almeno 10 anni perché tutto ciò accada, e quindi in fondo c'è tempo per identificare per tempo la malattia, che in molti casi non è diventata cancro. Il test più comunemente usato perché è semplice, anche se ha una serie di aspetti sgradevoli per il paziente, è la ricerca del sangue occulto fecale. Le lesioni precancerose sanguinano in piccola quantità, più di quanto non faccia normalmente l'intestino, e la presenza di sangue occulto correla con la presenza di tumore. È un indice poco preciso, perché il sangue può venire anche da fonti non tumorali. L'esame successivo in caso di sangue occulto positivo è quindi la colonscopia, chiaramente un esame fastidioso, a volte per la preparazione più ancora dell'esecuzione dell'esame.

Tre studi randomizzati (Stati Uniti, Inghilterra, Danimarca), condotti alla fine degli anni 90 dimostrano che offrire lo screening riduce la mortalità di CRC di circa il 20%: è un risultato enorme, per la frequenza della malattia (si stimano ogni anno 40-50-60.000 vite a livello mondiale, 3-4.000 vite in Italia)

Lo screening è entrato nella routine, ed è obbligatorio (LEA) offrirlo.

Qualcuno ha proposto di fare direttamente come screening l'esame endoscopico. In realtà questo pone molti problemi, non soltanto per i costi, ma anche perché non c'è una sufficiente diffusione di mezzi per fare simili indagini. Inoltre questi esami endoscopici, se pur raramente, hanno un rischio di perforazione intestinale: questo rischio è dello 0,01 x 1.000 per la sigmoidoscopia, cioè uno su 10.000, ma dello 0,4 x 1.000 per la colonscopia totale, cioè 10-20 volte di più. Se i soggetti sottoposti all'indagine sono centinaia di migliaia i numeri dei perforati diventano elevati.

Inoltre la partecipazione a questo tipo di screening è più bassa che non quella della partecipazione della popolazione allo screening mediante ricerca del sangue occulto. In sostanza questa può essere un'opzione, ma non è facilmente fattibile e/o accetta. Il programma normale di screening da proporre è la ricerca di sangue occulto nelle feci.

Figura 1. Programmi di screening colorettale: test di primo livello e popolazione target.

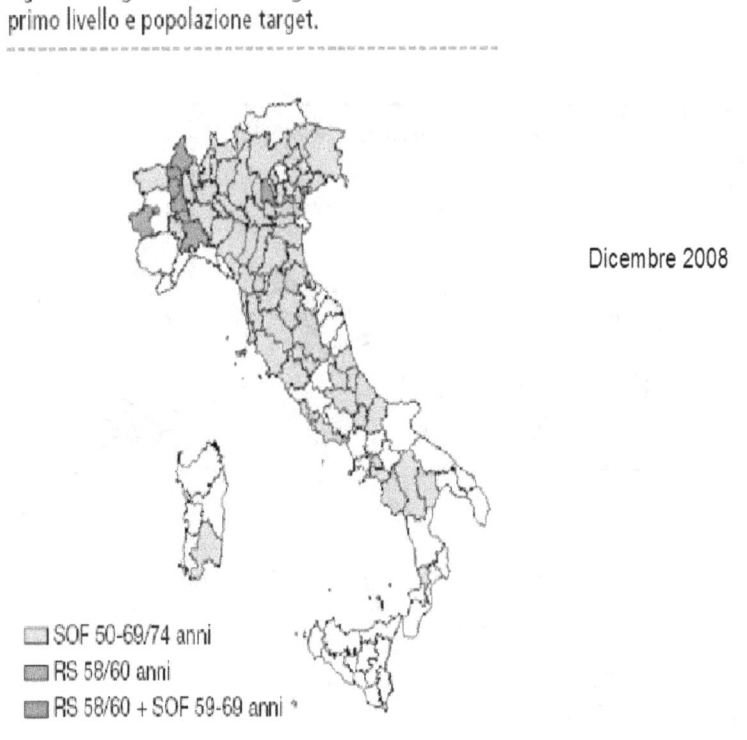

Dicembre 2008

SOF 50-69/74 anni
RS 58/60 anni
RS 58/60 + SOF 59-69 anni *

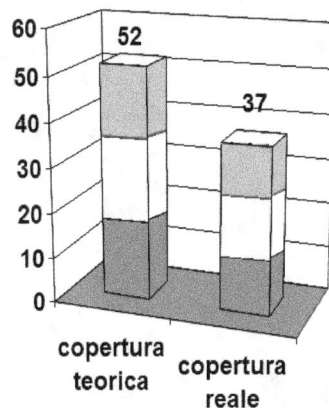

Screening colorettale: estensione teorica e reale
Dicembre 2008

Carcinoma della mammella: negli anni 70 studi randomizzati di screening mammografico. Dimostrano una riduzione di mortalità dell'ordine del 20%, si evita una morte su cinque. Fin dall'inizio si vede una differenza per età: la riduzione è molto più modesta nelle quarantenni, maggiore nelle cinquantenni e nelle sessantenni.

Sulla base di questi dati si è deciso che lo screening va fatto dai 50 ai 69 anni: è la raccomandazione internazionale recepita a livello europeo e anche a livello italiano: è obbligatorio (LEA) offrire a tutte le donne fra 50 e 69 anni una mammografia biennale.

Carcinoma mammario

dati dai trial svedesi		
età	popolazione	riduzione
40–49	31 000	20 % (8-30)
50-59	23 000	24 % (5-39)
60-69	77 000	31 % (14-46)

40-49 "at entry"
Non "at diagnosis"

60% dei CM sono >49
"at diagnosis"

sulla base di queste e altre evidenze lo screening mammografico viene correntemente raccomandato nelle donne dai 50 ai 69 anni

La copertura varia, in Italia. 100% in alcune regioni, 75-100% in altre, ma molte aree sotto il 50% (le aree del sud). Attualmente l'estensione reale (spedizione dell'invito) è del 70%, che è come dire che tre donne su 10 in Italia non ricevono l'invito.

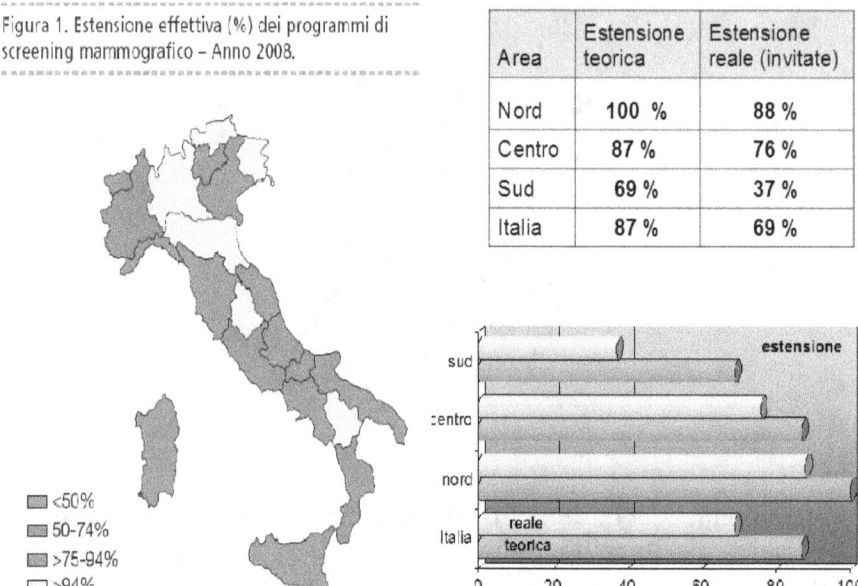

Figura 1. Estensione effettiva (%) dei programmi di screening mammografico – Anno 2008.

Area	Estensione teorica	Estensione reale (invitate)
Nord	100 %	88 %
Centro	87 %	76 %
Sud	69 %	37 %
Italia	87 %	69 %

Si è cercato di verificare l'efficacia dello screening nella popolazione, Quando vado a valutare la mortalità per cancro di mammella nella popolazione mi aspetto un effetto misto tra screening e terapia. Ma quando "corregge" per la terapia, la riduzione della mortalità c'è comunque, quindi lo screening funziona, quindi è giusto farlo.

Nelle 40-49enni: fino a 11 anni dopo l'inizio dello screening non c'è differenza nella mortalità, poi inizia una piccola divaricazione: quindi non è che non ci sia l'effetto, ma è molto piccolo (10-15% anche negli studi più recenti come l'age UK trial) e molto tardivo. E' quindi essenzialmente una questione di costo-beneficio. In sostanza l'evidenza scientifica dice che nelle 40-49enni il beneficio è modesto, e ha costi molto alti. Invece il beneficio in vite salvate è molto più grande se, ad esempio, si estende lo screening alle 69-74enni: attualmente esiste un convergere di opinioni dai vari consessi scientifici che sarebbe opportuno – in presenza di risorse economiche sufficienti - estendere lo screening alle 70-74enni prima che alle 40-49enni.

L'efficacia dello screening oltre i 69 anni dipende molto dallo stato di salute (aspettativa di vita) ma poiché questa non è definibile individualmente su base di popolazione una strada praticabile è invece quella di invitare oltre i 69 anni quelle donne che si sono presentate regolarmente agli screening precedenti, perché quelle che da ormai molti anni non rispondono all'appello dello screening evidentemente hanno qualche motivo per non venire. Tuttavia anche questa soluzione non è condivisa da tutti, perché molti sostengono che queste donne hanno comunque diritto di essere riconvocate.

Le raccomandazioni del GISMa sono le seguenti. Priorità ai tre programmi di screening che funzionano, cioè sangue occulto per il colon retto, Pap-test per l'utero e mammografia per la mammella nelle 50-69enni. Ottenuta una estensione completa su tutta la popolazione bersaglio, se sussistono risorse, il passo successivo è estendere lo screening mammografico alle donne fra i 70 e i 74 anni; se poi sussistono risorse, allora il passo successivo è quello di estenderlo alle donne fra i 45 e i 49, perché la frequenza di malattia nelle 45-49enni è molto più alta che nelle donne fra i 40 e i 44, e quindi le vite da salvare sono molte di più; se poi ci fossero ancora soldi, a quel punto si può estendere alle donne fra i 40 e 44, ma bisogna informarle che alla loro età lo screening è poco efficace.

Vediamo ora la prostata. Il PSA è una proteina che viene prodotta dal tumore della prostata ed è prodotta anche dalla prostata sana, quindi non è specifica. Però consente delle diagnosi molto precoci. Il 5% dei soggetti che fanno questo esame ha un valore al di sopra del normale, pur in assenza di sintomi; a questi soggetti viene proposta la biopsia, che è comunque un esame

182

invasivo; soltanto il 25% dei soggetti a cui si fa la biopsia hanno un cancro, gli altri non hanno nessuna patologia, ma hanno dovuto comunque essere sottoposti alla biopsia: quindi l'impatto dell'esame non è certo irrilevante.

Carcinoma prostatico

PSA screening ideale ?

    * cutoff (4 ng/ml) ha bassa specificità <90 %

    * 15% dei maschi >55 a. = PSA 4>   * solo 25% (Bx random) = carcinoma

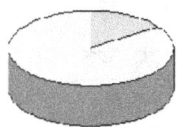 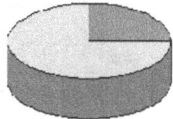

- come ovviare alla bassa specificità del PSA

    * correzione per volume (PSA density)

    * correzione per età (age specific range)

    * frazione libera (PSA free ratio)

    * elevazione cutoff (10> ng/ml)

    * sospetto DRE/TRUS

comunque poco specifiche

modesto risparmio biopsie inutili

inaccettabile riduzione (20-30%) della sensibilità

Si è cercato in molti modi di correggere il valore del PSA, ma senza successo, purtroppo il PSA rimane un esame impreciso. Il rischio di sovradiagnosi è molto elevato per una elevate prevalenza di tumori "latenti" non aggressivi. In altre parole, lo screening si "inventa" una quantità elevata di pseudo-carcinomi. Il problema è che non li sappiamo riconoscere, perché non c'è nessun indicatore affidabile che identifichi un tumore "buono", che possiamo semplicemente tenere sotto osservazione nel tempo, e quindi la sovradiagnosi si traduce in sovratrattamento. La stima di sovradiagnosi nel caso del tumore alla prostata va dal 50% - cioè un cancro vero e uno finto - fino addirittura al 300% - cioè uno vero e tre finti. Il sovratrattamento ovviamente ha un impatto rilevante: in una casistica americana su grossi numeri si è osservato che dopo l'intervento l'8% dei pazienti sono incontinenti, e il 60% è impotente.
Due studi randomizzati controllati sono stati pubblicati, uno americano e uno europeo.
Quello americano ha grossi difetti è non è attendibile perché a) è fatto su una popolazione che faceva abitualmente lo screening, quindi "inquinata", b) nel gruppo di controllo che non doveva fare il PSA in realtà però il 50% lo faceva, quindi non era più un effettivo controllo, c) nel gruppo di screening che doveva fare la biopsia, la faceva soltanto il 40%.
Lo studio europeo invece è molto più solido e dimostra un 20% di riduzione di mortalità, come per il CRC o il ca. mammario, quindi un grande risultato considerato anche quanto è frequente la malattia. Resta una grande quota di sovradiagnosi e di sovratrattamento per cui ancora si ritiene che non sia indicato lo screening di popolazione, ma solo su base individuale dopo accurata informazione sui rischi che si corrono.

cosa aspettarsi

Bilancio costi-benefici prevedibile con i dati oggi disponibili Frankel et al. Lancet 2003; 361:1122-28		
maschi >50	1.000.000	
PSA elevato	110.000	ansia
biopsie	90.000	dolore. sanguinamento
carcinomi	20.000	paura
interventi	10.000	morti 10 incontinenza grave 300 impotenza 4.000
vite salvate	???	

Passiamo ora al tumore dello stomaco. Una delle principali cause di questo tumore è l'alimentazione (carne conservata, insaccati conservati sotto sale). Con l'arrivo dei frigoriferi si è cominciato a consumare carne non conservata e l'incidenza della mortalità del cancro gastrico è diminuita paurosamente e sta ancora diminuendo. Di fronte a una malattia non più tanto frequente, che va diminuendo grazie al cambiamento di stile di vita, forse non è il momento ideale per proporre uno screening, che fra l'altro sarebbe difficile perché si dovrebbe basare sulla gastroscopia. Hanno provato a farlo in Giappone, dove l'incidenza è ancora molto alta, ma anche loro stanno osservando un calo di incidenza, e quindi dello screening per il cancro gastrico praticamente non si parla più.

Vediamo il carcinoma ovarico. L'ovaio è un killer, un cancro con cattiva prognosi. Per fortuna è raro, e lo screening per questo ha costi alti ed è difficile da proporre. Non sappiamo individuare i soggetti a rischio, a parte l'eredo-famigliare. Si è comunque tentato lo screening, sia su popolazione normale che con un rischio eredo-famigliare, usando l'ecografia transvaginale e il dosaggio del CA-125 ematico. Purtroppo l'ecografia transvaginale è spesso falsa positiva, lo stesso vale per il CA-125, e nei casi positivi il secondo livello prevede una laparoscopia, che è un esame piuttosto invasivo. Inoltre ecografia e CA-125 individuano solo circa la metà dei carcinomi incidenti. Nei gruppi ad alto rischio eredo-famigliare è dimostrato che lo screening con ecografia e CA-125 non ha avuto impatto sulla mortalità.

Per il Pap test invece la situazione è completamente diversa. L'incidenza del cancro dell'utero, più o meno stabile nel passato, ha cominciato a crollare verticalmente per effetto dello screening. Ormai è certo che se tutte le donne facessero il Pap test ogni tre anni quasi non esisterebbe il cancro dell'utero, perché quella sequenza eziopatologica che abbiamo visto prima per il CRC vale anche per l'utero, anzi vale ancora di più in questo caso. Tra la prima alterazione della cervice, che dà la prima alterazione citologica, e il cancro invasivo passano dai 25 ai 30 anni, quindi si hanno a disposizione 8, 9, 10 esami di screening - e quindi molto tempo - per trovare una lesione che ancora non è un cancro, ridurre l'incidenza e salvare vite. Il problema è che le donne non fanno il Pap test, o non ricevono tutte l'invito, oppure lo ricevono e non lo vogliono fare. Ma se lo facessero avremmo risolto il problema.

Tanti altri tumori sono meno aggressivi, uccidono poco. Tra questi il carcinoma endometriale, il linfoma di Hodgkin, il melanoma, i tumori del testicolo, i tumori della tiroide, che non sono nemmeno tanto frequenti. Non stupisce che lo screening non si sia mai rivolto a questo tipo di tumori. Non che non si possa fare una diagnosi precoce ma, al di là dei costi, lo screening non promette di salvare molte vite, perché questi tumori sono poco letali.

Alcuni anni fa si è diffusa l'idea che i radiologi avessero un rischio maggiore di tumore alla tiroide, perché le radiazioni provocano questo tumore; questo però riguarda i sopravvissuti dei bombardati di Hiroshima: è vero che l'esposizione ad alte dosi di radiazioni aumenta il rischio di cancro della tiroide, specie nei giovani fino a 25 anni. Ma nella popolazione dei radiologi è solo un falso problema, che però ha generato molti esami e indagini inutili: c'è stato un momento in cui è diventato di moda anche fare lo screening della tiroide con l'ecografia.

In definitiva, quali screening fare?
Mammella: SI'; mammografia fra i 50 e i 69 anni.
Utero: SI'; Pap test fra i 25 e i 64. Da valutare se continuare a proporlo dai cinquant'anni in poi: Siccome viene per un'infezione virale (HPV) su base sessuale, se la persona a 50 anni non ha avuto infezioni virali e quindi non ha avuto un'alterazione citologica al Pap test, ha un rischio bassissimo. Un soggetto che ha avuto tre Pap test negativi fino a cinquant'anni potrebbe smettere, sostanzialmente con lo stesso rischio che se continuasse, ma risparmiando moltissimi soldi; è probabile che nei prossimi anni l'età massima dello screening si abbassi notevolmente.
Colon: SI'; sangue occulto fecale (o colonscopia) dai 50 ai 69 anni.
Polmone: NO; smettere di fumare.
Prostata: l'efficacia c'è, però gli inconvenienti (sovradiagnosi, sovratrattamento) sono proibitivi. Si può accettare lo screening su base individuale dopo esaustiva informazione sui pro e i contro
Ovaio: NO; non funziona.

Quali screening ?			
tumore	efficace	indicazione	motivo
Mammella	SI (- 30%)	SI (50-69)	efficace
Utero	SI (- 90%)	SI (25-64)	efficace
Colon	Si (- 30%)	SI (50-69)	efficace
Polmone	NO	NO	non efficace
Prostata	SI (- 30%)	NO	eccesso sovradiagnosi
Ovaio	NO	NO	non efficace

Tanti sono ancora i problemi aperti in ambito di screening:
- per i tumori alla mammella, l'estensione ad altre fasce di età
- Utero: il papillomavirus umano (HPV) è l'agente causale di quasi tutti carcinomi dell'utero, per lo meno dell'80%. Sono stati realizzati i vaccini, e stiamo vaccinando le giovani. Quando queste giovani arriveranno ad essere trentenni lo scenario dello screening dovrebbe cambiare in modo radicale, cioè non dovrebbero esserci quasi più casi di questo tumore. Nel frattempo si può pensare all'uso dell'HPV come test di screening. E' più sensibile del Pap test e meno specifico, nel senso che molte più persone hanno un HPV positivo che non un Pap test positivo. Ma non si può pensare che lo screening con HPV sia più efficace, perché lo è già quello con Pap test. Potrebbe però essere più efficiente.
- screening con la colonscopia: certo si può fare, però ha costi alti e rischi, e soprattutto non ce lo possiamo permettere, perché c'è un numero sufficiente di endoscopi e tanto meno ci sono un numero sufficiente di endoscopisti. Quindi nelle aree ove lo desiderano fare, lo possono fare, ma essenzialmente ciò che è giusto proporre è il sangue occulto fecale.
- prostata: resta un punto di domanda. Certamente bisogna parlarne molto e sforzarsi il più possibile di collocare quanti più soggetti screen detected, sulla base di certi indicatori, in

sorveglianza, e non fare subito la terapia sempre se si riesce a convincere e tranquillizzare sufficientemente questi soggetti.

Quindi in definitiva abbiamo tre programmi di screening, l'invito è accontentarsi di questi e attuare in modo completo ed efficace questi, obiettivo che non è ancora realizzato pienamente.

quali screening ?

Problemi aperti			
tumore	efficace	indicazione	motivo, limiti
Mammella 70-74	SI	SI	risorse, aspettativa di vita
Mammella 40-49	poco	SI	non prioritario
Utero, HPV	SI	?	sperimentale
Colon, endoscopia	SI	SI	bassa partecipazione, rischio
Prostata	SI	?	controllo sovratrattamento

Il Prof. Ciatto, scomparso, è stato uno dei massimi esponenti a livello mondiale nello screening e nella prevenzione del tumore al seno. Laureatosi a Firenze nel 1973 era già Professore Associato di Radiologia un anno dopo. È stato autore di oltre 300 pubblicazioni su riviste nazionali ed internazionali di settore, membro della SIRM (Società Italiana di Radiologia Medica), della FONCaM (Forza Operativa Nazionale per il Carcinoma Mammario), socio fondatore dell'European Group for Breast Cancer Screening, Chairman del Gruppo di studio Detection and Diagnosis dell'EUSOMA (European Society of Mastology). È stato inoltre membro del Network for Cervical Cancer Screening nell'ambito del programma Europe Against Cancer della Comunità Europea.

Dott.ssa Caterina Messina
Le lesioni precancerose

Oggi parleremo delle lesioni precancerose e delle modalità per individuarle, sia come pazienti ma soprattutto come operatori sanitari. Infatti è importante riuscire a sensibilizzare la popolazione ad una attenta analisi di sintomi e piccole lesioni visibili, da sottoporre successivamente a consulenza medica. Una corretta informazione è infatti basilare per una prevenzione adeguata. Queste sono le problematiche che incontreremo:

Si definisce lesione precancerosa un'alterazione cutanea o mucosa, potenzialmente in grado di trasformazione neoplastica. Tipico esempio è quello del carcinoma colon-rettale: a favore della diagnosi precoce infatti, presso l'Asl di Bergamo è in corso la campagna preventiva basata sulla ricerca del sangue occulto nelle feci. In seguito a stimoli irritativi più o meno prolungati, dall'epitelio normale possono originarsi una serie di alterazioni che portano, attraverso varie fasi, al passaggio dall'epitelio iperplastico, all'adenoma iniziale, all'adenoma intermedio, avanzato, e al carcinoma. Queste lesioni solitamente sono asintomatiche, dobbiamo quindi basarci su segni premonitori per poter evidenziare una possibile trasformazione in atto, rilevabile in fase iniziale, con possibilità terapeutiche di guarigione.

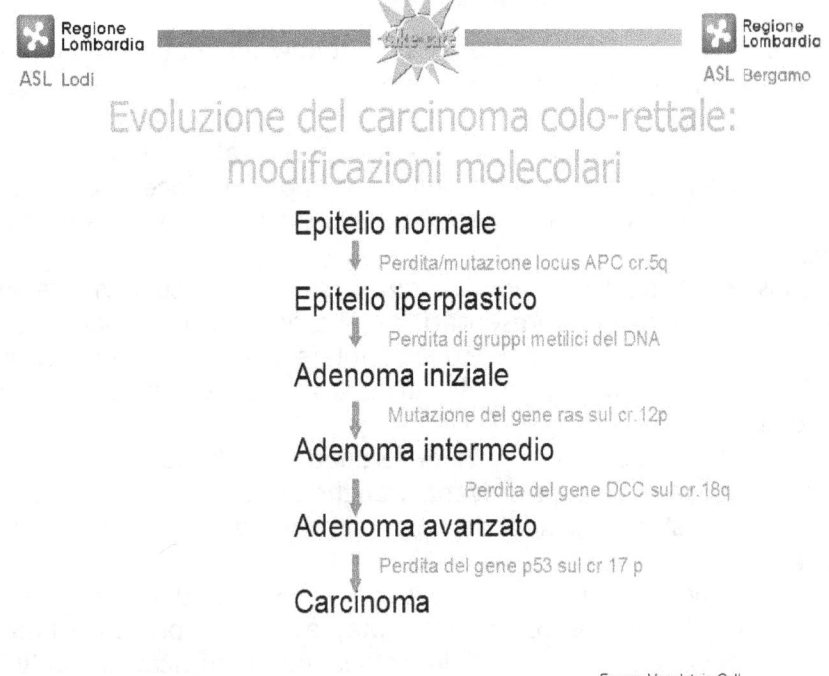

Nelle lesioni precancerose si distinguono 2 tipi di alterazioni: alterazioni a rischio di formazione neoplastica, e alterazioni in cui è già in atto un processo di trasformazione. Le lesioni a rischio sono benigne, non hanno in atto un processo di trasformazione maligna, ma con il tempo - se sottoposte ripetutamente a stimoli irritativi - possono andare incontro a trasformazione neoplastica. E' importante riconoscere questo tipo di lesioni e valutare se devono essere tenute in osservazione o asportate. Citiamo ad esempio, le cheratosi della mucosa orale provocate dal fumo di tabacco, sia di sigaretta che di sigaro e pipa, in particolare quelle lesioni al labbro, che si vedevano e si vedono ancora adesso in persone fumatrici di sigaro e pipa, che vengono tenute a lungo appoggiate sul labbro inferiore. Con il passare del tempo, questo stimolo irritativo può determinare la trasformazione in senso neoplastico della mucosa.

Ci sono invece precursori del carcinoma in cui il processo maligno è già iniziato, come la neoplasia intraepiteliale insorta su una cheratosi pre-esistente e quindi parte di un processo evolutivo già in corso. Anche in questo caso non si parla di carcinoma vero e proprio, ma di una fase iniziale completamente guaribile con l'asportazione precoce della lesione. Se riuscissimo a riconoscerla nella fase precedente, nella fase cioè di cheratosi, l'asportazione viene ancora più raccomandata perché in fase meno avanzata.

Alla base delle lesioni precancerose ci sono diversi tipi di alterazioni non solo di tipo irritativo ma anche di carattere genetico. Nelle neoplasie del colon per esempio vi è una importante componente genetica che può determinare con il passar degli anni la trasformazione neoplastica di polipi insorgenti già in età giovanile. Infatti si possono osservare casi di neoplasie del colon anche in persone molto giovani, per cui è importante riconoscere precocemente l'eventuale familiarità, per sottoporre i componenti di una stessa famiglia a screening precoce con la colonscopia e con la chirurgia preventiva in caso di riscontro di poliposi multipla.

Dobbiamo poi considerare cancerogeni esterni di tipo radiante, chimico o di origine virale. Pensiamo al carcinoma del collo dell'utero provocato da un processo infettivo di tipo virale, responsabile di una delle neoplasie più aggressive in fase avanzata ma completamente guaribile se riscontrata in fase precoce. Grazie alla prevenzione secondaria, cioè alla diagnosi precoce con il metodo del PAP test, la diagnosi in fase avanzata si è quasi completamente azzerata negli scorsi decenni. Ultimamente però si è osservata una ripresa della malattia in fase tardiva nelle donne extracomunitarie, non ancora sensibilizzate alla campagna di prevenzione, anche se recentemente la situazione sembra migliorare. Per quanto riguarda il carcinoma mammario, quasi tutte le lesioni neoplastiche vengono ormai diagnosticate in fase precoce grazie alla mammografia e alla sensibilizzazione alla pratica dell'autopalpazione, entrambe frutto delle campagne di prevenzione. Sempre in ambito di prevenzione mammaria, presso l'ASL di Bergamo, è in corso lo screening mammografico a partire dai 50 anni di età.

Obiettivo primario sarebbe quello di organizzare dei "follow-up" delle lesioni pre-cancerose, ma un tale controllo diventa improbabile, sia per il rapporto rischio-beneficio sia per la difficoltà di riuscire a sorvegliare tutta la popolazione.

L'obiettivo principale potrebbe allora essere rappresentato dalla sensibilizzazione alla prevenzione, delle categorie a rischio, a seconda del tipo di lesione e del tipo di categoria a rischio. Sensibilizzazione quindi non "a tappeto" ma proprio su categorie a rischio o determinate situazioni di rischio.

Se prendiamo in considerazione i carcinomi cutanei, si possono suddividere in 2 categorie: i carcinomi cutanei veri e propri rappresentati dai basocellulari, e dagli spinocellulari e il melanoma. Il carcinoma basocellulare e spinocellulare sono entrambi curabili se trattati adeguatamente, il melanoma invece, se diagnosticato in fase avanzata diventa a prognosi infausta a breve-medio termine.

Nella fase metastatica infatti, essendo le opzioni terapeutiche limitate e poco efficaci, si assiste ad una drammatica riduzione della sopravvivenza, anche se, le terapie "mirate" attualmente in corso di sperimentazione, stanno dando dei risultati promettenti con miglior impatto sulla risposta terapeutica.

I carcinomi cutanei non melanomatosi, basocellulare e spinocellulare, sono anch'essi come il melanoma, spesso correlati con l'esposizione al sole; è sempre presente una predisposizione genetica ma, nella maggior parte dei casi, insorgono per modificazioni cellulari causate sia dell'età, ma anche all'esposizione alle radiazioni solari, a sostanze chimiche e anche a lesioni di tipo virale.

Sono facilmente riscontrabili in persone anziane con anamnesi di prolungata attività lavorativa alla luce solare, come agricoltori, marinai, muratori. Bisogna ricordare che si possono identificare 6 "categorie di fototipo," dall'uno al sei, con pelle e colorazione dei capelli sempre meno chiara, partendo dalla categoria uno sino al sei. Il fototipo 1 e 2 sarebbero quelli più a rischio di lesioni precancerose provocate dalle radiazioni solari; il fototipo 1 è rappresentato da persone con capelli rossi o biondi, pelle molto chiara con efelidi, e che solitamente non si abbronzano mai ma si scottano sempre. Passiamo quindi al fototipo con capelli castani a pelle chiara e con difficoltà alla abbronzatura, fino ad arrivare al fototipo 6, di pelle nera, che non si scotta mai. I fototipo dall'1 al 3 devono essere maggiormente sensibilizzati alla prevenzione delle lesioni cutanee da raggi solari. Ma anche i fototipi 3 e 4 devono prestare molta attenzione all'esposizione solare e ai possibili effetti nocivi dei raggi solari stessi sulla cute.

Questo non solo per quanto riguarda il carcinoma basocellulare e spinocellulare ma anche e soprattutto per il melanoma, neoplasia causata dalla combinazione di fattori genetici ed esposizioni ai raggi solari, fattori che possono determinare l'insorgenza di un melanoma ex novo oppure su un neo pre-esistente. L'esposizione al sole non dovrebbe mai essere troppo prolungata, né effettuata in orari a maggior rischio, come le fasce intermedie della giornata quando i raggi solari sono più aggressivi; tali raccomandazioni devono riguardare in particolare le persone con pelle chiara e numerosi nei, soprattutto se di numero superiore a 50, in quanto soggetti con maggior predisposizione genetica a sviluppare un melanoma. L'esposizione prolungata alla luce solare determina lesioni al livello del Dna, che innescano un processo di trasformazione cancerogena; il danno si verifica inoltre anche sui processi di riparazione del Dna attuati dal sistema immunitario. Le lesioni provocate dalle radiazioni ionizzanti possono avere una latenza di anni, in particolare per quanto riguarda i carcinomi basocellulari e spinocellulari che insorgono tipicamente in marinai, agricoltori, ma non all'inizio della loro attività lavorativa, bensì in fase avanzata della vita. Queste lesioni, se riconosciute subito, vengono asportate con risoluzione definitiva; possono essere trattare non solo con la chirurgia, ma anche con la radioterapia, utilizzabile soprattutto in sedi dove la chirurgia potrebbe risultare più difficoltosa. E 'fondamentale trattare anche queste lesioni in fase precoce, poiché, se non asportate, potrebbero raggiungere dimensioni destruenti e invalidanti a livello loco-regionale.

possibili precancerosi

- Cheratosi arsenicale
- Cheratosi da idrocarburi
- Cheratosi da radiazioni ionizzanti

- **Cheratosi attinica** (o solare o senile)

Tutte le lesioni cutanee, o mucose in particolare del cavo orale che non guariscono entro 15 giorni, o che recidivano, (e.g una crosticina cutanea che cade e successivamente si riforma), devono essere sottoposte ad una valutazione medica e, se necessario, a biopsia e asportazione. Fattori di rischio di tipo chimico sono tipiche di determinate categorie di lavoratori come i minatori, gli addetti alla lavorazione del petrolio, all'arsenico, i pesticidi, oppure gli psoraleni utilizzate per le terapie con raggi ultravioletti, le mostarde azotate per i pazienti affetti da linfomi

Sono poi implicati nelle lesioni di tipo cutaneo e mucoso alcuni virus come il papilloma virus, sopratutto alcuni ceppi di papilloma virus che, oltre a provocare il tumore del collo dell'utero possono provocare anche lesioni verrucose dei genitali e quindi devono essere riconosciute in primis dalla persona che ne è affetta e poi dal personale medico e paramedico.

Il carcinoma a cellule di merkel, anch'esso causato da un virus, è una neoplasia particolare che deve essere riconosciuta in una fase iniziale poiché potenzialmente molto aggressiva, e che si presenta come un piccolo nodulo cutaneo/sottocutaneo confondibile con un lipoma

Sia la prevenzione primaria che la prevenzione secondaria sono applicabili a quasi tutte le neoplasie. Vi sono alcune neoplasie per le quali non è possibile la prevenzione primaria, dove per prevenzione primaria si intende la possibilità di eliminare i fattori di rischio. Per altre neoplasie invece la prevenzione primaria è rappresentata da corrette abitudini igienico-alimentari, come

L'alimentazione ricca di fibre e povera di carni nel carcinoma del colon-retto, o per le neoplasie correlate al fumo, come le neoplasie non solo del polmone, ma anche del cavo orale e di tutto il distretto ORL, causate dall'irritazione cronica delle mucose da parte del fumo di sigaretta. L'abuso di alcool rappresenta inoltre un cofattori fondamentale per l'insorgenza delle neoplasie del distretto ORL.

Sensibilizzare la popolazione alla riduzione dell'abitudine al fumo di tabacco e all'alcool rappresenta un importante obiettivo per la riduzione delle neoplasia del distretto ORL.

Un altro esempio di prevenzione primaria è rappresentata dal carcinoma del collo dell'utero attraverso adeguate norme di profilassi igienico-sessuale da parte di entrambi i partner, in grado di ridurre la carica infettiva del papilloma virus. Come precedentemente accennato, anche il Pap-test, ha permesso, attraverso la prevenzione secondaria o diagnosi precoce, di individuare i casi di neoplasie in situ che possono essere guarite con un'asportazione chirurgica limitata.

Ritornando al discorso della prevenzione secondaria, le categorie più a rischio sono i lavoratori esposti al sole, i fototipi 1 e 2 e i pazienti immunodepressi più sensibili a determinate patologie. Importante è anche la prevenzione nell'età infantile, in particolare per il melanoma, poiché l'esposizione eccessiva al sole e le scottature durante l'infanzia sembrano essere un fattore predisponente al melanoma. Le campagne di prevenzione del melanoma ribadiscono infatti l'importanza di proteggere i bambini dalle radiazioni solari e utilizzano sempre più frequentemente slogan pubblicitari che mostrano bambini sotto l'ombrellone, con la maglietta bianca e didascalie del genere: "tenete lontani i bambini dalle radiazioni solari!".

Fondamentale è inoltre l'esame della cute sia inteso come auto-esame che come osservazione specialistica periodica, soprattutto nelle persone di pelle chiara e portatrici di nei: è necessario tenerli sotto controllo sistematicamente, per valutare una loro possibile trasformazione. Sono anche importanti i nei del cuoio capelluto, della pianta del piede e delle zone soggette ad irritazione cronica, come a livello della cintura dei pantaloni o del reggiseno. Lesioni cutanee che non guariscono e che formano continuamente crosticine per oltre 15 giorni, devono essere sottoposte ad esame specialistico, così come, per quanto riguarda i melanomi, è necessario porre attenzione al cambiamento delle caratteristiche di un neo, o alla comparsa di un neo ex novo. Infatti i melanomi possono insorgere anche in persone con pochissimi nei. Vediamo quali sono le caratteristiche di un neo che devono far pensare ad una possibile trasformazione neoplastica: L'A-B-C DEL MELANOMA: A: Asimmetria, perché un neo ben rotondo con bordi e margini ben delimitati, solitamente è un neo innocuo; se invece si presenta asimmetrico, a forma irregolare e con alcune parti della lesione più scure rispetto ad altre, deve essere sottoposto a controllo specialistico; B: bordi irregolari, " smerlati, a carta geografica"; C: colore non uniforme; D: le dimensioni , soprattutto se superiori a mezzo cm. In particolare nei congeniti di dimensioni superiori al mezzo cm, devono essere controllati periodicamente. I nei congeniti sono molto grandi, ma paradossalmente non sono quelli che di solito vanno incontro ad una evoluzione neoplastica. Spesso sono nei più piccoli a subire la trasformazione neoplastica causata sia dall'insulto dei raggi solari, che dalla predisposizione genetica.

Il melanoma può insorgere anche oltre i 65 anni, ma stiamo assistendo a una drastica riduzione dell'età media di insorgenza compresa fra i 30 e 40 anni. Nei bambini solitamente il melanoma non esiste, tranne in caso di precedenti trattamenti oncologici per neoplasie infantili, con conseguenti alterazioni del sistema immunitario; l'età minima di insorgenza è solitamente compresa tra i 16 e i 18 anni. Non bisogna comunque sottovalutare un neo con caratteristiche alterate anche in età più giovanile.

E' importante inoltre la storia familiare: I rischi genetici sono infatti numerosi, per cui è necessario individuare le categorie a rischio e focalizzare la prevenzione su una determinata patologia piuttosto che su altre. Non è possibile fare uno screening a tappeto di tutte le patologie, ma sarebbe già importante farlo su soggetti con una particolare predisposizione. E' quindi importante che figli di pazienti con storia per esempio di melanoma e che presentano delle neoformazioni pigmentate (nei) inizino precocemente a sottoporsi a controlli periodici e duraturi nel tempo. Presso gli Ospedali Riuniti di Bergamo è operativo da anni il Centro per la Prevenzione e il trattamento delle Lesioni Pigmentate della cute, presso l'USC di Dermatologia. La prevenzione consiste nell'identificare e monitorare nel corso degli anni le lesioni più a rischio, che potrebbero andare incontro a trasformazione neoplastica,

L'input ad accedere a determinare strutture deve venire non solo dal Medico di Medicina Generale, ma anche da parte del soggetto stesso, attraverso campagne di informazione preventiva. Il melanoma è un tipico esempio di patologia neoplastica, in cui esiste un confine netto tra diagnosi in fase precoce e diagnosi in fase avanzata.

La diagnosi precoce porta alla guarigione completa, la diagnosi in fase avanzata, può precludere invece le possibilità di guarigione, non essendoci ad oggi farmaci efficaci in tal senso, in fase metastatica.

Un altro esempio è lo screening del PSA per la diagnosi precoce del carcinoma prostatico. Non si è però riscontrata una significativa riduzione della mortalità correlata con la precocità della diagnosi. Il carcinoma prostatico è spesso una patologia a lenta evoluzione, per cui il rischio potrebbe essere rappresentato dall'esclusiva anticipazione dei trattamenti oncologici, senza un reale beneficio in termini di miglioramento della sopravvivenza. I pareri rimangono comunque ad oggi non univoci.

Per il carcinoma del colon, invece, la ricerca del sangue occulto nelle feci ha apportato sicuramente un beneficio, e ancor più la colonscopia nelle categorie a rischio, cioè in soggetti con anamnesi familiare positiva. Lo stesso vale anche per la mammografia: neoplasie in stadio localmente avanzato/destruente alla prima diagnosi sono ormai quasi aneddotiche.

Purtroppo ci sono invece altre neoplasie talmente aggressive non diagnosticabili ad oggi in fase precoce da nessuno screening e con altrettante scarse possibilità terapeutiche.

Le precancerosi orali sono un altro esempio dell'importanza della diagnosi precoce e allo stesso tempo della prevenzione primaria, rivolta all'eliminazione dei i fattori di rischio, rappresentate dall' irritazione cronica del fumo di tabacco associato spesso all'alcool. Entrambi portano a lungo andare, alla formazione di lesioni, spesso circoscritte, dovute all'irritazione in quella zona particolare.

Ci sono lesioni precancerose vere e proprie che aumentano il rischio di sviluppare un carcinoma squamoso ed alterazioni che invece hanno una maggiore possibilità di degenerazione maligna; non è tanto fondamentale che sia fatta una sensibilizzazione su quale sia l'una o l'altra, ma che il medico di base e il soggetto portatore della lesione stessa, vengano sensibilizzati ad osservarla e ad interpellare lo specialista, il quale sarà poi in grado di distinguere il tipo di lesione a rischio e di valutarne la necessità di rimozione chirurgica. Il Reparto di Stomatologia degli Ospedali Riuniti di Bergamo vanta un'esperienza ormai decennale sulla diagnosi precoce delle lesioni precancerose del cavo orale, quali il Lichen orale, lesione spesso rilevata, e altre lesioni precancerose un po' più avanzate, quali la Leucoplachia, la Eritroplachia, la Leucoeritroplachia, lesioni bianche o rosse che devono essere valutate dallo specialista e che possono essere presenti da tempo prolungato, in pazienti fumatori e/o dediti all'alcool. E' importante eseguire controlli periodici anche in presenza di protesi dentarie irritanti, inadeguata igiene del cavo orale, o alterazioni dentarie mal curate (es. capsule dentarie...). Infatti con il passare del tempo anche situazioni di irritazione cronica meccanica possono determinare l'insorgenza di lesioni precancerose sia a livello della lingua che delle gengive.

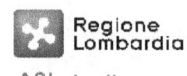
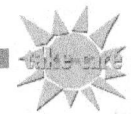
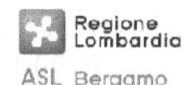
Possibile visita clinica del cavo orale per esplorare bocca, laringe e faringe con faringoscopio: soprattutto per i fumatori e chi fa uso di alcool

Screening for Oral Cancer
Summary of Recommendation

La U.S. Preventive Services Task Force (USPSTF) conclude che l'evidenza è insufficiente per raccommandare o non raccomandare lo screening di routine negli adults for oral cancer. *Grade: I Statement.*

La familiarità è un fattore determinante, lo è per la maggior parte delle malattie e per la maggior parte delle neoplasie. Più andiamo avanti con gli anni più siamo a rischio di tutto, l'età è un fattore sicuramente importante, ma non così importante come la familiarità, perché l'insorgenza della neoplasia può essere più precoce rispetto all'età considerata di maggior incidenza. Ad esempio per quanto riguarda l'insorgenza della neoplasia mammaria, lo screening mammografico una volta veniva indicato essere utile sopra i 40 anni, ma attualmente viene considerato utile come screening al di sopra dei 50 anni e in alcune ASL, come quella di Bergamo, è in corso questo tipo di prevenzione. Invece in presenza di familiarità, (soprattutto madre o sorella), l'età consigliata per lo screening mammografico è più precoce, circa a 40 anni o anche prima in caso di "pesante" familiarità. Nella donna giovane la mammella è più densa, perché c'è ancora "tanta ghiandola mammaria"; è quindi meglio cominciare con l'ecografia mammaria; con l'invecchiamento la ghiandola mammaria perde la sua componente ghiandolare e tende a prevalere la componente adiposa. All'esame mammografico la mammella giovanile appare radio-opaca, e risultano poco distinguibili eventuali lesioni neoplastiche. La mammella in involuzione adiposa appare più radio- trasparente e sono meglio evidenziabili eventuali lesioni "bianche" di tipo neoplastico. Funzione protettiva è stata attribuita sia all'allattamento materno che al numero di gravidanze, così come all'attività fisica, oggi rivalutata per la prevenzione di molte patologie, sia di tipo cardiovascolare che neoplastiche, così come per una migliore qualità di vita e per una migliore risposta alle stesse terapie antitumorali, quindi come riduzione del rischio di recidiva. L'alimentazione è anch'essa considerata molto importante: in particolare se ricca di fibre, di vegetali, e con ridotto apporto proteico e di sostanze estrogeniche.

Si parla in questo caso di prevenzione primaria, cioè eliminazione e/o riduzione dei fattori di rischio.

La prevenzione secondaria è rappresentata invece dalla diagnosi precoce, come nel tumore della mammella con l'autopalpazione mensile che sensibilizza al riconoscimento della struttura mammaria e all'individuazione precoce di qualsiasi anomalia, soprattutto nelle le donne a rischio per familiarità o con mastopatia fibrocistica. Con l'autoesame del seno è importante porre attenzione anche ad eventuali aree di aumentata consistenza, pelle a buccia d'arancia, retrazione focale, per lo più però segnali di condizioni più avanzate. Ancora, un arrossamento, un ispessimento, una retrazione del capezzolo o una secrezione sono tutte condizioni che devono portare a consultare il medico, come anche la presenza di alcuni linfonodi ingrossati. Ci possono essere inoltre casi di neoplasia mammaria che esordisce con un linfonodo ascellare. Non è detto che una situazione simile sia più aggressiva di altre, poiché ormai il tumore alla mammella rappresenta sempre più spesso una neoplasia curabile con sopravvivenza di molti anni. Grazie alle terapie adiuvanti è possibile eradicare le micro metastasi con un allungamento importante della sopravvivenza. Così come pure nelle neoplasie del colon-retto.

La diagnosi precoce inoltre permette di eseguire un intervento chirurgico di tipo conservativo

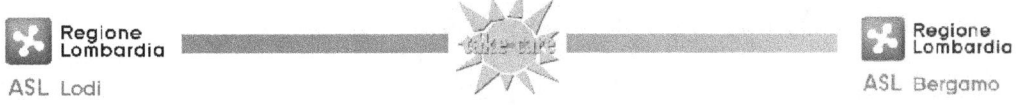

Tratto G.E. superiore:
Esofago di Barrett
Displasia gastrica (alto e basso grado)

Tratto G.E. inferiore:
Polipi del grosso intestino adenomatosi

Passando alle lesioni precancerose del tratto gastroenterico superiore, l'esofago di Barrett rappresenta un'alterazione della parte terminale dell'esofago che può essere provocata da fenomeni irritativi quali l'acido cloridrico nel reflusso gastroesofageo, oppure nei pazienti che fanno abuso di alcol: è' una patologia misconosciuta che a lungo andare porta a una sintomatologia caratterizzata da acidità gastrica e che deve suggerire il "riferimento" al medico. E' importante sensibilizzare i pazienti all'attenzione alla sintomatologia soprattutto se di recente insorgenza e duratura allo stesso tempo, da riferire quindi al proprio medico per eventuali accertamenti. Nell'esofago di Barrett, in cui l'epitelio dell'esofago viene alterato e si crea una sorta di alterazione cellulare, l'epitelio non è più di tipo squamoso ma, nella parte terminale dell'esofago, assume caratteristiche di tipo intestinale, cambia aspetto per l'irritazione cronica, in particolare del reflusso gastro-esofageo.

In questo caso il rischio di trasformazione neoplastica può essere dalle 16 alle 50 volte superiore rispetto alla popolazione generale. La flogosi cronica provoca un'alterazione a livello del DNA cellulare con metaplasia intestinale (esofago di Barrett); se non si interviene opportunamente il passaggio successivo è rappresentato dalla displasia prima di basso grado poi di medio ed alto grado fino allo sviluppo della lesione carcinomatosa.

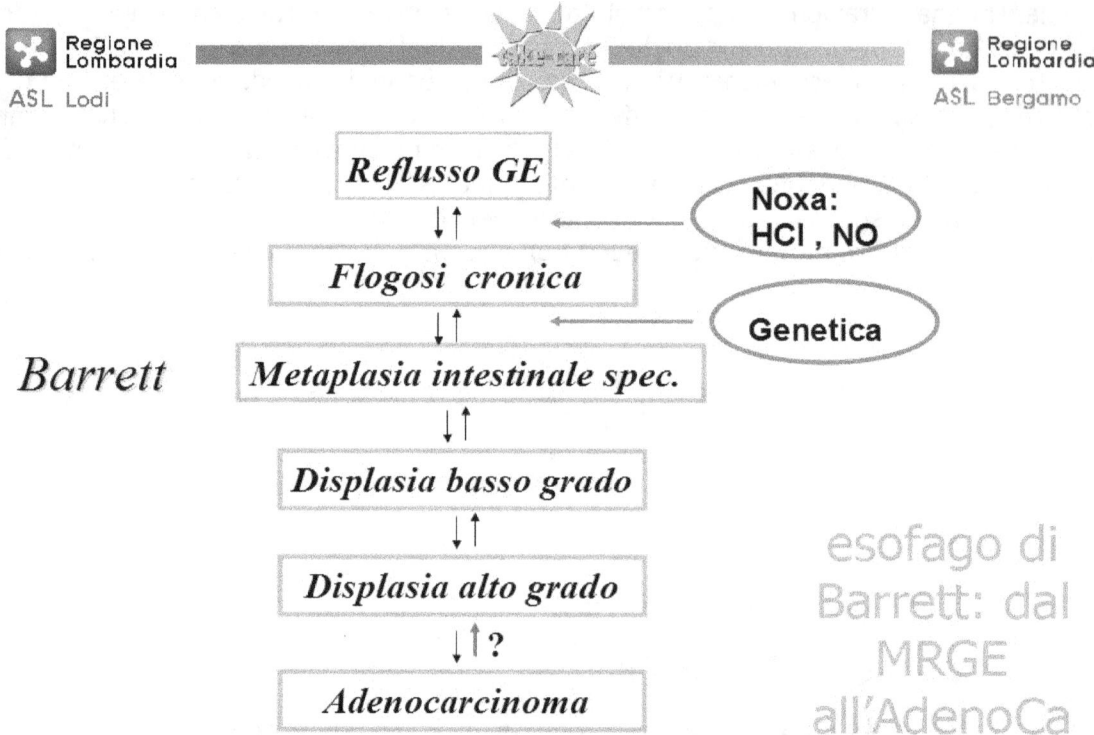

Barrett

```
Reflusso GE
      ↓↑          ← Noxa: HCl , NO
Flogosi cronica
      ↓↑          ← Genetica
Metaplasia intestinale spec.
      ↓↑
Displasia basso grado
      ↓↑
Displasia alto grado
      ↓↑?
Adenocarcinoma
```

esofago di Barrett: dal MRGE all'AdenoCa

Tutte le sintomatologie collegate ad un'iperacidità gastrica devono essere indagate perché potrebbe trattarsi di una gastrite correlata all'Helicobacter pylori, patologia abbastanza diffusa nella provincia di Bergamo. Le patologie sono: reflusso gastroesofageo, correlato spesso all'ernia jatale, per lo più in persone in sovrappeso - il sovrappeso determina un sollevamento dello stomaco con rilasciamento degli sfinteri - e infine il fumo di sigaretta e l'alcool, con una irritazione cronica non solo del cavo orale e del polmone, ma anche dell'esofago, perché parte del fumo viene ingerito in modo inavvertito; in caso di riscontro di infezione da Helicobacter pylori alla EGDS, viene eseguita un'adeguata terapia antibiotica associata agli inibitori di pompa. L'Helicobacter non viene sempre eradicato alla prima terapia antibiotica, può dover essere ripetuta una seconda volta. Tale trattamento rappresenta un'importante fattore di prevenzione dell'evoluzione dell'esofago di Barrett; rappresenta cioè la prevenzione dell'evoluzione di una lesione, quale la metaplasia intestinale, che a lungo andare potrebbe sfociare in un adenocarcinoma dell'esofago. In questi pazienti è necessario eseguire un follow up serrato con gastroscopie a sei mesi, a un anno, a 3 anni a seconda dei casi. Esiste anche l'indicazione a una terapia ad alto dosaggio con inibitore di pompa e/o all' intervento di eradicazione chirurgica per via endoscopica della metaplasia.

In assenza di infiltrazione della sottomucosa può essere eseguita la mucosectomia. Le possibilità terapeutiche sono quindi diverse, l'importante è evidenziarle fino ad arrivare alla chirurgia; importante è soprattutto evidenziare il sintomo, quale il sintomo da reflusso esofageo dal quale iniziare tutta una serie di indagini diagnostiche, di prevenzione o meno, al fine di evitare lo sviluppo successivo in adenocarcinoma.

Anche l'atrofia della mucosa, se parliamo dello stomaco, può rappresentare una condizione precancerosa poichè nella gastrite abbiamo o un'iperacidità che provoca una infiammazione della mucosa gastrica, oppure possiamo avere situazione di atrofia; le cellule diventano atrofiche, ma comunque vanno incontro a una trasformazione cellulare che, attraverso fenomeni di tipo riparativo del DNA, può portare alla displasia e successivamente alla neoplasia.

La gastroscopia non è un esame proposto come screening, e nemmeno la ricerca dell'Helicobacter Pylori, ma nei pazienti sintomatici o con familiarità per questo tipo di neoplasie, viè l'indicazione ad eseguire il test per la ricerca dell'Helicobacter. Nell'ulcera gastrica, ancora di più è indicato il trattamento specifico con l'inibitore di pompa, perché anche l'ulcera gastrica, correlata o non correlata all'Helicobacter, a lungo andare, oltre che dare possibili problematiche di perforazione, può portare alla trasformazione neoplastica. Ove possibile sarebbe indicata una diagnosi ancora più precoce, cioè una sorta di prevenzione primaria per ridurre i fattori di rischio; quindi eliminazione o riduzione di alcool, fumo, e tutte quelle condizioni irritative, tra cui anche l'ernia iatale, per cui la presenza di reflusso di acido cloridrico nell'esofago può portare alla trasformazione neoplastica della mucosa della parte terminale dell'esofago.

Il sangue occulto nelle feci, essendo poco invasivo, può essere proposto alla popolazione generale come screening; siccome ci possono essere dei falsi negativi, nelle persone che hanno una familiarità più o meno pesante, dopo una certa età, non è soltanto consigliabile la ricerca del sangue occulto nelle feci, ma una colonscopia con cadenza periodica. Dovrebbe arrivare la colonscopia virtuale con una piccola telecamera che va a visualizzare il colon e si evita l'esame del colon invasivo; tuttavia se si dovesse così individuare qualche cosa di sospetto, la colonscopia andrebbe comunque fatta.

La ricerca del sangue occulto nelle feci viene proposta ogni 2 anni al di sopra dei 50 anni. Essendo un esame poco invasivo, non costa molto farlo. Nella ASL di Bergamo viene proposto, in altre no, per cui ci possiamo ritenere fortunati per l'attenzione che questa ASL pone su alcune patologie rispetto ad altre aziende meno attente o che hanno meno fondi a disposizione.

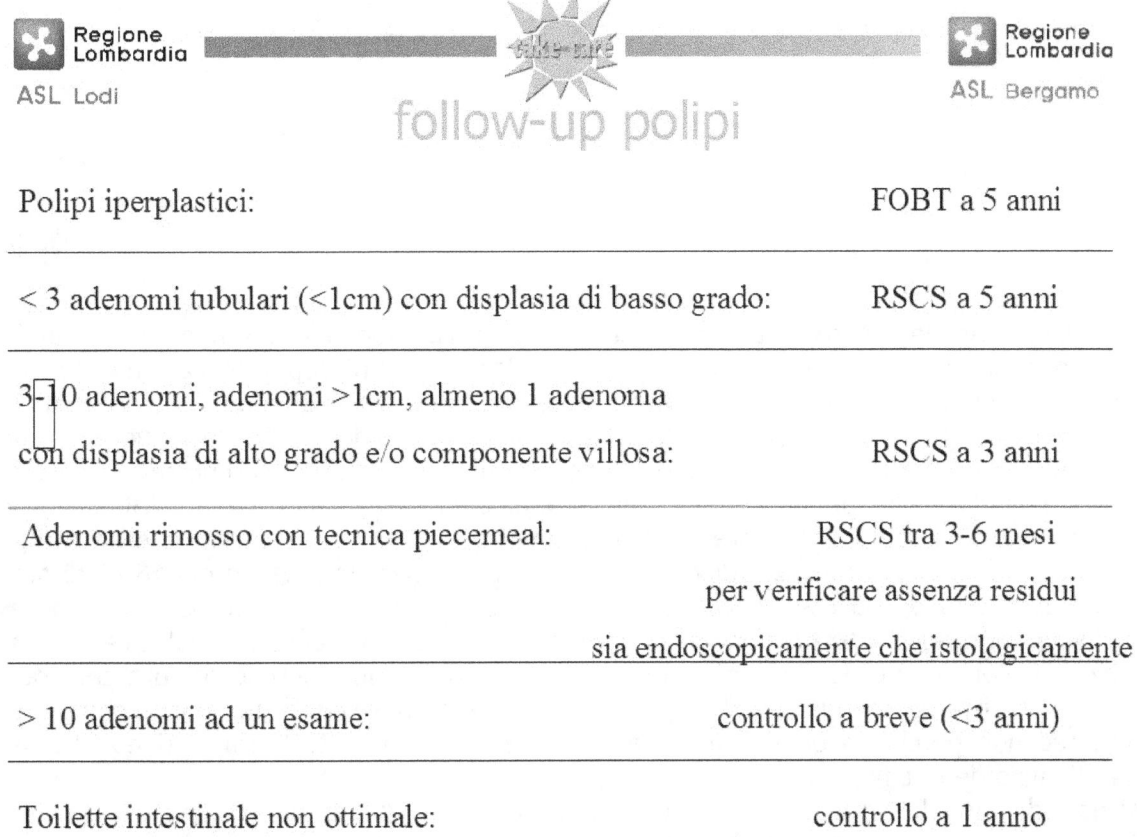

Polipi iperplastici:	FOBT a 5 anni
< 3 adenomi tubulari (<1cm) con displasia di basso grado:	RSCS a 5 anni
3-10 adenomi, adenomi >1cm, almeno 1 adenoma con displasia di alto grado e/o componente villosa:	RSCS a 3 anni
Adenomi rimosso con tecnica piecemeal:	RSCS tra 3-6 mesi per verificare assenza residui sia endoscopicamente che istologicamente
> 10 adenomi ad un esame:	controllo a breve (<3 anni)
Toilette intestinale non ottimale:	controllo a 1 anno

Si dice che è sempre meglio prevenire che curare, e questo vale anche per le corrette regole di vita, non solo nell'alimentazione, ma in generale, perché abbiamo visto che molte neoplasie, passando dal melanoma ai tumori del cavo orale, ai tumori della mammella, a tutta una serie di patologie di tipo cardiovascolare, dipendono dalle nostre abitudini di vita. Vi sono poi cofattori ambientali che peggiorano la possibilità di sviluppare una neoplasia, come ad esempio nel tumore del polmone. Per questo tumore non c'è uno screening che abbia visualizzato ad oggi un beneficio sulla popolazione, nemmeno sui fumatori; ci sono tante ricerche in corso ma ancora mancano dei dati ben precisi sull'utilità di uno screening. Inoltre i cofattori ambientali influiscono moltissimo sullo sviluppo delle neoplasia come ad esempio il livello di smog dell'ambiente in cui un soggetto vive. Per quanto concerne l'alimentazione, una dieta adeguatamente ricca in fibre e frutta e verdura e con limitato apporto proteico e calorico, è sicuramente protettiva nei confronti del tumore dell'intestino oltre che della mammella.

Per ultimo, il rapporto tra infezioni e tumori.

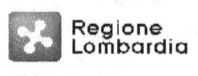
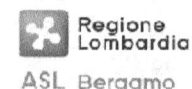
Infezioni e tumori

Papilloma virus (HPV) ————————→ tumore al collo dell'utero

Virus dell'epatite B (HBV) ————————→ tumore al fegato

Virus dell'epatite C (HCV) ————————→ tumore al fegato

Helicobacter pylori ————————→ tumore dello stomaco

> **NOTA**

Il tumore del collo dell'utero, causato dal papilloma virus: sappiamo che non tutti i papilloma virus possono provocare il tumore dell'utero ma soltanto alcuni ceppi; il vaccino che adesso incomincia ad essere in uso per le ragazzine è diretto verso i 2 ceppi di papilloma virus maggiormente implicati nell' insorgenza della neoplasia. Si parla di prevenzione primaria, perché la vaccinazione riduce se non addirittura elimina la possibilità di contrarre l'infezione. Viene raccomandata alle bambine dai 9 agli 11anni e diverse ASL, tra cui l'ASL di Bergamo stanno attuando tale campagna di prevenzione primaria. L'ASL da cui è partita questa campagna di prevenzione è quella del Molise, dove viene proposto anche alle ragazze dai 18 ai 25 anni; in teoria la vaccinazione può essere proposta alle donne di qualsiasi età che non abbiano avuto rapporti sessuali o dopo effettuazione del test virale, in caso di rapporti sessuali precedenti alla vaccinazione. Perché si propone alle bambine? Per 2 motivi, primo perché sembra che tra i 9 e gli 11 anni il sistema immunitario sia più recettivo e quindi più facile l'attecchimento del vaccino, secondo perché in questo modo la vaccinazione viene effettuata in linea di massima prima dell'inizio dell'attività sessuale.

Il vaccino è disponibile a pagamento, in tutte le fasce di età, quindi per le ragazze meno giovani e i dati sembrano esser incoraggianti anche per la prevenzione nelle face di età più tardive. Questo non prescinde dagli altri fattori di prevenzione, quali l'igiene personale propria e del partner, dal numero dei partner (aumentando il numero dei partner, aumenta il rischio di contrarre l'infezione). Non tutti i ceppi di papilloma virus provocano il tumore del collo dell'utero, perché alcuni ceppi provocano soltanto delle lesioni a livello dei genitali esterni, quali condilomi e lesioni verrucose. Non tutte le persone che vengono in contatto con i due ceppi principali, sviluppano però la neoplasia del collo dell'utero. Certamente vi è una certa predisposizione, perché molte donne ne vengono in contatto ma il virus viene naturalmente eliminato attraverso il sistema immunitario; questo è uno dei motivi per cui non c'è mai stata una epidemia di neoplasia del collo dell'utero. Se però associamo la mancanza d'igiene con il numero dei partner e la predisposizione genetica ad una minore capacità da parte del sistema immunitario di eliminare questo virus, il rischio aumenta. Il tumore del collo dell'utero, una volta formato, è ancora una patologia che può essere ulteriormente prevenuta e curata, attraverso la diagnosi precoce con il Pap test. Quindi, diagnosi precoce con il Pap test, e prevenzione primaria con norme igienico/sessuali recentemente con la vaccinazione.

Per quanto riguarda i virus dell'epatite, nella provincia di Bergamo risulta esservi un'incidenza

196

piuttosto elevata sia di epatite B che C, ridottasi notevolmente con le campagne di vaccinazione per l'Epatite B a partire dalla fine degli anni '70, e con adeguate norme di sterilizzazione degli strumenti chirurgici anche per interventi dentali (dal dentista per esempio).

. Il virus dell'epatite B si può riattivare in condizioni di immunodepressione come nel caso di malattie neoplastiche e trattamenti chemioterapici correlati, che determinano una riduzione delle difese immunitarie. In tali situazioni risulta di fondamentale importanza eseguire lo screening dei marcatori virali per individuare i soggetti a rischio, da sottoporre eventualmente a trattamenti specifici per L'epatite B, e a monitoraggio dei markers nel caso di epatite C.

Problematica fondamentale per la popolazione in generale come prevenzione, ma anche nell'ambito oncologico ove trattamenti adiuvanti, con alta potenzialità di guarigione, potrebbero essere gravemente inficiati dalla riattivazione virale.

Non dobbiamo inoltre dimenticare l'insorgenza di cancro-cirrosi, di cui l'epatite virale può rappresentare uno dei fattori responsabili.

L'emblema della neoplasia curabile è rappresentato dal tumore del testicolo, soprattutto la variante seminomatosa, che presenta un tasso di guarigione quasi vicino al 100%.

Ci sono invece delle neoplasie come il t. del pancreas, del polmone, il tumore del fegato, che hanno una prognosi infausta a breve termine nelle fasi metastatiche, per cui importante è la prevenzione primaria con l'abbattimento dei fattori di rischio e la prevenzione secondaria attraverso la diagnosi precoce.

Dell'Helicobacter pylori abbiamo già parlato, fondamentale è che determina un rischio 6 volte maggiore di carcinoma gastrico: importante è riconoscerlo ed eliminarlo. Tra i vari esami che si possono fare, il più semplice è l'urea breath-test, si soffia in un palloncino e poi, con la reazione all'urea si può evidenziare la presenza o meno dell'Helicobacter. E' piuttosto semplice e affidabile anche l'esame delle feci. Nei casi dubbi, se c'è una familiarità, la cosa più importante è la gastroscopia dove viene sempre fatta la ricerca dell'Helicobacter pylori.

Abbiamo visto per esempio che i marcatori tumorali negli screening non servono: devono essere sempre esami fatti in maniera oculata.

Si era accennato al discorso dello screening: deve avere una utilità dal punto di vista sociale e deve essere un esame rivolto a ridurre significativamente la mortalità. Per non creare falsi allarmismi, deve essere rivolto a quelle patologie dove l'evidenza scientifica è a favore dell'utilità dello screening stesso. Esami ormai validati come il Pap test, la mammografia, la visita periodica dei nei, soprattutto se numerosi.

La mammografia tra i 50 e 69 anni è consigliata ogni 2 anni, il pap test ogni 3 anni e la ricerca del sangue occulto nelle feci ogni 2 anni. Per quanto riguarda la prostata bisogna aggiungere che il tumore insorge nella parte posteriore della ghiandola, per cui disturbi come pollachiuria, disuria, mitto debole, sono per lo più correlati all'ipertorfia prostatica piuttosto che alla neoplasia, che sviluppandosi nella parte posteriore della prostata, può essere diagnosticabile precocemente con l'esplorazione rettale.

Come sintesi finale: "rivolgiti al medico ogni volta che una tumefazione o una ferita, una lesione cutanea o mucosa si rimarginano con difficoltà, oppure un neo che cambia forma, dimensioni o colore. Inoltre rivolgiti al Medico in presenza di sanguinamenti anormali (le emorroidi per esempio possono nascondere "Qualcosa d'altro"), oppure in caso di persistenza di alcuni sintomi, di perdita di peso...".

Tutto ciò che "cambia", che tende a trasformarsi, deve essere oggetto di attenzione da parte del soggetto/paziente stesso e soprattutto da parte degli operatori sanitari, per cercare di raggiungere, se non l'eliminazione dei fattori di rischio (prevenzione primaria), almeno un intervento di prevenzione secondaria attraverso la diagnosi precoce.

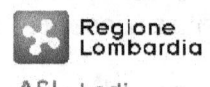
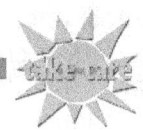
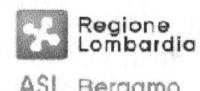
attenzioni utili per una
diagnosi precoce dei tumori

Rivolgiti al medico se noti la presenza di:

- una tumefazione
- una ferita o una lesione che non guarisce, anche nella bocca
- un neo che cambia forma, dimensioni o colore
- ogni sanguinamento anormale
- la persistenza di alcuni sintomi quali tosse, raucedine, acidità di stomaco, difficoltà a deglutire
- cambiamenti inspiegabili come perdita di peso, modifiche delle abitudini intestinali o urinarie

L'eziopatogenesi infettiva del cancro: la cancerogenesi virale

Alessandro Iaculli, Gianluca Cotroneo, Giuseppe Nastasi
UOC Oncologia – A.O. "Bolognini", Seriate (BG)

Sommario

L'ipotesi di una origine infettiva, quindi trasmissibile e almeno in parte prevenibile, delle neoplasie umane è piuttosto antica, anche se storicamente viene fatta risalire ai primi pionieristici studi di Peyton Rous, che agli inizi del XX secolo dimostrò la trasmissibilità di una variante di sarcoma aviario nei polli, attraverso l'isolamento di un agente patogeno esogeno, presente in un filtrato delle cellule neoplastiche, che più tardi sarebbe stato individuato nel Rous Sarcoma Virus, RSV. Negli anni '40, studi analoghi vennero condotti nei topi, portando all'individuazione di particolari virus della famiglia Retroviridae, e stimolando fra l'altro nei decenni successivi '60-'70 il lavoro che avrebbe portato all'identificazione e definizione patogenetica dell'HIV. Tuttavia, la maggior parte dei virus oncogeni dell'uomo agiscono in maniera più complessa di quanto non sia dato osservare nei modelli animali sperimentali, attraverso più complesse interazioni virus-cellula ospite, e non si conformano il più delle volte ai semplificati modelli patogenetici attesi; tornando all'esempio del RSV, esso induce rapidamente un sarcoma nelle ali di polli neonati, nel 100% dei casi, portandoli a morte in circa 2 settimane, e questo decorso è evidentemente molto diverso da quanto accade nella storia naturale media di un tumore solido umano virus-indotto, che insorge con latenze di 15-50 anni rispetto all'infezione primaria. A complicare ancora il quadro, dimostrando ulteriormente la complessità della cancerogenesi virale "reale" umana e sottolineando la mancanza di modelli animali "realistici" e non semplificanti, si deve considerare l'evidenza che molti virus non tumorigenici nell'uomo possono esserlo in modelli animali; è l'esempio dell'Adenovirus 12, responsabile solo di banali e autolimitanti infezioni delle alte vie respiratorie nell'uomo e altamente e rapidamente tumorigenico negli animali di laboratorio.

Normal cells infected with certain viruses can be transformed

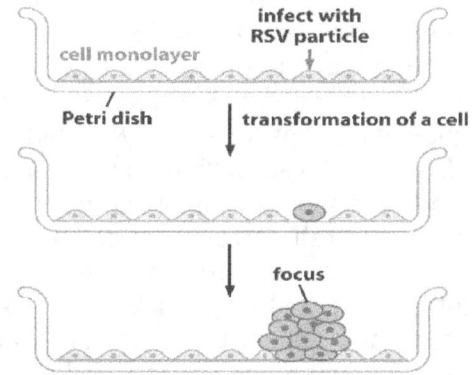
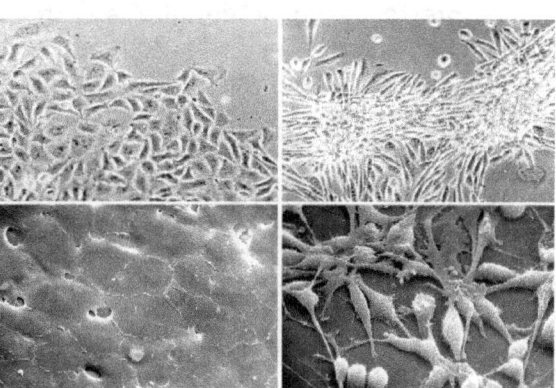

Figure 3.7a *The Biology of Cancer* (© Garland Science 2007)

A distanza di oltre un secolo dagli studi di Rous, sappiamo oggi che – globalmente – circa il 15% delle neoplasie maligne nell'uomo è causato da virus, e il numero degli agenti virali cancerogenici è in continuo aumento, attraverso meccanismi complessi che impariamo sempre meglio a delineare e che spesso hanno rappresentato e rappresentano un modello fondamentale per la comprensione della cancerogenesi molecolare nel suo complesso.

Come è intuibile, individuare l'origine virale, o comunque infettiva di un tumore ha rilevanti implicazioni, non solo nel trattamento, ma anche e soprattutto nella prevenzione; i virus responsabili della cancerogenesi spesso codificano all'interno della cellula ospite e trasformata prodotti proteici che rappresentano reali o potenziali bersagli di terapie specifiche al tempo stesso antivirali ed antitumorali, e analogamente l'impiego di vaccini specifici può significare in tali casi una vera prevenzione primaria del cancro. In tal senso, particolarmente paradigmatica è l'esperienza della vaccinazione di massa contro l'HPV, che così profondamente sta impattando e ancor più impatterà nei prossimi decenni su incidenza e prevalenza del carcinoma della cervice uterina.

La stessa biologia molecolare del cancro come oggi la conosciamo, si potrebbe dire che sia in realtà "nata con i virus"; la maggior parte degli oncogeni oggi individuati, spesso delineati nei loro più intimi meccanismi di regolazione, hanno dei loro omologhi nei corrispondenti proto-oncogeni individuati in virus e retrovirus altamente trasformanti (i quali a loro volta li hanno evolutivamente acquisiti da cellule eucariote infettate, e successivamente riadattati alla regolazione del loro ciclo replicativo).

L'argomento è vasto, estremamente affascinante per gli oncologi clinici e ricercatori di base proprio perché così paradigmatico, suggestivo di ipotesi e strategie, ma soprattutto denso di promettenti (sempre meno ipotetiche) strategie terapeutiche di prevenzione; è ovviamente impossibile pensare di trattarlo in un modo che sia dettagliato e al tempo stesso largamente fruibile, ma riteniamo che una esaustiva panoramica possa e debba essere data, partendo dalle consolidate acquisizioni "up-to-date" che possono a parere dei più avere impatto sulla terapia e prevenzione, attraverso i cinque principali esempi di virus o famiglie virali cancerogeniche nell'uomo, definendo i dati molecolari ed epidemiologici a supporto delle rispettive eziopatogenesi, i modelli suggeriti di tumorigenesi, e – dove possibile – accennando alle possibili strategie di trattamento e prevenzione.

32.   HERPESVIRIDAE: Epstein-Barr Virus

L'identificazione del virus di Epstein-Barr (EBV) nasce dal lavoro di Dennis Burkitt, che individuò per primo il Linfoma di Burkitt (BL) come una nuova identità nosologica, analizzandone la peculiare distribuzione geografica ed epidemiologica fra i linfomi dell'età pediatrica e l'ampia sovrapposizione con l'endemia malarica, e che ne postulò la possibile eziopatogenesi infettiva. E' sulla base delle sue osservazioni che per primi Epstein e Barr isolarono l'agente patogeno in biopsie di BL, propagandolo in colture cellulari e dimostrandone l'azione trasformante sui linfociti B in vitro. Contestualmente, analizzando l'espressione differenziale degli antigeni virali nelle cellule infette, ne venne definita la correlazione eziologica con la mononucleosi infettiva, identificandola coma la variante "autolimitante" di uno spettro unico di linfoproliferazione. Le osservazioni vennero successivamente consolidate dai risultati di studi epidemiologici prospettici in cui le analisi sierologiche vennero usate per dimostrare che gli individui immunologicamente naive, una volta infetti, esprimono in maniera sequenziale dapprima le IgM, quindi le IgG specifiche contro alcune sottoclassi di antigeni virali. Sempre da valutazioni epidemiologiche, fu successivamente postulata la correlazione del virus con il carcinoma anaplastico del rinofaringe (NPC). Nonostante queste osservazioni, fino agli anni 60 e 70 tali correlazioni costituivano solo una "presunzione di colpevolezza", dato che nulla era stato chiarito sui meccanismi della cancerogenesi, sia per il BL che per il NPC, e soprattutto non era stato delucidato il motivo per cui nella stragrande maggioranza dei soggetti l'infezione si traduca in una malattia acuta ed autolimitante, come la mononucleosi infettiva, mentre in una minoranza di casi, e dopo tempi di latenza lunghissimi dall'infezione primaria, si verifica la cancerogenesi. La successiva, ampia e prospettica survey sierologica condotta dalla WHO in una popolazione di adolescenti in Uganda confermò le osservazioni, ancora una volta tuttavia non chiarendo se la presenza di antigeni virali nelle cellule di BL potesse essere – e con quale meccanismo – definita come evento patogenetico o piuttosto epifenomeno dell'infezione primaria e della tumorigenesi; analoghe considerazioni valgono per una successiva simile survey condotta in Cina, che potè solo concludere genericamente che l'infezione da EBV conferisce un consistente aumento di rischio di sviluppare NPC.

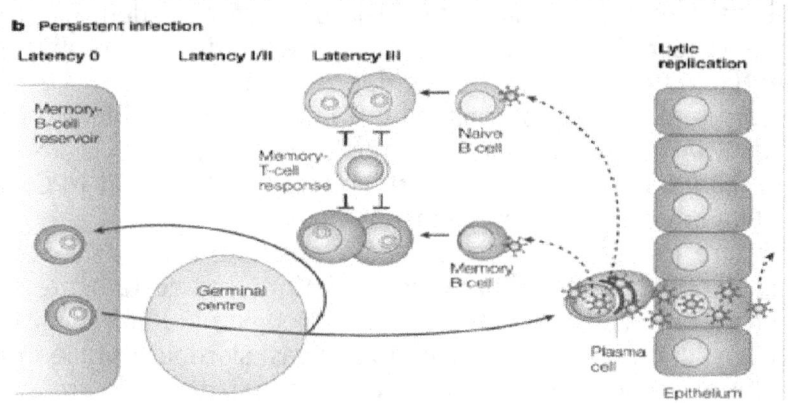

In vivo interactions between EBV and host cells

Nature Reviews | Cancer   VOLUME 4 | OCTOBER 2004 | 757

EBV è un virus a doppia elica di DNA della famiglia delle Herpesiviridae, con un genoma costituito da 165000-170000 bp che codifica per circa 80 geni. Come gli altri membri della famiglia, EBV ha due distinte fasi del suo ciclo vitale: il ciclo litico e il ciclo latente. Esso può infatti infettare la cellula, senza dare il via ad un efficace ciclo replicativo e rimanendo in essa in forma quiescente (ciclo latente), e a questa fase corrisponde l'espressione di un ben definito subset di antigeni virali. Ad opera di diversi stimoli - primariamente stati temporanei o permanenti di ridotta immunosorveglianza - il virus può in seguito emergere dallo stato di quiescenza, replicare il DNA, dare il via all'assemblaggio dei virioni e liberarli, con morte per lisi della cellula ospite (ciclo litico).

A differenza dei membri neurotropi della famiglia come HSV 1 e 2 e VZV, che infettano primariamente cellule non proliferanti, EBV esplica il suo ciclo vitale nelle diverse fasi dall'infezione primaria, al ciclo litico e latente, in linfociti B. Controverso è il meccanismo postulato per l'ingresso nella cellula (in genere il linfocita naive a livello delle struttre linfatiche dell'anello del Waldeyer, vista la trasmissione aerogena dell'infezione); le due ipotesi al momento valutate sembrerebbero un ingresso attraverso una endocitosi IgA-mediata oppure attraverso il legame specifico con il CD21 della superficie del linfocita. Nel corso dell'infezione EBV rimane nella cellula ospite in forma non integrata, ma episomiale, sotto forma di DNA circolarizzato nel nucleo, ed esprime almeno 5 geni che controllano la replicazione di altri geni virali (EBNA 1, 2 e 3, LMP1, LMP A/B) e cellulari. Sembra in particolare che EBNA 2 e LMP 1 siano i geni i cui prodotti sono primariamente coinvolti nel mantenimento della proliferazione cellulare e nella successiva oncogenesi; gli altri tre sembrano coinvolti in fasi successive, in altri aspetti della proliferazione. Ad esempio, EBNA 1 sembra essenziale per la sopravvivenza delle cellule infette e - indirettamente - il mantenimento in fase proliferativa, mentre EBNA 3 agirebbe nella fase di iniziazione della proliferazione stessa. In aggiunta, sono state più recentemente identificate altre proteine virali, capaci di mimare l'attività di chinasi cellulari o cicline coinvolte nella regolazione proliferativa (BDLF1, che mima l'azione e la struttura della Ciclina B1; BHRF1, con omologia di sequenza con Bcl2), o di prodotti paracrini che svolgono un ruolo immunosoppressivo, impedendo una efficace risposta immune e favorendo l'inizio del ciclo latente (BCRF1, che mostra una omologia di sequenza dell'84% con IL-10, citochina in grado di inibire il linfociti T CD8, gli NK e macrofagi). Tutti gli antigeni virali identificati elicitano una risposta immune con l'attivazione dei linfociti T-citotossici, attraverso la presentazione antigenica con molecole MHC di I classe, che risulta efficace nei casi in cui l'infezione primaria si traduce nella monucleosi infettiva. Al tempo stesso, la pressione immunologica spinge in una minoranza di casi il virus a latentizzare, dando il via alla fase latente che - in alcuni casi - porta allo sviluppo delle neoplasie. Il modello delineato e attualmente condiviso è di estremo interesse, perché contribuisce alla nostra conoscenza della cancerogenesi multi-step del BL, che porta attraverso complessi eventi successivi alla patognomonica traslocazione cromosomica t(8;21), e in cui si verifica la giustapposzione del proto-oncogene c-myc in corrispondenza del promoter del gene delle catene pesanti delle IgG. In questo complesso modello, l'endemia malarica nell'Africa sub-sahariana agirebbe da trigger proliferativo nella misura di uno stimolo infettivo cronico capace di espandere la quota di cellule B proliferanti, fra cui quelle infettate, aumentando la probabilità di eventi stocastici di errore replicativo e traslocazioni cromosomiche specifiche, e verosimilmente anche attraverso la capacità del plasmodio di inibire attivamente la risposta immunitaria T-mediata. Una volta iniziato il processo della cancerogenesi, il clone neoplastico proliferante acquisisce successivi errori genetici, responsabili della progressione neoplastica (frequenti le mutazioni inattivanti e delezioni di p53).

Tutte le neoplasie correlate ad EBV contengono il DNA virale, ed esprimono gli EBNA e gli EBERs (piccole molecole di RNA virale); alcune esprimono anche la LMP1. Tale caratteristica vale, anche se ad oggi in maniera molto meno caratterizzata, anche per il NPC, le cui cellule sono infette da EBV nel 100% dei casi nelle zone endemiche.

Ancora da caratterizzare in modo chiaro è invece il possibile ruolo eziopatogenetico di EBV in altri tumori, per i quali non esistono ad ora modelli definiti, ma certamente suggestive evidenze epidemiologiche; è il caso di alcuni casi di Linfoma di Hodgkin (30-50% di casi con sieropositività per EBV) e di alcuni casi di carcinoma gastrico (10% di casi sieropositivi): è in effetti evidente, a proposito di tali ulteriori neoplasie, che potrebbe trattarsi di una correlazione in gran parte "epidemiologica", dovuta all'alta prevalenza dell'infezione da EBV nella popolazione umana, ma recenti osservazioni sperimentali e di biologia molecolare sembrano sostenere l'ipotesi che EBV, nel suo peculiare ciclo vitale che disregola il controllo della proliferazione, possa almeno essere un cofattore nella patogenesi, conferendo un vantaggio proliferativo al clone preneoplastico, favorente a sua volta i successivi eventi mutazionali addizionali necessari alla vera e propria trasformazione maligna. Che si verificano in definitiva stocasticamente e pertanto solo in una minoranza dei casi EBV-positivi.

2) HERPESVIRIDAE: Virus del Sarcoma di Kaposi (HHV-8)

Come già accennato, gli Harpesvirus sono un'ampia famiglia di virus a DNA, con dimostrata azione cancerogenica in modelli animali; i genotipi epidemiologicamente più diffusi nell'uomo sono, a livello mondiale, HHV1 e 2, responsabili dell'herpes labiale comune (90% della popolazione) e dell'herpas genitale (10% dgli adulti negli USA), con trasmissione prevalentemente sessuale e attraverso un ciclo vitale latente che si automantiene nei gangli nervosi (virus neurotropi) con successivi episodi di riattivazione, in concomitanza con stati di immunodepressione transitoria (stress, esposizione al sole) o persistente (trapianti, HIV).

Human Herpes Virus 8 (HHV8) a.k.a Kaposi's sarcoma associated virus HHV8 endemic regions

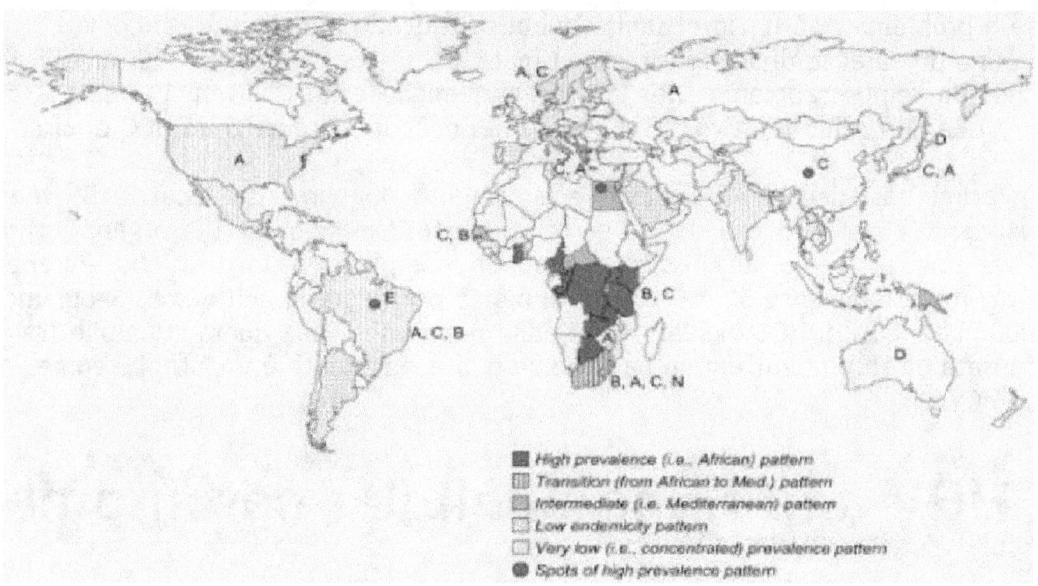

HHV8 è un membro della stessa famiglia, ma con una distribuzione geografica differente, endemico soprattutto in alcune regioni dell'Africa equatoriale, dove la sieropositività per il virus raggiunge il 50%. E' stato identificato ed isolato a partire dall'evidenza della presenza dei suoi antigeni in una elevata percentuale delle tipiche cellule fusate del KS e da successivi studi di PCR su preparati cellulari derivanti da casi di Sarcoma di Kaposi in pazienti HIV positivi, anche se negli ultimi anni si stanno accumulando evidenze di una sua possibile correlazione con altre neoplasie e disordini linfoproliferativi rari, come la malattia di Castemann multicentrica o il PEL (linfoma delle cavità o Primary Effusion Lymphoma). Il Sarcoma di Kaposi è una neoplasia maligna che colpisce cute e annessi (KS cutaneo), le mucose del tratto GI (KS muco-cutaneo) o i visceri (KS viscerale), e che può avere una peculiare distribuzione epidemiologica, nella variante endemica (Africa), epidemica (HIV-correlata) o acquisita (trapianti); l'aumentata prevalenza delle condizioni di immunodepressione nel mondo, per il diffondersi della pandemia da HIV e l'aumento del numero di trapiantati, ha portato parallelamente ad una aumentata prevalenza e incidenza di casi di KS, portando al tempo stesso al riconoscimento, in una grande quota di casi, della correlazione eziopatogenetica con HHV8. Sebbene la maggioranza degli infetti dal virus non sviluppi KS, infatti, nei casi in cui all'infezione si accompagna uno stato di immunodepressione prolungato, si sviluppa la neoplasia. Non è tuttavia ancora chiaramente delineato il modello di cancerogenesi; ciò che sappiamo è che il genoma virale codifica per 3 categorie principali di proteine con alta omologia di sequenza e funzione con corrispondenti proteine umane, e cioè cicline, inibitori dell'apoptosi o citochine. Nel primo caso, HHV8 codifica ad esempio una sua v-cyclin, capace di mimare la fisiologica funzione delle cicline cellulari chinasi dipendenti, che normalmente fosforilano e inattivano le proteine di arresto della progressione nel ciclo cellulare come p21, p16^{ink}, p27. Nella seconda categoria, l'esempio sono v-Bcl2 e v-FLIP, omologhi nella sequenza e verosimilmente funzione dei corrispettivi inibitori apoptotici cellulari, capaci quindi di immortalizzare la cellula e indirizzarla ai successivi eventi mutazionali. Infine, il genoma di HHV8 produce proteine omologhe a citochine, come v-IL-6, analoga alla IL-6 e verosimilmente in grado di mantenere la depressione immunitaria e quindi l'infezione cronica, o anche - secondo alcuni dati – agire con meccanismo più diretto disregolando sistemi di segnalazione chinasici intracellulari coinvolti nel controllo della crescita e proliferazione cellulare e nell'apoptosi (ad esempio MAPK, Jak/Stat). Attraverso questi eventi, in un modello multi-step complesso e ancora nebuloso nei dettagli, si estrinsecherebbe in tappe successive alla trasformazione la progressione neoplastica e l'acquisizione del fenotipo invasivo e metastatico.

L'HCC è un problema prioritario di sanità pubblica a livello mondiale, così come l'infezione da HBV, con una prevalenza di sieropositività stimata, forse per difetto, in 350 milioni di individui nel mondo. Da tempo sappiamo che, in aree endemiche come Taiwan, l'infezione cronica da HBV conferisce un rischio relativo di sviluppare nei decenni successivi un HCC di circa 217 volte superiore.

Fin dalle prime fasi dell'identificazione e isolamento del virus dell'epatite B, venne infatti contestualmente riconosciuta la stretta correlazione fra l'infezione e l'insorgenza, con tempi di latenza variabili e spesso lunghissimi, di quella complicanza tardiva che è rappresentata dall'HCC, complessivamente 5° o 6° causa di morte per neolasia nell'uomo. Sappiamo oggi che dei 500000 nuovi casi di HCC incidenti ogni anno nel mondo, una quota stimabile fra il 50 ed il 70%, è causata da HBV, mentre gran parte della quota rimanente è imputabile come vedremo al Flavivirus HCV.

HBV and Hepatocellular carcinoma

In-trans model of carcinogenesis

⇩

Most HCC cases WITHOUT cirrhosis!

(enhancing role?)

✓ X gene: viral enzyme with acts as a transcriptional transactivator of its own and other host gene promoters

✓ **Cell normal protooncogenes deregulation (c-myc, Ras, etc.): proliferation**

✓ Cell tumor suppressor genes silencing (bind/inactivation of p53, p21, APC): apoptosis inhibition

La correlazione fra HBV e insorgenza dell'HCC è derivata storicamente da due ordini di considerazioni epidemiologiche. In primo luogo, a partire dal 1975 è stata condotta una valutazione prospettica sulla popolazione HBsAg positiva di Taiwan, regione geografica ad altissima endemia; alla fine di un periodo di osservazione di circa 9 anni, venne osservata una incidenza di HCC significativamente più alta nella popolazione HBsAg rispetto ai controlli siero-negativi, con un rischio relativo di circa 100 volte superiore. In secondo luogo, sono significativi i dati relativi al cambiamento nell'incidenza e prevalenza dell'HCC nella stessa popolazione taiwanese, con netta riduzione del rischio di sviluppare la neoplasia, sia in età giovane che adulta, a partire dall'introduzione della strategia vaccinica di massa contro HBV nella popolazione pediatrica a partire dal 1984, dapprima con vaccino purificato e successivamente ricombinante. Nonostante la grande mole di evidenze di correlazione, tuttavia, ancora non del tutto delucidato appare il meccanismo eziopatogenetico della cancerogenesi da HBV. Anche se – almeno per una quota di casi, in cui l'HCC si sviluppa successivamente alla cirrosi, l'ipotesi di una cancerogenesi causata dal circolo vizioso infezione-infiammazione cronica linfocita T mediata (con un ruolo cruciale delle citochine) -noduli di rigenerazione-cancro, inizialmente sostenuta in analogia al modello prevalente per la cancerogenesi da HCV, tale ipotesi si scontra con l'evidenza anche clinica di frequenti casi di HCC che insorgono su fegato non cirrotico. Per molti anni, è stata sostanzialmente invocata una cancerogenesi basata sul cosiddetto modello "in-cis", corrispondente sostanzialmente ad un meccanismo di mutagenesi inserzionale stocastica, secondo cui il genoma virale, che nell'infezione cronica si integra nel genoma dell'epatocita sotto la verosimile pressione immunologica, porterebbe a delezioni inattivanti casuali, che se verificate in corrispondenza di hotspots o geni critici coinvolti nella regolazione del ciclo cellulare, porterebbero all'iniziazione della progressione neoplastica. Negli anni successivi, tuttavia, la migliorata conoscenza della biologia molecolare di HBV e del suo peculiare ciclo vitale ha portato allo sviluppo di una ipotesi alternativa, più affascinante e almeno in parte in grado di spiegare la ricorrenza non casuale di determinate alterazioni geniche ricorrenti nell'HCC (modello "in-trans").

HBV è un piccolo virus a doppia elica di DNA dotato di envelope della famiglia Hepadnaviridae, con esclusivo tropismo per gli epatociti, che tuttavia esibisce una elevata omologia strutturale con i virus a RNA della famiglia Retroviridae, da cui è derivato filogeneticamente nel corso dell'evoluzione: i suoi geni strutturali sono denominati gene S, gene C, gene P e gene X, e codificano rispettivamente per proteine strutturali di superficie, del core, della Polimerasi RNA-dipendente e per la proteina di regolazione X. L'aspetto interessante è che tali geni corrispondono, in parte anche strutturalmente ai geni GAG (proteine di superficie), ENV (core), POL (polimerasi DNA-dipendente/trascrittasi inversa) e TAT/REX (proteina regolatoria) dei retrovirus come HIV e HTLV-1. In particolare, secondo tale modello la tumorigenesi sarebbe primariamente da imputare all'azione della proteina pX, che agirebbe come fattore trascrizionale attivante per i promoter di specifici proto-oncogeni cellulari, a loro volta capaci di disregolare proliferazione e sopravvivenza cellulare (vie di Wnt/beta catenina, PI3k-AKT, VEGF-R, PDGF-R, mTOR, Jak/stat, Ras) o inattivante oncosoppressori (p53, Rb).

34.   VIRUS EPATOTROPI: Flaviviridae, HCV

Il virus dell'epatite C (HCV) è un virus epatotropo ad RNA della famiglia Flaviviridae, di cui sono stati individuati almeno 6 genotipi differenti; è responsabile di una infezione ubiquitariamente diffusa, particolarmente in aree endemiche e in popolazioni a rischio per la trasmissione per via parenterale apparente o inapparente, e che colpisce globalmente il 3% della popolazione mondiale. Il ruolo eziopatogenetico di HCV nello sviluppo di HCC, con lunghi tempi di latenza e in una elevata percentuale dei casi non imputabili ad HBV, è studiato da anni, e si calcola che l'infezione aumenti il rischio di insorgenza di 20 volte, con il 50-80% dei soggetti infetti destinati a sviluppare nel tempo un HCC. Il meccanismo tumorigenico di HCV, estensivamente indagato, non è tuttavia ancora delineato nei dettagli. Nel corso della storia naturale dell'infezione il virus, una volta entrato nell'epatocita verosimilmente per endocitosi (recettore-mediata?) non si integra nel DNA cellulare, liberando il suo RNA e dando il via alla replicazione virale e alla sintesi delle proteine virus-specifiche, con ciclo litico; in assenza di integrazione, appare pertanto non sostenibile un modello di mutagenesi "in-cis", inserzionale, e d'altra parte nessuno degli almeno 10 trascritti virali proteici precoci o tardivi sembra dotato di azione transattivante, sul modello della proteina X di HBV. E' stato pertanto storicamente a lungo sostenuto che la cancerogenesi sia un epifenomeno, indirettamente causato dal virus, attraverso il ciclo infezione cronica – infiammazione prolungata – rilascio di citochine pro-fibrotiche (TGF-beta) e riparazione cellulare – stress ossidativo, rilascio di specie radicaliche – noduli rigenerativi e cirrosi, proliferazione epatocitaria – danno al DNA ed errori replicativi – cancerogenesi "multi-hit", con mutazioni attivanti/inattivanti di oncogeni e oncosoppressori. Più recenti osservazioni stanno tuttavia inducendo a rielaborare, almeno in parte, questo modello così "aspecifico e casuale", portando dati a supporto di un ruolo attivo dei prodotti proteici virali: essi sembrerebbero in primo luogo interferire col sistema immunitario dell'ospite, impedendo l'eradicazione dell'infezione attraverso strategie di immunologic escape, automantenendola, e favorendo pertanto i successivi eventi descritti. Più specificamente, alcune osservazioni sostengono che essi potrebbero in effetti disregolare direttamente le vie dell'apoptosi, della segnalazione intracellulare chinasica, del ciclo e della sopravvivenza cellulare, modulando la trascrizione o i prodoti proteici di oncogeni e oncosoppressori come Rb/p16[ink], p53, RAS e altre MAPKs; i prodotti proteici particolarmente ritenuti imputabili in tal senso sembrerebbero NS3 ed NS5A, che in modelli sperimentali hanno dimostrato di poter interferire con i fattori trascrizionali cellulari e portare alla proliferazione cellulare e alla inibizione dell'apoptosi. Recenti dati derivanti da modelli animali dimostrano l'insorgenza di HCC in topi transgenici esprimenti le sequenze per la proteina core di HCV; quest'ultima è inoltre in grado di trasformare in vitro linee cellulari di roditore, verosimilmente attraverso la cooperazione con la forma attivata di Kras. Al momento tuttavia, non abbiamo dati conclusivi, e saranno necessarie molte altre prove per poter sostenere per HCV un ruolo francamente "attivo", che vada al di là della classica sequenza infiammazione-cirrosi-errori replicativi-cancro, nella cancerogenesi umana.

35.   PAPOVAVIRIDAE: Papillomavirus

La famiglia dei papilloma virus è costituita da numerosi membri, ubiquitari nel mondo, che mostrano uno spiccato epitelio-tropismo nell'uomo e che sono coinvolti in una alta percentuale di patologie umane proliferative, in uno spettro che va dai condilomi genitali e dalle comuni verruche cutanee a sindromi proliferative mostruose come l'epidermodisplsia verruciforme e a neoplasie maligne (carcinomi squamo cellulari di cute, laringe, cavo orale, vulva e pene); si calcola che HPV sia responsabile del 10% delle neoplasie maligne nel maschio, e addirittura nel 16% di quelle femminili globalmente considerate. In alcuni studi, il genoma di HPV è stato infatti isolato nel 91% circa delle biopsie di carcinoma squamocellulare della cervice uterina.
Sono stati identificati ad ora almeno 51 genotipi di HPV, non tutti correlati con neoplasie umane né trasformanti in vitro (i più comuni sono HPV6 e 8, responsabili delle comuni verruche e condilomi); i genotipi ritenuti ad ora tumorigenici, cosiddetti ad alto rischio e complessivamente responsabili dell'80% dei tumori HPV-correlati, sono HPV31 e HPV 45 ma soprattutto HPV16 e 18, associati ad esempio col 70% dei carcinomi del pene e della cervice uterina. Il ruolo di HPV nel cancro non è sostenuto solo da osservazioni epidemiologiche, ma anche dall'evidenza che HPV16 e 18 sono realmente trasformanti in vitro per linee cellulari immortalizzate HeLa e fibroblasti.
Al di là delle mere considerazioni epidemiologiche, non è in ogni caso ancora chiaro il meccanismo patogenetico attraverso cui HPV esplicherebbe la sua azione trasformante, anche se – analogamente a quanto detto per HBV – l'ipotesi oggi di una semplice mutagenesi inserzionale sembra da escludere.

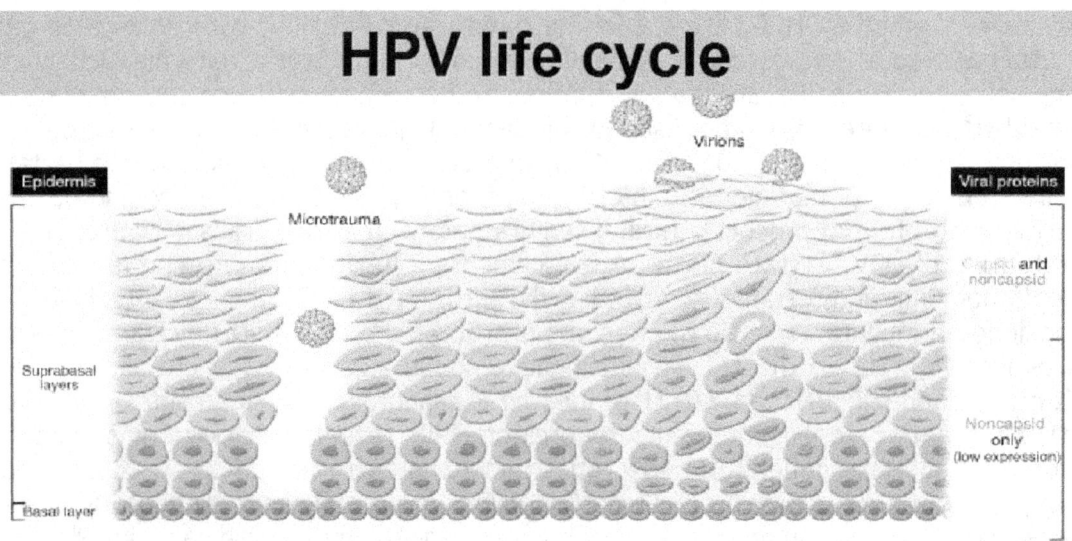

- Infection established in basal epithelial layers where viral genome maintained as an episome
- Viral replication occurs in suprabasal layers
- Infections are therefore long lasting

Durante il suo ciclo vitale, HPV infetta le cellule dell'epitelio basale, dotate di caratteristiche

206

stem-like, nelle quali tuttavia non si integra nel genoma ma si mantiene in forma episomiale. La replicazione virale, con ciclo litico, si verifica progressivamente negli strati soprabasali dei cheratinociti, corrispondentemente alle loro fasi di maturazione, con cicli vitali e di infezione cronica di lunghissima durata, grazie anche agli efficienti meccanismi di escape immunologico; nel tempo, il genoma virale può successivamente integrarsi in quello della cellula ospite, e a questo punto dare il via all'espressione dei 5 geni Early, coinvolti con i loro prodotti proteici nella replicazione del DNA virale (E1 ed E2) o nella transattivazione di protooncogeni coinvolti nella replicazione cellulare (E6 - inattivante p53, E7 - inattivante Rb, E5), e dei 2 geni Late, che codificano per la proteina maggiore e minore del capside (L1, L2 e LCR - regione regolatoria); l'iniziazione della trasformazione neoplastica sarebbe in particolare imputabile ad E6 ed E7, capaci di inattivare rispettivamente p53 e Rb, legando le rispettive proteine e favorendone la degradazione, e inibire l'apoptosi, immortalizzando la cellula, primo essenziale step per successivi errori replicativi e mutazioni di protooncogeni, che a loro volta anche dal punto di vista morfologico e fenotipico porterebbero nel tempo ad alterazioni cito-istologiche specifiche (ad esempio, nel caso del carcinoma della cervice uterina, alla sequenza di transizione da epitelio normale a CIN1, 2, 3 e a carcinoma invasivo).

La trasmissibilità prevalente per via sessuale, i lunghissimi periodi di latenza fra infezione e sviluppo della neoplasia, la vastissima diffusione in aree epidemiologicamente endemiche e socialmente disagiate, dove la trasmissione è a sua volta favorita, rendono l'infezione da HPV un enorme problema di sanità pubblica, medicina di popolazione e medicina preventiva a livello mondiale, nonché una vera palestra per lo sviluppo di vaccini preventivi efficaci, primo vero esempio di una prevenzione vaccinale del cancro nell'uomo; è infatti atteso che l'impiego a tappeto nelle popolazioni a rischio (bambine fino ai 12 anni di età, nelle aree a rischio) di vaccini come Gardasil (vaccino quadrivalente contro HPV 6, 11, 16, 18), con efficacia stimata vicina al 100%, potrà nei prossimi anni diminuire drasticamente nella popolazione femminile adulta incidenza e prevalenza delle lesioni precancerose e neoplastiche, anche se per tali conclusioni saranno necessari ancora diversi decenni.

36.   RETROVIRIDAE: HTLV-1

La Leucemia-Linfoma a cellule T dell'adulto (ATLL) è una malattia linfoproliferativa acuta dei linfociti T CD4+, che ha come agente eziologico riconosciuto lo Human T-cell Leukemia virus 1 (HTLV-1), omologo e strettamente correlato dal punto di vista filogenetico ad HIV e unico membro della famiglia delle Retroviridae attualmente riconosciuto come direttamente oncogenico. Si tratta di un virus ubiquitario, che si stima infetti dai 10 ai 20 milioni di individui in tutto il mondo (anche si tratta di una stima verosimilmente sovrastimata, a causa dell'impossibilità di distinguere attualmente, sierologicamente, HTLV-1 e 2), ma con una altissima prevalenza in particolari aree geografiche come il Giappone (dove è parallelamente frequente la ATLL), Caraibi e Africa Occidentale. Il virus è in grado di causare una grave mielopatia progressiva a decorso subacuto, la paraparesi tropicale spastica, soprattutto in portatori di particolari aplotipi HLA, e - tuttavia solo nel 5% circa degli individui infetti - la ATLL, dopo tempi di latenza lunghissimi, anche di diversi decenni. L'età media di insorgenza della ATLL è infatti di 56 anni, mentre l'infezione primaria è generalmente acquisita in età giovane-adulta o pediatrica (anche attraverso il latte materno, il che spiega anche la peculiare distribuzione in cluster familiari della ATLL; in zone endemiche, l'educazione delle donne infette a non allattare al seno ha infatti ridotto sensibilmente incidenza e prevalenza); in alcuni studi è stata dimostrata la presenza di provirus di HTLV-1 nel 100% degli strisci periferici di pazienti affetti da ATLL, avvalorando così l'ipotesi che l'infezione sia un evento precoce, necessario, sin dalle prime fasi della leucemogenesi.

HTLV-1 ha una elevata azione tumorigenica, ma essa, diversamente da quanto si osserva in condizioni sperimentali nei modelli animali, in cui si estrinseca rapidamente con meccanismo specifico ed altamente efficace ("un gene - un tumore"), si verifica in tempi lunghissimi e con meccanismo meno specifico, altamente "inefficace" e stocastico. Il virus è infatti il capostipite paradigmatico della sottofamiglia dei Lentivirus, in grado come HIV di estrinsecare la sua patogenicità attraverso tempi di latenza lunghi o lunghissimi, e differisce significativamente da altri retrovirus altamente (e acutamente) oncogenici negli animali, come lo stesso RSV (sottofamiglia Oncovirus); a differenza degli Oncovirus acutamente trasformanti come RSV, infatti, non contiene veri e identificabili v-onc omologhi di proto oncogeni umani, acquisiti nel corso dell'evoluzione da cellule eucariote infettate – come nel caso di Src per il RSV, appunto, o myb e myc per altri membri della famiglia –, ma contiene numerosi ORF (Open Reading Frames) in aggiunta ai geni GAG, POL (che codifica a sua volta per trascrittasi inversa, proteasi ed integrasi) ed ENV dei classici retrovirus, e nessuna di queste sequenze sembra correlare con proto oncogeni cellulari noti. Codifica inoltre per la proteina TAX, che sembra invece responsabile della leucemogenesi attraverso la sua azione di fattore trascrizionale capace di disregolare l'espessione di oncogeni e oncosoppressori cellulari, in analogia con quanto detto per la pX di HBV; attraverso questa azione, un clone CD4+ viene immortalizzato, e con successivi eventi addizionali, genetici o epigenetici, nel corso di un lungo periodo di latenza (circa 50 anni tra infezione primaria e leucemia conclamata) lo sviluppo clinico della neoplasia. Il ruolo trasformante cruciale di TAX è dimostrato da diversi modelli sperimentali e in vitro: ad esempio, l'introduzione di un vettore ricombinante esprimente TAX, porta al rapido sviluppo di tumori mesenchimali in topi transgenici. TAX può essere pertanto considerata come il paradigma delle proteine virali dotate di diverse azioni transattivanti e di controllo sulla cellula ospite, tra cui quella trasformante, e in essa – nel corso della sua evoluzione – HTLV-1 sembra aver concentrato multiple specifiche funzioni. Tre sembrano in particolare quelle ad ora meglio delineate: fattore trascrizionale, appunto, attraverso il fattore nucleare NF-kB – ad esempio del promoter di bcl-x - ; inibitore trascrizionale in altri casi, forse per mezzo del legame con l'istone deacetilasi HDAC-1; inibitore di trascritti proteici di oncosoppressori come CDK4, p53 o p16^{INK}. Il reale ruolo, e l'importanza relativa, di tale azioni di TAX sul genoma della cellula ospite, sono tuttavia ancora in corso di valutazione, e una volta di più occorreranno forse alcuni altri anni prima che tali conoscenze si consolidino, portando all'ipotesi di nuove strategie terapeutiche – o vacciniche – contro la ATLL.

"I medici saggi sono quelli che non si limitano a trattare le persone già malate, ma istruiscono i sani su cosa fare per non ammalarsi"

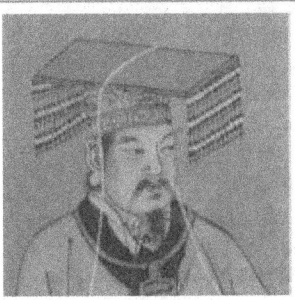

Huang Di – Imperatore Giallo
2600 a.C.

3